Vol.3 No.6

もっと踏み込む

認知症ケア

患者だけじゃない！
家族や地域の問題まで診る、
現場で活かせるレシピ集

編集 井階友貴

羊土社
YODOSHA

序

　ある日，診療所に79歳の女性が紹介状を持っていらっしゃいました．近隣の開業医で高血圧，糖尿病を内服加療されていましたが，その先生のリタイアを機に当院に紹介になったのです．88歳の夫も同伴です．夫は自身も胸部大動脈瘤と高血圧の定期診察のために，隣町の総合病院に定期通院していましたが，非常にお元気で自家用車も運転していました．高齢のため手術せずに経過観察している動脈瘤も，何年も大きさが変わらず非常に落ち着いているとのことでした．家族は他に独身の54歳の息子がおり，同居していましたが，仕事が忙しくほとんど会わないような生活でした．

　何度目かの受診の際に，毎回同じ話をされること，投薬の管理が怪しいことに気づき，MMSEを施行したところ，20点と低下していました．夫や息子に相談し，精査や場合によっては専門科受診をと何度か勧めたものの，「今は特に困っていない，薬の管理は他の者で対応できる．近所に認知症であることを知られたくない」と言って聞かず，結局そのまま経過を観察することとなっていました．

　それから1年経ったある日，息子から「母が急に玄関で排尿しだして困っている」と連絡がありました．往診して様子をうかがったところ，急性期疾患の発症はなさそうで，認知症の増悪に伴うBPSDと判断，再度家族と相談し，ようやく納得され，専門科を受診することになりました．しかし，本人は病院受診を嫌がり，続く検査のたびに病院に連れていく夫の負担は大きかったようです．その後抗認知症薬を投与されるも，攻撃的になるなどの有害事象が発生し，なかなか病状が落ち着かない日々を送っておられました．

　そんなある日，夫が突然の胸痛にて救急搬送されました．懸命の治療の甲斐なく，数日で亡くなってしまいました．胸部大動脈瘤の破裂でした．後で聞いたところによると，妻の対応に追われだしてから，夜もろくに眠れず，血圧が上昇していたとのことでした．突然夫の支えを失った本人は，独語が増え，閉じこもり傾向が極端に強まり，食事もろくに食べようとしなくなり，急速に介護の手立てが必要になりました．この状況に，息子は会社を早期退職せざるをえない状況となってしまったのでした．

◆　　◆　　◆

　これは私が実際に経験した，思い出深い事例です．皆さんはこの事例，どのように思われましたか？皆さんなら，どのように対応しますか？この事例の結末が「悪い」結末だったとして，誰のせいでしょうか？本人？家族？地域？あるいは，私でしょうか？

　この事例には，さまざまな問題が潜在しています．本人や家族の問題，専門職や行政，住民などの地域の問題．詳述しておりませんが，当時私は，教科書的に精一杯誠心誠意対応したつ

もりです．それでも，本人，家族，地域とうまくケアを進めることができませんでした．何がダメだったのか，何が足りなかったのか，教科書には書いてありませんでした．

日本全国，人も，家族も，地域も，それぞれ違います．認知症はその三者からさまざまな影響を受けますので，患者さんにも，家族にも，地域にも，多種多様に発現します．同じ「アルツハイマー型認知症」の患者さんでも，全国に全く同じ事例というのは存在しないのではないでしょうか．このような状況の打開を，教科書やマニュアル，ガイドラインだけに求めるというのは，無理がある話なのではないでしょうか．

本増刊でめざしたのは，認知症の「教科書」ではありません．想定されるさまざまな状況を分類し，それに対するケアのなかから，ほかの事例に共通して参考になる要素を紡ぎ出し，**教科書には載っていない目前の問題の解決方法を見つけ出すためのヒントを集積し**，シェアすることをめざした事例集（レシピ集）です．第1～3章は，中堅～ベテランの総合診療医の先生方に，章ごとに，患者さんの問題，ご家族の問題，地域の問題と分類したうえで，実際に経験された事例をもとに，具体的なケアの内容とそのポイント，ケアチームの構成，うまくいったこととうまくいかなかったことなど，多くのヒントを頂戴しております．第4章では，各方面で認知症に関係してご活躍の専門家の皆さまに，それぞれの視点から，コンピテンシーや認知症ケアへの思い，総合診療医に求めることなど，多くのメッセージを頂戴しております（詳しくは8ページ「このレシピ集の使い方」をご覧ください）．紡ぎ出されたPearlは，総合診療医のみならず，各科の専門医の先生方や，医師以外の認知症にかかわる皆さまにも非常に有用なものであると考えています．本レシピ集が，認知症にまつわる皆さまの困惑の解決に少しでも役立つことを，心から願っています．

最後になりますが，非常にお忙しいなか，特殊なテンプレートにもかかわらずご執筆を賜りました総合診療医の先生方，各方面の専門家の先生方に，心より御礼申し上げます．先生方の貴重なご経験や思いが，読者のなかに受け継がれていくことを確信しています．

2016年7月

福井大学医学部 地域プライマリケア講座（高浜町国民健康保険 和田診療所）

井階友貴

Gノート 総合診療の増刊 Vol.3 No.6

もっと踏み込む 認知症ケア

患者だけじゃない！
家族や地域の問題まで診る、現場で活かせるレシピ集

contents

- 序 .... 井階友貴
- このレシピ集の使い方 .... 井階友貴　8 (918)
- 執筆者一覧 10 (920)

第1章　患者さんの問題に対するレシピ集

オーダー	1	認知症が心配な患者さん	大門友博, 佐古篤謙	12 (922)
オーダー	2	認知機能が急激に悪くなった患者さん	今江章宏, 中川貴史	17 (927)
オーダー	3	抗認知症薬投与を迷う患者さん	山田康介	22 (932)
オーダー	4	抗認知症薬の副作用に悩む患者さん	楠川加津子, 林 寛之	29 (939)
オーダー	5	抗精神病薬投与を迷う患者さん	喜瀬守人	35 (945)
オーダー	6	向精神薬の副作用に悩む患者さん	日下勝博, 濱口杉大	39 (949)
オーダー	7	生活習慣病を合併している患者さん 〜糖尿病を例に	本村和久	44 (954)
オーダー	8	食事を食べない患者さん	洪 英在, 竹村洋典	49 (959)
オーダー	9	食事をつくれない患者さん	高柳 亮	55 (965)
オーダー	10	運転をやめない患者さん	古屋 聡	63 (973)

オーダー	11	薬を飲んでくれない患者さん	佐々木隆史	68 (978)
オーダー	12	家族の介護や提案を拒否する患者さん	齊藤裕之	73 (983)
オーダー	13	介護サービスを拒否する患者さん	雨森正記	79 (989)
オーダー	14	物盗られ妄想のひどい患者さん ～BPSDへの対応①	松田真和, 綱分信二, 井上真智子	84 (994)
オーダー	15	徘徊のひどい患者さん ～BPSDへの対応②	小宮山 学, 早坂啓伸	90 (1000)
オーダー	16	昼夜逆転のひどい患者さん ～BPSDへの対応③	荒牧まいえ, 高屋敷明由美	95 (1005)
オーダー	17	暴言・暴力のひどい患者さん ～BPSDへの対応④	井階友貴	100 (1010)
オーダー	18	抑うつ症状のひどい患者さん ～BPSDへの対応⑤	寺澤佳洋, 大杉泰弘	105 (1015)
オーダー	19	不安の強い患者さん ～BPSDへの対応⑥	中橋 毅	111 (1021)
オーダー	20	不潔行為のひどい患者さん ～BPSDへの対応⑦	村山利江, 玉木千里	116 (1026)
オーダー	21	独居の患者さん	濱田寿子, 向原優子, 高橋優二	122 (1032)
オーダー	22	認認世帯の患者さん	武田以知郎	127 (1037)

第2章　ご家族の問題に対するレシピ集

オーダー	1	認知症を心配するご家族	西村真紀	132 (1042)
オーダー	2	認知症を受け止めきれないご家族	佐藤元美	137 (1047)
オーダー	3	中核症状を理解してくれないご家族	中桶了太	142 (1052)
オーダー	4	BPSDを理解してくれないご家族	後藤忠雄	147 (1057)
オーダー	5	投薬を拒否するご家族	木佐健悟	153 (1063)
オーダー	6	介護負担を抱え込むご家族	高木幸夫	158 (1068)
オーダー	7	介護力のないご家族	野口 愛, 蓮間英希, 大島民旗	163 (1073)
オーダー	8	家族内の意見がまとまらないご家族	山本由布, 吉本 尚	169 (1079)
オーダー	9	患者さんに関心のないご家族	朝倉健太郎	174 (1084)

第3章　地域の問題に対するレシピ集

オーダー	1	多職種連携が不十分な地域	松村真司	179 (1089)
オーダー	2	病診連携が不十分な地域	西村康裕, 川島篤志	185 (1095)
オーダー	3	多職種のメンバーが不足している地域	吉村　学	190 (1100)
オーダー	4	行政・地域包括支援センターとの連携が不十分な地域	長　純一	195 (1105)
オーダー	5	関係者のモチベーションが不足している地域	井階友貴	200 (1110)
オーダー	6	住民の活動が盛り上がらない地域 〜認知症の人にやさしい地域づくりをしよう	阿波谷敏英, 認知症の人等にやさしい地域づくり実行委員会	205 (1115)
オーダー	7	認知症に対する理解のない地域	孫　大輔	211 (1121)

第4章　専門家のレシピを見てみよう！

スペシャリスト	1	愛こそはすべて 〜認知症専門医のレシピ	田中志子	216 (1126)
スペシャリスト	2	認知症を鑑別し，糖尿病との悪循環を防ぐ 〜老年内科専門医のレシピ	里　直行	223 (1133)
スペシャリスト	3	BPSDの精神症状を適切に見極め，対応する 〜精神科専門医のレシピ	上村恵一	229 (1139)
スペシャリスト	4	GP-精神科医-多職種訪問チームモデル 〜在宅医療専門医のレシピ	北田志郎, 川越正平	234 (1144)
スペシャリスト	5	認知症ケアにおける医療・介護連携 〜医師会のレシピ	池端幸彦	240 (1150)
スペシャリスト	6	生活者として寄り添い，対話する 〜訪問看護師のレシピ	松山なつむ	247 (1157)
スペシャリスト	7	最期まで，尊厳ある生き方を支える 〜ホームホスピスのレシピ	市原美穂	253 (1163)
スペシャリスト	8	その人らしく生きることを支援する 〜ケアマネジャーのレシピ	橘　友博	260 (1170)
スペシャリスト	9	「やるしかない」の覚悟で挑む，暮らしを取り戻すための支援 〜介護福祉士のレシピ	和田行男	264 (1174)
スペシャリスト	10	サービス付き高齢者向け住宅「銀木犀」の認知症ケア 〜高齢者住宅運営者のレシピ	麓　玲子, 下河原忠道	270 (1180)

スペシャリスト 11	認知症による行方不明を地域で見守る ～地域包括支援センターのレシピ
	梅本政隆　275 (1185)

スペシャリスト 12	高齢者関連の民間事業経営でふれた「生老病死」の教えとともに ～益田市長 山本浩章のレシピ
	山本浩章　281 (1191)

スペシャリスト 13	地域包括ケア時代の認知症ケアを考える　～社会学者のレシピ …… 渡邉大輔　287 (1197)

スペシャリスト 14	自ら学び，地域の医療を守り育てる　～住民組織・団体のレシピ …… 川村啓子　292 (1202)

スペシャリスト 15	ひとりでは抱えきれない，社会で看る認知症 ～認知症患者・家族団体のレシピ
	原　等子　296 (1206)

◆ 索引 …… 302 (1212)

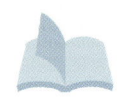

このレシピ集の使い方

編者●井階友貴

本書は，認知症の教科書をめざしたものではなく，**さまざまな認知症の事例（問題点）を分類し，それぞれへのケア・対応例（＝レシピ）を集め，そのなかから同様の事例にも使えるエッセンスを紡ぎ出すこと**を目的としています．

1章～3章　患者さん／ご家族／地域の問題に対するレシピ集

第1～3章では，患者さん，ご家族，地域における問題点ごとに事例を分類してあります．読み物として通読いただいても興味深いと思いますが，目次で皆さまが目下困っていらっしゃる/関心を寄せる項目を選んで，お読みいただければと思います．

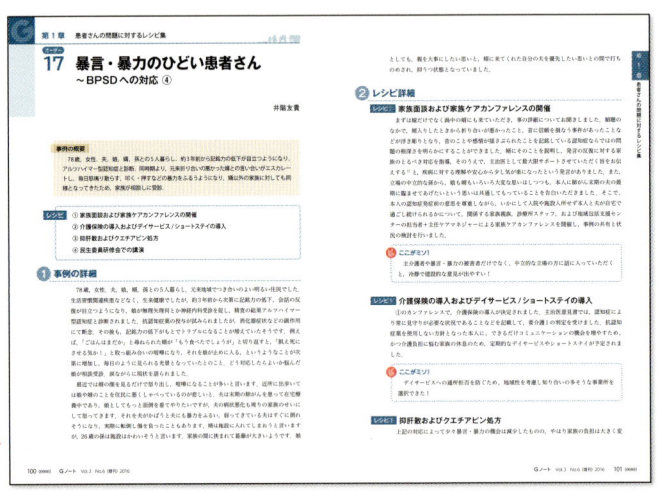

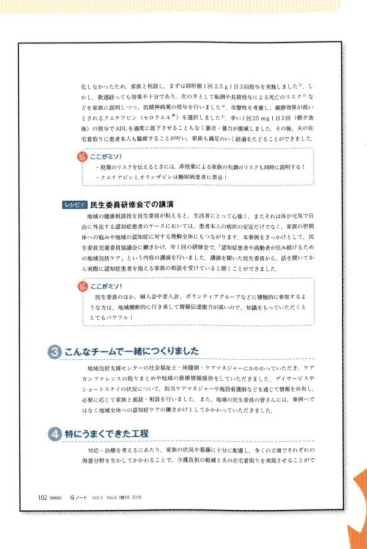

事例の概要／レシピ

各項目で扱っていただいた，執筆者の代表的な認知症の問題 → ケア・対応の経験について，その概要を簡潔に記載いただいています．どのような問題に，どのように対応したのか，その大筋を確認いただけます．興味関心のある内容の項目を，事例・レシピの詳細へと読み進めていただければと思います．

❶ 事例の詳細

上記事例の詳述です．認知症の主な問題に派生する多岐にわたる問題点や，認知症事例の奥深さ・幅広さを感じてください．

❷ レシピ詳細

上記ケア・対応（レシピ）の詳述です．レシピごとに記述いただいており，その結果どうなったということまで，文献的考察と経験的考察を併せて記載いただいています．

ここがミソ！ では，著者がこの経験から学んだ/感じたケア・対応のコツ・キーポイントについて，一言で記載していただいていますので，ぜひ読んでみてください．

❸ こんなチームで一緒につくりました

経験した事例などで医師以外にどのようなメンバーの協力を得て，あるいはどのような立場の方がどのように機能して，レシピが完成されたのかを記述いただいています．認知症ケアにおいてのチームビルディングに参照いただけます．

❹ 特にうまくできた工程
❺ 失敗しちゃった／こうすればもっとうまくなる工程

経験した事例などで著者が特にうまくケア・対応できたなどと感じている／あるいは逆に失敗した・不足していたなどと反省しているポイントについて記載いただいています．事例全体の成功のカギにつながる要点を学びとっていただけます．

■ 認知症ケアの極意

著者の皆さまから，読者の皆さまにお勧めしたい認知症ケアのキーポイントについて，簡潔に述べていただきました．紡ぎ出された教訓は，きっと皆さまの診療や活動に役立つことでしょう．

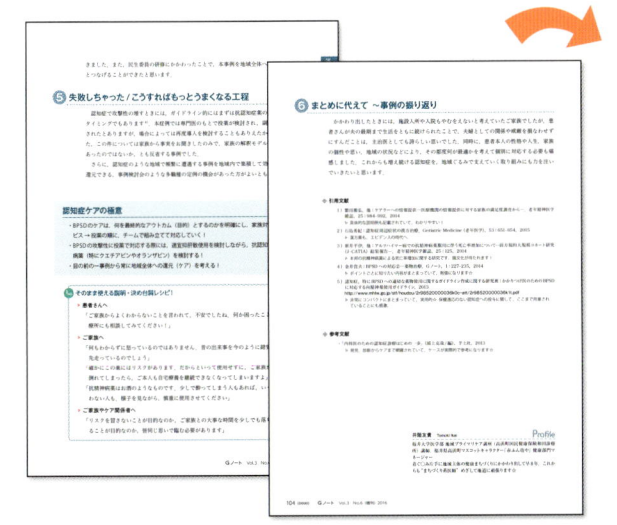

●そのまま使える説明・決め台詞レシピ！
この項目で想定されるシチュエーションにおいて，患者さんやご家族，メディカルスタッフ，地域の住民などの登場人物に，ターニングポイントをもたらした発言を，そのまま使っていただける決め台詞として記載いただきました．絶妙なニュアンスの台詞に，読者の皆さまもしびれてください！

❻まとめに代えて ～事例の振り返り
著者に事例の経験と執筆を振り返っていただき，事例や認知症（ケア）自体への熱い思いを綴っていただきました．総合診療医の認知症ケアのあり方や，総合診療そのもののあり方を感じとっていただけるでしょう．

●文献
引用文献のみならず，参考になると著者が考える文献についても，コメント付きで紹介いただいています．

●プロフィール
ケアの現場や著者の人柄が垣間見えるプロフィールです．

4章 専門家のレシピを見てみよう！

第4章では，第1～3章とうって変わって，総合診療医ではなく，多方面にわたる専門家の先生方に，それぞれの得意とされている認知症ケアについて記載いただきました．専門家ならではの深いエッセンスや，総合診療医とあれども知っておくと診療に深みが出るエピソードが満載です．読み物として通読いただいても，興味のある専門家からお読みいただいても，認知症ケアの新しい世界が広がることでしょう．

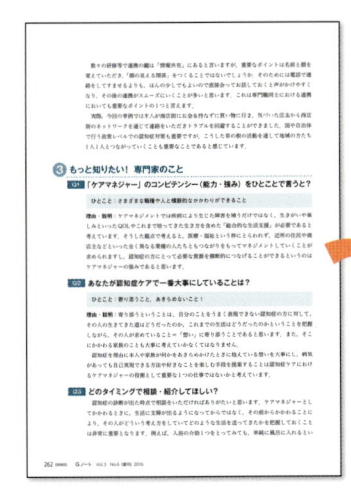

事例の概要 / レシピ
❶ 事例の詳細
❷ レシピ詳細
● 文献
● プロフィール

これらは第1～3章に準じますが，専門家によってさまざまに展開する認知症ケアの幅広さを感じてください．

❸もっと知りたい！ 専門家のこと
専門家の立場で感じていただいている，認知症ケアにおける自分のコンピテンシー，最も大事にしているケアの要素，紹介・相談のタイミング，認知症ケアで難しいと考えること，そして，総合診療医に求めることを執筆いただきました．認知症ケアにおける専門家との協働や，総合診療医が取り入れるべき認知症ケアの視点について，非常に説得力ある意見が満載です．必読です！

本書はもちろん総合診療医の読者を想定して企画されたものですが，実際に集まった原稿を拝読していて，医師でなくとも認知症ケアにかかわるすべての方に非常に参考になる貴重なレシピ集であると痛感しています．ぜひ施設内外で幅広い用途で使っていただければと思います．

執筆者一覧

■ 編集

井階友貴	福井大学医学部 地域プライマリケア講座（高浜町国民健康保険 和田診療所）

■ 執筆 （執筆順）

大門友博	湯郷ファミリークリニック
佐古篤謙	湯郷ファミリークリニック
今江章宏	医療法人 北海道家庭医療学センター／寿都町立寿都診療所
中川貴史	医療法人 北海道家庭医療学センター／寿都町立寿都診療所
山田康介	医療法人 北海道家庭医療学センター／更別村国民健康保険診療所
楠川加津子	福井大学医学部附属病院 総合診療部
林 寛之	福井大学医学部附属病院 総合診療部
喜瀬守人	家庭医療学開発センター（CFMD）／久地診療所
日下勝博	江別市立病院 総合内科
濱口杉大	江別市立病院 総合内科／北海道総合内科医教育研究センター
本村和久	沖縄県立中部病院 総合診療科
洪 英在	三重大学大学院医学系研究科 三重県総合診療地域医療学講座／三重県立一志病院 家庭医療科
竹村洋典	三重大学医学部附属病院 総合診療科
高柳 亮	群馬家庭医療学センター 前橋協立診療所
古屋 聡	山梨市立牧丘病院
佐々木隆史	滋賀民医連 医療生協こうせい駅前診療所
齊藤裕之	山口大学医学部附属病院 総合診療部
雨森正記	医療法人社団 弓削メディカルクリニック／滋賀家庭医療学センター
松田真和	菊川市家庭医療センター／静岡家庭医養成プログラム
綱分信二	浜松医科大学 地域家庭医療学講座
井上真智子	浜松医科大学 地域家庭医療学講座
小宮山 学	ありがとうみんなファミリークリニック平塚
早坂啓伸	ありがとうみんなファミリークリニック平塚
荒牧まいえ	筑波大学附属病院 総合診療科
高屋敷明由美	筑波大学医学医療系 地域医療教育学／筑波大学附属病院 総合診療科
井階友貴	福井大学医学部 地域プライマリケア講座（高浜町国民健康保険 和田診療所）
寺澤佳洋	藤田保健衛生大学 総合診療・家庭医療プログラム／豊田市・藤田保健衛生大学連携地域医療学寄附講座
大杉泰弘	藤田保健衛生大学 総合診療・家庭医療プログラム／豊田市・藤田保健衛生大学連携地域医療学寄附講座
中橋 毅	金沢医科大学 能登北部地域医療研究所
村山利江	京都協立病院 回復期リハビリテーション病棟
玉木千里	京都協立病院 内科
濱田寿子	井上病院 診療支援・地域連携室
向原優子	井上病院 診療支援・地域連携室
高橋優二	井上病院 総合内科
武田以知郎	公益社団法人地域医療振興協会 明日香村国民健康保険診療所／自治医科大学地域医療学センター
西村真紀	高知大学医学部 家庭医療学講座
佐藤元美	一関市国民健康保険 藤沢病院
中桶了太	長崎大学病院 へき地病院再生支援・教育機構／ながさき県北地域医療教育コンソーシアム（国民健康保険 平戸市民病院）
後藤忠雄	県北西部地域医療センター／県北西部地域医療センター 国保白鳥病院
木佐健悟	JA北海道厚生連 倶知安厚生病院 総合診療科
高木幸夫	京都家庭医療学センター 京都保健会 上京診療所
野口 愛	大阪家庭医療センター（OCFP）／西淀病院 地域総合内科
蓮間英希	大阪家庭医療センター（OCFP）／ファミリークリニックなごみ
大島民旗	西淀病院
山本由布	筑波大学附属病院 総合診療科
吉本 尚	筑波大学附属病院 総合診療科
朝倉健太郎	健生会 大福診療所
松村真司	松村医院
西村康裕	市立福知山市民病院 総合内科
川島篤志	市立福知山市民病院 総合内科
吉村 学	宮崎大学医学部 地域医療・総合診療医学講座
長 純一	石巻市立病院開成仮診療所／石巻市包括ケアセンター
阿波谷敏英	高知大学医学系医学教育部門／医学部家庭医療学講座

認知症の人等にやさしい地域づくり実行委員会

孫 大輔	東京大学大学院医学系研究科 医学教育国際研究センター
田中志子	医療法人大誠会／社会福祉法人久仁会／群馬県認知症疾患医療センター 内田病院
里 直行	大阪大学大学院医学系研究科 臨床遺伝子治療学講座，老年・高血圧内科
上村恵一	市立札幌病院 精神医療センター
北田志郎	あおぞら診療所／自治医科大学看護学部
川越正平	あおぞら診療所
池端幸彦	医療法人池慶会 池端病院／社会福祉法人 雛岳園
松山なつむ	訪問看護ステーションかしわのもり
市原美穂	認定特定非営利活動法人 ホームホスピス宮崎
橘 友博	合同会社くらしラボ／ライフリンクとわだ
和田行男	株式会社大起エンゼルヘルプ／株式会社 波の女
麓 玲子	株式会社シルバーウッド 銀木犀〈西新井大師〉
下河原忠道	株式会社シルバーウッド
梅本政隆	大牟田市保健福祉部 長寿社会推進課 地域包括支援センター担当
山本浩章	益田市長（島根県）
渡邉大輔	成蹊大学文学部 現代社会学科
川村啓子	彦根市の地域医療を守る会
原 等子	新潟県立看護大学看護学部 老年看護学

Gノート　Vol.3　No.6（増刊）2016

もっと踏み込む
認知症ケア

患者だけじゃない！
家族や地域の問題まで診る、
現場で活かせるレシピ集

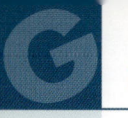

第1章　患者さんの問題に対するレシピ集

オーダー1　認知症が心配な患者さん

大門友博, 佐古篤謙

> **事例の概要**
> 71歳, 女性. 脂質異常症で定期通院中.「最近物忘れが多くなったが認知症ではないか?」と定期受診のときに相談を受けた.

レシピ
① 物忘れが加齢によるものか認知症によるものかを区別する
② うつ状態, アルコールの影響, 薬物の副作用がないか確認する
③ 患者さんの不安を傾聴し解釈モデルを把握する
④ 認知症の予防法を伝える

1 事例の詳細

　71歳, 女性. 夫と2人暮らし. 脂質異常症で定期通院中. いつもの診察時に「最近物忘れが多くなったのですが認知症ではないですか?」と相談がありました. 聞くと今年になって2回ほど大切な行事の日程を忘れてどうしても思い出せず, 夫に聞いてやっと思い出せたそうです. 大切な行事を忘れていたことと, 先週テレビで認知症を特集した番組を見て自分も認知症ではないかと心配になったことが相談するきっかけになったようです. 振り返ってみると患者さんは薬を飲み忘れることはなく, 外来の予約日は間違えずに定期的に通院されていました. 診察中の会話も特に違和感を覚えることはありませんが, ご本人は不安そうな表情をしています.

2 レシピ詳細

レシピ① 物忘れが加齢によるものか認知症によるものかを区別する

　認知症の不安について相談を受けることはよくありますが, まず最初に加齢による物忘れと認知症による物忘れの特徴を知ることが必要です（表1）. 今回の症例では同じ程度の物忘れは以前にも何度かあり, 進行している様子はないようでした. また物忘れによる日常生活でのトラブルもありません. 本人が物忘れを自覚し, 家族に聞いて行事の日程を思い出しています. 行事があることまで忘れているわけではありません. 受診時に実施した長谷川式簡易知能評価スケール改訂版（HDS-R）の結果も30点と満点でした. 以上の点から加齢による物忘れと判

表1 ◆ 認知症による物忘れと加齢による物忘れの違い

	認知症	年齢に伴う心配いらない物忘れ
物忘れの内容	自分の経験した出来事を忘れる	一般的な知識や常識を忘れることが多い
物忘れの範囲	体験したこと全体を忘れる 最近の出来事を思い出せない	体験の一部を思い出せない 覚えていたことを思い出せない（ど忘れ）
ヒントを与えると	ヒントでも思い出せない	ヒントで思い出せることが多い
記憶障害の進行	緩徐に進行していく	何年経っても進行・悪化していかない
日常生活	支障あり	支障なし
物忘れの自覚	自覚していない（病識なし） 深刻に考えていない	自覚しており，必要以上に心配する
判断力	低下していくことが多い	低下はみられない
学習能力	新しいことを覚えられない 覚えようとしない	学習する能力は維持されている
日時の認識	混乱していることが多い	保たれていることが多い
感情・意欲	怒りっぽい，意欲に乏しい	保たれている

（文献1より引用）

断してよいと思います．今回は患者さん自らが認知症を心配し受診しており，物忘れの自覚があるという点で認知症の可能性は低くなりますが，本人への問診だけでは判断できない場合もあります．そのときは，① 物忘れが進んでいるか，② 物忘れで日常生活に支障をきたしているかの2項目に絞って[1]ご家族にも確認することでより正確な判断ができます．

> **ここがミソ！**
> ・物忘れの進行，日常生活への支障があるか確認をする！
> ・本人だけでなく家族にも物忘れの状況を聞いてみる！

レシピ② うつ状態，アルコールの影響，薬物の副作用がないか確認する

患者さんから認知症について相談されると「認知症の診断」に注意が向きがちですが，物忘れはほかの病態でもみられます．うつ状態，アルコールや併用薬剤（ベンゾジアゼピン系の抗不安薬など）の影響がないか確認する必要があります．特にうつ状態は認知症に共通する症状が多く鑑別を要する病態ですが（表2），高齢者の場合，典型的な症状である興味の減退や抑うつ症状がはっきりせず診断が困難な場合があります．米国老年医学会では認知症の診断時にはgeriatric depression scale[3]を使用してうつ状態を鑑別するよう推奨しています[4]．

> **ここがミソ！**
> 物忘れはうつ状態，アルコール，薬物の影響でもみられる！

表2 ◆ うつ状態（偽性認知症）と認知症の鑑別の要点

	うつ状態（偽性認知症）	認知症
発症	発症の日時はある程度明確	発症は緩徐なことが多い
経過	発症後，症状は急速に進行し，日内・日差変動を認める	経過は一般に緩徐で，変動が少なく，一般に進行性
持続	数時間〜数週間	永続的
物忘れの訴え	強調する	自覚がないこともある
自己評価	自分の能力低下を嘆く	自分の能力低下を隠す
言語理解・会話	困難でない	困難である
答え方	質問に「わからない」と答える	誤った答え，作話やつじつまを合わせようとする
症状の内容	最近の記憶も昔の記憶も同様に障害	昔の記憶より最近の記憶の障害が目立つ

（文献2より引用）

レシピ③ 患者さんの不安を傾聴し解釈モデルを把握する

　加齢による物忘れであることを説明すると少し安心されたものの，あまりすっきりした表情をされていないことに気づきました．お話を伺うと介護していた義父が脳梗塞による認知症になっており，「自分も脳の病気で物忘れがあるのではないか」と心配しているようでした．診察で異常がないことを説明しましたが患者さんの不安は強く，頭部CT検査も希望されたので，近隣病院の神経内科へ紹介しました．

　ある調査では認知症かどうか相談したい相手として，患者さんの半数以上が専門医を希望し，かかりつけ医は2割程度にとどまるという結果もあり[5]，「認知症は専門医が診断する」という認識が多いことがうかがえます．患者さんから信頼を得るために，かかりつけ医全体が認知症診療により積極的にかかわる必要性を感じると同時に，患者さんの解釈モデルを捉え，状況に応じてスムーズに専門医へ紹介できる姿勢をもつ必要があると思います．

> **ここがミソ！**
> 物忘れについて患者さんの解釈モデルを聞いてみる！

レシピ④ 認知症の予防法を伝える

　患者さんは神経内科を受診し専門医から認知症ではないと診断され，すっかり安心されたようです．認知症の予防に，脂質異常症の治療で現在も継続しているウォーキングがよいことや地域の行事に積極的に参加することも効果的であることをお話しました．日本神経学会によるガイドラインでは認知症予防として，糖尿病・高血圧症の治療，定期的な運動，積極的な社会参加が推奨されており[2]，具体的な予防法を紹介することで患者さんの不安を少しでも軽減できると思います．また患者さんが物忘れを起こすリスクがある薬剤（ベンゾジアゼピン系の抗不安薬など）を内服中であれば，これをきっかけに減量もしくは中止を提案してみるとうまくいくかもしれません．

> **ここがミソ！**
> 患者さんの不安を軽くするため具体的な予防法を伝える！

❸ こんなチームで一緒につくりました

「あれ，この患者さん認知症かな？ ちょっと気になる…」という声は，事務員や看護師からも聞くことがあります．いつも接している患者さんが同じ会話をくり返すことに看護師が気づいたり，いつも会計は1万円札で支払い，診察券をよく失くす患者さんや，診察の予約日を確認するために何度も電話をかけてくる患者さんに事務員が気づくことがあります．しかしちょっと気になっても仕事中に忘れたり，数人のスタッフで話し合って終わることがほとんどでした．そこで当院では「気になる患者さんBOX」を設置．気になった患者さんの名前と気になるポイントを書いたメモを，気づいた時点でBOXに投函するようにしました．定期ミーティングでBOXを開けてその患者さんについてスタッフ全員で問題点を共有することで，次回その患者さんが来院されたときに全員で対応できるようにしています．

❹ 特にうまくできた工程

患者さんが不安に感じていることを具体的に捉え，丁寧に対応できたと思います．

❺ 失敗しちゃった／こうすればもっとうまくなる工程

地域へのアプローチはまだまだ不十分です．認知症を心配する人や家族は通院していない住民のなかに大勢いると思われるので，地域の老人会などの会合で認知症について講演や勉強会を行い，かかりつけ医も認知症診療に積極的にかかわっていることをアピールすればよいと思いました．

認知症ケアの極意

- 認知症の物忘れは，① 進行しているか，② 日常生活に支障が出ているかどうかで判断する！ できれば家族にも確認を！
- 物忘れがうつ状態，アルコール，薬物の影響で起こることも忘れずに．geriatric depression scale の活用や内服薬の再確認を！
- どうして物忘れが不安なのか，患者さんの解釈モデルを聞いて対応策を考える！
- 具体的な認知症の予防法を伝えて患者さんの不安を軽減する！

> **そのまま使える説明・決め台詞レシピ！**
>
> ▶ **患者さんへ**
>
> 「物忘れは半年前や1年前よりも今の方が悪くなっていますか？ あるいは変化がありませんか？」
> 「物忘れで生活に支障をきたすことがありますか？」
> （上記2つの質問はご家族にも確認しておく方がより正確です）
> 「物忘れが不安になったきっかけ，出来事はありませんか？」
> 「認知症の予防には，糖尿病・高血圧症の治療，定期的な運動，積極的な地域行事への参加などが効果があります」

❻ まとめに代えて ～事例の振り返り

　認知症の患者さんは今後ますます増えていきます．かかりつけ医が認知症についてしっかりと診断の知識と技量をもち，物忘れを不安に感じる患者さんやそのご家族にとって頼りになる相談相手になることができればいいなと思っています．

◆ 引用文献

1）「かかりつけ医・非専門医のための認知症診療メソッド」（川畑信也/著），南山堂，2010
　▶ ベテランの認知症専門医から，かかりつけ医へ向けて役立つ情報が満載です．
2）「認知症疾患治療ガイドライン2010」（日本神経学会/監，「認知症疾患治療ガイドライン」作成合同委員会/編），医学書院，2010
　▶ 学会のホームページからも閲覧できます．https://www.neurology-jp.org/guidelinem/nintisyo.html
3）Sheikh JI & Yesavage JA：Geriatric Depression Scale (GDS): Recent evidence and development of a shorter version.「Clinical Gerontology : A Guide to Assessment and Intervention」（Brink TL, ed），pp165-173, The Haworth Press, 1986
　▶ geriatric depression scaleの日本語訳はネット上で閲覧できます．
4）Simmons BB, et al：Evaluation of suspected dementia. Am Fam Physician, 84：895-902, 2011
　▶ 認知症を疑ったときのスクリーニング方法が詳しく載っています．
5）エーザイ株式会社「47都道府県認知症に関する意識・実態調査」参考資料
　http://www.eisai.co.jp/pdf/others/120914_reference.pdf
　▶ 患者さんのご家族が認知症に対しどのような考えをもっているのかよくわかります．

Profile

大門友博 Tomohiro Ohkado
湯郷ファミリークリニック
2001年 自治医科大学卒業．へき地の診療所勤務，岡山家庭医療センターの家庭医療研修を経て，2013年より現職．「心やさしく，頼りになる家庭医」をめざして頑張っています！

佐古篤謙 Atsunori Sako
湯郷ファミリークリニック 所長
1992年 京都大学教育学部卒業，臨床心理士として精神科病院勤務．2002年 滋賀医科大学卒業，耳原総合病院小児科勤務，奈義ファミリークリニック家庭医療研修を経て，2009年より現職．地域の多職種と連携しながら，グループ診療での家庭医療を日々実践・模索中！

第1章 患者さんの問題に対するレシピ集

オーダー2 認知機能が急激に悪くなった患者さん

今江章宏, 中川貴史

事例の概要

80歳, 女性. 5年前に物忘れの進行を契機に精神科を受診しアルツハイマー型認知症と診断されドネペジル内服を開始, 現在は当診療所で引き継ぎ月1回通院している. 今回の定期受診で, 家族から「ここ1週間で急に認知症が進んだみたいで困っています」と相談を受けた.

レシピ

① せん妄や, 認知機能低下をきたす他疾患の除外
② BPSDととらえての対応
③ 介護サービスの調整

1 事例の詳細

　80歳, 女性. 長男夫婦と3人暮らし. 5年前に物忘れの進行を契機に精神科を受診しアルツハイマー型認知症と診断, ドネペジル内服が開始されました. 現在は当診療所でその処方を引き継ぐとともに, 高血圧・脂質異常症・変形性膝関節症の治療も行っており, 長男の妻の付き添いで月1回通院しています. ADLは入浴や排泄は一部家族の介助を要しますが, ほかは自立しており, 直近のHDS-R（長谷川式簡易知能評価スケール改訂版）は11点, 簡単な会話は可能でした. 要介護1の認定を受けており, デイサービスを週1回利用しています.

　今回の定期受診で, 長男の妻から「実はここ1週間ぐらいで急に認知症が進んだみたいで困っています. 昼間から目的もなく家の中を歩き回ったり…, 会話もまともに成り立たないしイライラして怒りっぽく, 真夜中に起きて冷蔵庫をあさったりするんです. 私も夫も気が気でなくて…」と, いつになく切実そうな様子で相談を受けました. 確かに診察中も本人は笑顔で返事をするものの会話はあまり成り立たず, 急に席を立とうとするなど, 普段よりやや落ち着きがないようにも見えました. バイタルサインや身体診察上は特に異常なく, 食事も普段通り摂れているとのことでした.

❷ レシピ詳細

レシピ① せん妄や,認知機能低下をきたす他疾患の除外

今回のように「急に認知症が進んだ」という表現はしばしば用いられますが,アルツハイマー型認知症そのものは緩徐に進行するため,病態としては**原則的に認知症が「急に(日～週単位を想定)」進行することはない**ととらえ,まずはせん妄や,認知機能低下をきたす他疾患の除外を考えました.

表のような鑑別疾患を念頭におきつつ,疼痛や便秘,せん妄をきたす薬剤使用がないことを再確認しました.心電図・胸部X線は診療所でも施行可能なため初回で確認し異常なく,血液検査はすべて外注ですが電解質,TSH,CRなど一通り提出しました.JCS 2桁以上の重症意識障害や,現在進行形での意識障害増悪,麻痺や失語,歩行障害等の神経学的異常がないことを根拠に,頭部画像評価や髄液検査目的での緊急紹介の必要性は現時点では低いと判断しました.

長男の妻には上記の思考過程を丁寧に共有し,もし心配が拭えなかったり,家族の介護力が限界であったりするようなら,今日の時点での精神科紹介も選択肢としてあることを提示しましたが,まずは診療所で可能な検査を行っていく方針で合意されました.ただし,今後の経過次第では紹介の必要性が高まる可能性があることも説明し,慎重にフォローすることを保証しました.

> **ここがミソ!**
> 外来では,病態把握とともに,診療のセッティングや家族の介護力をふまえ,継続性を生かした柔軟な精査プランを立てる.

レシピ② BPSDととらえての対応

そうは言うものの,実際は初回診察時でせん妄や他疾患の明らかな診断がつかないこともあり,暫定的に認知症のBPSD(behavioral and psychological symptoms of dementia:行動・心理症状)としてとらえ対応せざるをえないことも多いです.今回も血液検査の結果は翌

表 ◆ 認知機能の急な悪化をみたときの主な鑑別

せん妄
感染症,心不全,貧血
疼痛(外傷,偽痛風など),便秘
薬剤(ベンゾジアゼピン系,抗うつ薬,抗パーキンソン病薬,抗コリン薬,抗ヒスタミン薬,ステロイド,NSAIDs,利尿薬,β遮断薬など)
認知機能低下をきたす疾患
脳血管障害,慢性硬膜下血腫,正常圧水頭症,脳腫瘍,髄膜炎・脳炎
電解質異常(Na, K, Ca),ビタミンB_1・B_{12}欠乏症
甲状腺機能低下症,尿毒症,肝性脳症

(文献1を参考に作成)

日以降に判明し，頭部画像評価も保留，という状況で，すぐには確定診断あるいは除外診断を行えませんでしたが，まずはBPSDの疑いととらえて対応することにしました．

　長男の妻にBPSDの原因となるような環境変化や，本人にとってストレスとなりそうなエピソードがなかったかを確認しましたが，その時点では特に思い当たることはないようでした．さしあたり自宅では特別変わったことはせずに，これまで通りの対応をお願いしました．幸い長男も現在は退職して妻と一緒に介護にあたっており，自分（妻）が疲れた際のサポートは得られるとのことでした．

　また，日中にとどまらず夜中に起きて冷蔵庫をあさったりするため，夫婦とも心配で眠れず介護疲れも溜まってきているとのことだったので非定型抗精神病薬の**クエチアピン（セロクエル®）1回25 mg，1日1回就寝前**[2]を処方し，効果判定と血液検査の結果説明のために翌日の再診をお願いしました．

> **ここがミソ！**
> 　薬物療法は初回はできるだけ短期間の処方とし，効果判定とともに，家族の介護負担状況のこまめなフォローを心がける．

レシピ③ 介護サービスの調整

　翌日は長男夫婦付き添いで再診されました．血液検査は特に異常なく，クエチアピンの効果も一定程度あったのか，昨晩はトイレ以外で起きて動き回ることはなかったようでしたが，日中の易怒性は変わりないようでした．病態的に緊急性がないと判断されたり，薬物療法が奏功したりすると，つい介入のスピード感を緩めてしまいがちですが，その間の家族の疲労蓄積や今後に対する不安も大きく，**介護負担としては「依然，緊急性は高い」**と考えました．

　そこで外来看護師にも現状を共有し，家族の了解を得て担当ケアマネジャー（ケアマネ）に診療所から電話連絡を入れ，デイサービスの頻度増加やショートステイの利用も含め相談していただくことにしました．その結果，もともと本人もデイサービスは楽しみに通っていたこともあり，まずはデイサービスを週2回に増やすことで家族が少しでも休養をとれるようにケアマネが調整してくれたと後日連絡が入りました．少し落ち着いたら定期的なショートステイ利用も検討するとのことでしたが，家族としては今後もできる限り本人の住み慣れた自宅で看ていきたいと後に語っておられました．

> **ここがミソ！**
> 　長期的で漠然としたゴールではなく，あえて短期的で明確なゴール設定を積み重ねていくことが，家族の負担軽減や安心感につながる．

❸ こんなチームで一緒につくりました

　　診療所に長く勤めている看護師のかかわりや声かけは，これまでの継続性による関係の深まりを背景に，本人・家族の安心感につながっていたと思います．また，ケアマネとの連絡調整では重要な役割を担っていただきました．
　　ケアマネとも，他患者のサービス担当者会議や地域の勉強会を通じて，すでに診療所と顔の見える関係を築けていたため，こちらの意図もよく伝わりスムーズな調整ができました．

❹ 特にうまくできた工程

　　初回診察時は，診療所外来という不確実性の高いセッティングでしたが，継続性を生かして現実的な精査を行っていくという決断を家族と共有することができました．また，鑑別診断や薬物療法だけでなく，家族の不安や介護負担もふまえ，介護サービス調整も含めた多面的な介入を行うことができました．

❺ 失敗しちゃった／こうすればもっとうまくなる工程

　　今回，実は一番不安だったのは「患者さん本人」かもしれません．診察時はさまざまなことを説明したり決定したりする必要があるため，どうしても本人がおいてきぼりになってしまいがちでした．私たちから本人に対する直接の声かけはもちろん，家族とも「不安であろう本人の気持ち」を改めて共有し，具体的な声かけのしかたなどをアドバイスできればよかったと後になって思いました．

認知症ケアの極意

- 検査へのアクセスが限られている不確実性の高いセッティングでは，丁寧な鑑別診断と継続性を生かした柔軟な精査プランを立てることが重要
- 長期的なゴールを見据えつつも，短期的なゴール設定の丁寧な積み重ねが重要

そのまま使える説明・決め台詞レシピ！

▶ ご家族へ

「認知症そのものが進んだというよりは，きっかけは明らかではないですが周りの状況をうまく把握できず一時的に混乱状態になっている印象です．ご本人も大変ですが一番側で看ているご家族も大変でしょう．今は少しお薬の力を借りて，皆が少しでも休めるようにしましょう」

❻ まとめに代えて ～事例の振り返り

　本事例は筆者（今江）が専攻医3年目のときに都市部の無床診療所で1年間研修した際に経験した事例を一部改変したものです．検査へのアクセスに限界があり，かといって無責任な形で紹介するわけにもいかないセッティングにおいて，外来の継続性を生かしながら不確実な状況をどう扱っていくかという視点と技術は，大きな学びの1つとなりました．また，医師だけでなく看護師やケアマネら多職種のチームで普段から継続的にかかわっているからこそ，急な状況でもスムーズに連携して患者さん・家族を支援することができ，「チームとしての継続性」の重要さを実感しました．

◆ 引用文献

1）「認知症ハンドブック」（中島健二，他/編），医学書院，2013
2）かかりつけ医のためのBPSDに対応する向精神薬使用ガイドライン（第2版）
　http://184.73.219.23/rounen/news/guideline20160401.pdf

Profile

今江章宏 Akihiro Imae
医療法人 北海道家庭医療学センター フェロー / 寿都町立寿都診療所 副所長
札幌から車で3時間，人口約3,000人の海のきれいな漁師町にある有床診療所で診療しています．長男も最近保育園に通いはじめ，家族ともども地域に馴染んできました．これからもこの地域で北海道の地域医療，プライマリ・ケアに少しでも貢献していきたいと思っています．

中川貴史 Takafumi Nakagawa
医療法人 北海道家庭医療学センター 常務理事 / 寿都町立寿都診療所 所長
北海道を中心に10カ所の診療所，総合診療病棟の管理運営を行っている医療法人にて専攻医の先生など多くの家庭医，総合診療医の仲間たちと仕事をしています．家庭医療がさらに身近なものになる日を夢見つつ，地元で家庭医として働く日々です．

第1章　患者さんの問題に対するレシピ集

オーダー3　抗認知症薬投与を迷う患者さん

山田康介

> **事例の概要**
>
> 80歳，男性．妻と2人暮らし．約1年前から記銘力の低下が目立つようになり不安になったため，妻と一緒に相談のため来院．診察や検査の結果，アルツハイマー型認知症と診断．日常的な生活指導と同時に抗認知症薬の処方を勧めたが，「お薬ですか？お薬はちょっと考えさせてください…」と投薬開始に抵抗感を示した．

レシピ
① 定期的な受診に結びつけ，患者さんの迷いを傾聴しながら投薬に関する意志決定を支援
② 家族カンファレンスを開催し，投薬に関する意志決定を支援
③ ケアにかかわる専門職チームで情報共有し，投薬に関する意志決定を支援
④ 社会福祉協議会が開催する認知症カフェでレクチャー

1 事例の詳細

　80歳，男性，川上忠雄さん（仮名）．元自治体職員．妻と2人暮らし．子どもは独立し近隣の市に在住しています．生来健康．長年健康管理に留意してきたため，生活習慣病を発症することもなく，これまで医療機関を受診する機会はほとんどありませんでした．約1年前から大事なものを片づけた場所を忘れるなど記銘力の低下を感じはじめ，最近は得意だった自宅庭での作業にも苦労し時間がかかるようになり途中であきらめてしまう，好きだった読書も関心がもてなくなる，といった症状が出現．不安を感じるようになり，妻に勧められ受診されました．受診時のMMSE（mini mental state examination）は21点．専門医への受診を経て診断はアルツハイマー型認知症．今後の生活や治療について相談することになりました．軽度の段階であり，抗認知症薬の処方の適応があると判断しその効果や副作用，コストも含め説明したうえで服薬についての意向を尋ねたところ，「お薬ですか？必要ですか？うーん，どうしようかなあ」とおっしゃいました．「薬があるなら，ぜひ飲みたいです．お願いします」などと，投薬を希望される患者さんが多いなか，忠雄さんはすぐに投薬を受けることにためらいを感じているようです．

❷ レシピ詳細

レシピ① 定期的な受診に結びつけ，患者さんの迷いを傾聴しながら投薬に関する意志決定を支援

アルツハイマー型認知症の診断を受けたとはいえ，軽度で近時記憶の障害などの症状が中心であり生活の基本的な部分は自立していました．一方で軽度の認知症患者は自身が何かおかしいことに気づいており，不安や困惑といった感情をもつと同時にそれを認めたくない，という気持ちでいることが多いと言われています[1]．まずは忠雄さんご本人に合理的な判断・意志決定の力があると考えて，患者中心の医療の方法[2,3]を実践することからスタートしました．図のように忠雄さんがアルツハイマー型認知症という診断を受け，それをどのように受け止めているのか（解釈），どのような気持ちでいるのか（感情），今後の治療にどのような展望をもっているのか（期待），投薬を受けることで忠雄さんの生活にどのような変化があると考えているのか（影響）といった「病いの経験」を語っていただくことが重要です（1．疾患，病いの経験，健康観を探る）．家族図を作成し身近な支援者にどのような人がいるのか，さらには同居の妻も含めた人間関係など忠雄さんのコンテクスト（背景情報）についても情報を得ます（2．地域・家族を含め全人的に理解する）．そこに，抗認知症薬の効果，副作用，コスト，服薬の方法などの情報を加えて（3．共通の理解基盤を見出す），忠雄さんご本人と相互に意志決定を行うことをめざしました．

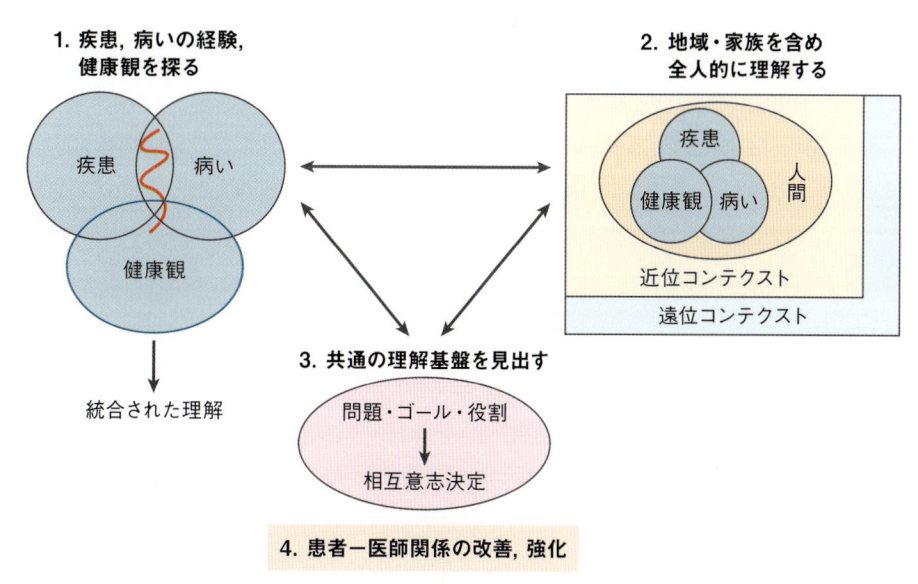

図◆患者中心の医療の方法
（文献3より引用）

表 ◆ 抗認知症薬の使用に患者さんが迷う理由（主要なもの）と対応法

理由	対応法
薬剤に関する知識の不足	
① 効果	説明（患者さんが理解できる程度に）
② 副作用	説明（患者さんが理解でき，過度に不安をあおらない程度に）
③ コスト	説明（患者さんが理解できる程度に）
④ 服薬方法	服薬回数を少なくする，お薬カレンダーの使用，家族や専門職による服薬確認，家族による手渡し，剤形の調整（貼付剤の使用など）
疾患や治療に対する解釈・価値観	正確な医学情報を提供し理解を求めつつ，患者さんの解釈，信念を尊重し意志決定を支援
診断に対する拒否感・悲嘆	患者さんの拒否感・悲嘆に共感を示し，受け入れを支援
認知症の進行	
① 理解力や判断力の低下	極力患者さんの理解を得つつ，代理の意志決定者（主に家族）とともに意志決定
② 変化に対する不安の感情	不安に共感を示し，患者－医師関係を強め不安の感情を緩和しながら，再度意志決定できる機会を模索

　軽度の認知症患者の心理を考慮すると[1]，抗認知症薬の使用に患者さんが迷い，または否定的な考えをもつ場合，主要なものとして**表**のような理由が予想されます．**表**ではそれぞれの理由に対して考えられる対応法も併記しました．

　傾聴の過程で，忠雄さんはこうおっしゃいました．

　「これまで健康を気遣い，病院の世話にならずにやってきた．運動もして本も読んで，近所づき合いもして，認知症の予防にも取り組んできたつもりです．以前より物を忘れるようになったけれど，薬はまだ自分には必要ないと思うんですよ．もう少し何か頑張れることはないですか」

　忠雄さんは認知症という診断の受け入れがまだ十分できていないこと，病状や投薬に関する説明をある程度理解したうえで，投薬に対する忠雄さん自身の価値観も存在することが考えられます．ここはまず忠雄さんに共感を示し，考えを尊重したうえで，ご本人の「もう少し何か頑張れること」と薬剤の使用について一緒に考えていくために定期的に通院していただくことにしました．

ここがミソ！

- 抗認知症薬の適応となる患者さんの多くは自身の治療方針について判断する力を有しているという前提をもって臨むことが重要！
- 認知症患者は新しいことや変化に対して脆弱で不安を感じやすい存在であり，これまでの人生で身につけた価値観や信念もあります．エビデンスの押しつけはせず，それらを尊重したアプローチを心がけましょう！

レシピ② 家族カンファレンスを開催し，投薬に関する意志決定を支援

　父がアルツハイマー型認知症の診断を受けたと聞き，近隣の市に住む長男と長女が面談を希望してこられました．抗認知症薬の使用を迷っている忠雄さんにとってご家族の意見はよい支えになる可能性もあります．忠雄さん本人，同居の妻，長男，長女，そしてこの時点で忠雄さんの支援を担当する**地域包括支援センター**のスタッフ（保健師や社会福祉士）にも参加してもらい「**家族カンファレンス**」[4]を予定しました．

　カンファレンスでは長男，長女から「私たちはお父さんにできる限り永くお父さんらしく元気に過ごしてほしい．認知症の進行を遅れさせることができるならばお薬を飲んでほしい」という思いが聞かれました．忠雄さんは「お薬以外で頑張れることをやってみて，その後で薬のことも考えてみるよ」とのこと．家族の思いを聞くことで抗認知症薬の使用に対する考え方が変わってきたようです．

> **ここがミソ！**
> ・レシピ①で作成した家族図をもとに妻から家族間の関係性やそれぞれの思いなどを事前に聴取できると，カンファレンスの前の段階でよりよい提案を準備することができるかもしれません
> ・認知症のケアには家族の意見が欠かせません．意志決定に積極的に参加してもらいましょう！
> ・地域の資源に詳しい，連携する専門職にも出席いただき，情報提供をしてもらいましょう！

レシピ③ ケアにかかわる専門職チームで情報共有し，投薬に関する意志決定を支援

　家族カンファレンスにおいて地域包括支援センターの保健師から「お薬以外に頑張れること」の1つとして「介護予防教室」の利用が提案されました．忠雄さんは「認知症が進まないようにできるのなら行ってみるよ」と承諾．さっそく週に1回，地域の介護予防教室に通うことになりました．後日，地域包括支援センターの開催する**地域ケア会議**[5]にて忠雄さんに関する情報提供があり，介護予防教室に意欲的に参加しているとのこと．「先生に勧められた薬もあわせて使ったらもっといいかもしれないね」という発言も聞かれ，考え方に変化がみられてきているようです．

　その2週間後，忠雄さんは妻と定期受診のため来院されました．再びお薬の使用について説明のうえ，忠雄さんの意向を確認したところ，抗認知症薬の処方を希望されました．ドネペジル3 mg 1錠を1日1回朝食後で開始です．1錠を1日1回とはいえ，はじめての定期的な内服薬です．慣れるまでは毎日妻に飲み忘れがないか声をかけてもらうよう，お願いしました．2週間後の再診では順調に内服できており副作用も出現していないとのこと．ドネペジルを5 mg錠に変更し，継続としました．

> **ここがミソ！**
> 認知症は緩徐に進行する疾患です．薬剤の投与に関する患者さんの考え方が数カ月揺れ動くことは十分許容できます．薬物治療以外のケアを勧めながら，患者さんや家族が納得いく意志決定が行われるよう支援しましょう！

レシピ④ 社会福祉協議会が開催する認知症カフェでレクチャー

忠雄さんの事例を通して，地域住民に認知症の理解が不十分であるかもしれない，と気づきました．国の認知症施策推進総合戦略（新オレンジプラン）[6] に伴い，地域では認知症に関するさまざまな取り組みが行われています．この地域では社会福祉協議会が「認知症カフェ」というイベントを毎月開いていることを知りました．この場で認知症に関するミニレクチャーを年に数回させていただく相談をもちかけたところ，参加者増の弾みにもなるのでと歓迎されました．ここで薬剤に関する情報提供もできそうです．

> **ここがミソ！**
> 地域やコミュニティへアプローチを試みるのは総合診療医ならではの視点と言えます！

❸ こんなチームで一緒につくりました

認知症の診断を受け抗認知症薬の開始を検討しはじめるとき，患者さんが介護認定を受けていることは稀です．地域包括支援センターのスタッフに家族カンファレンスの段階からかかわっていただき，地域の認知症患者支援のための資源に関して情報を提供してもらいました．また，地域包括支援センターが中心となって開く地域ケア会議が課題解決や情報共有の場として活用されました．国の施策の後押しもあり，認知症に関する地域での活動も活性化しています．情報を得てこのような場を利用させていただくことも有用でした．

❹ 特にうまくできた工程

レシピ①で，エビデンスの押しつけにならず，認知症を抱える患者さんの葛藤や価値観に配慮することができたこと．忠雄さんの怒りなどのネガティブな感情を引き出してしまうと患者-医師関係が悪化してしまう可能性があったと思います．

❺ 失敗しちゃった／こうすればもっとうまくなる工程

アルツハイマー型認知症という診断を受けることによる苦しみを，もう少し忠雄さんご本人と話し合う必要があったと振り返っています．

また，全体として薬を使用することを説得するような流れになっていなかったか？ という点も反省点です．

認知症ケアの極意

- 患者さんご本人の判断力を評価しながら最大限それを尊重して意志決定を支援
- 患者さんご本人だけで合理的な意志決定をすることが難しい場合は家族を含めた適切な人を交えて意志決定を支援していく
- 認知症のケアは投薬ありきではない．投薬以外のケアを優先して開始することが重要

↪ そのまま使える説明・決め台詞レシピ！

▶ 患者さんへ

「お薬のことを説明しましたが，お使いになるかどうか迷っていらっしゃるようですね．どんなことで迷っているのか教えていただけませんか？」

▶ ご家族へ

「○○さんはご家族にとってどんなお父さんでしたか？ 認知症を抱えこれからどんな風に過ごしてほしいと思っていますか？」

❻ まとめに代えて ～事例の振り返り

最初は「一般的には抗認知症薬を使用しないという選択はあまり考えられないのに，忠雄さんはもう合理的な判断ができないのかな」と考えたのですが，最初からその前提に立ってしまうと，衰えたとはいえ患者さんに残された判断力を無視したケアとなってしまうことに気づきました．

その患者さんの判断力を考慮したうえでご本人や家族とともに意志決定することができたことは，今後も認知症を抱える患者さんと接していくうえで重要な学びになりました．

また，この事例で学んだことをもとにして地域住民全体への認知症に関する情報提供を行い，今後も増え続ける認知症患者を地域で支えられるような「まちづくり」にも取り組んでいきたいと考えています．

◆ 引用文献

1）平原佐斗司：Ⅲ 軽度の時期を支える．「医療と看護の質を向上させる認知症ステージアプローチ入門―早期診断，BPSDの対応から緩和ケアまで」（平原佐斗司／編著），pp128-158，中央法規出版，2013
2）日本専門医機構：総合診療専門医に必要な6つのコアコンピテンシー．pp4-11，総合診療専門研修専攻医 研修手帳：http://www.japan-senmon-i.jp/comprehensive/doc/comprehensive_doc01.pdf（2016年7月閲覧）
3）「Patient Centered Medicine Transforming the Clinical Method」（Stewart M, et al），Radcliffe Publishing，2014
4）第7章 プライマリ・ケアにおける家族面談技法．「家族志向のプライマリ・ケア」（McDaniel SH，他／著，松下明／監訳），pp84-98，丸善出版，2006
5）厚生労働省：地域包括ケアシステム 3．地域ケア会議について
http://www.mhlw.go.jp/stf/seisakunitsuite/bunya/hukushi_kaigo/kaigo_koureisha/chiiki-houkatsu/（2016年7月閲覧）
6）厚生労働省：「認知症施策推進総合戦略〜認知症高齢者等にやさしい地域づくりに向けて〜（新オレンジプラン）」について：http://www.mhlw.go.jp/stf/houdou/0000072246.html（2016年7月閲覧）

Profile

山田康介　Kosuke Yamada

医療法人 北海道家庭医療学センター／更別村国民健康保険診療所
家庭医療が専門です．医師4年目で現在の診療所に赴任し2016年春で15年になりました．「家庭医が地域で十分に機能したら地域はどんな風に変わるのか？」という一例を示すことに妙な使命感を感じています．「入れ込みすぎない」「得意分野をあえてもたない」ことが信条，かな？

第1章 患者さんの問題に対するレシピ集

オーダー4 抗認知症薬の副作用に悩む患者さん

楠川加津子, 林 寛之

事例の概要

81歳, 女性. 夫, 息子夫婦と4人暮らし. 約4年前から短期記憶障害が目立つようになり, アルツハイマー型認知症と診断. ドネペジル5 mg/日を内服していたが, 易怒性や注意力低下なども認めるようになり, メマンチン5 mg/日から開始し, 20 mg/日まで増量. 易怒性は減ったが, 4カ月後にふらつきが出現するようになったとのことで夫より相談あり.

レシピ

① 抗認知症薬（メマンチン）の減量もしくは中止
② 身体評価とそれに対する介護サービス導入, 環境調整

1 事例の詳細

　81歳, 女性. 夫, 息子夫婦との4人暮らし. 役場を定年で退職された後は, バイクであちこち出かけることが好きな方でした. 高血圧症, 骨粗鬆症にて定期通院中でしたが, 約4年前から物忘れを自覚されるようになり, 次第に短期記憶障害が目立つようになりました. アルツハイマー型認知症を疑い, 発症3カ月後にドネペジル（アリセプト®）1回3 mg, 1日1回朝食後から開始しましたが, 副作用なく2週間後には5 mg/日に増量し内服継続していただきました. 増量から半年後, 易怒性や注意力低下など, 前頭葉機能低下に由来すると思われる症状も目立ってくるようになりました. そこでドネペジルに加えてメマンチン（メマリー®）1回5 mg, 1日1回朝食後から開始し, 2週間ごとに5 mg/日ずつ, 20 mg/日まで増量しました. その後, 易怒性は減ったとのことでした. しかし4カ月後, 足の力が入りにくく, 立ち上がりがしづらくふらつきが出るようになったとご主人から相談がありました. 診察すると両下肢の筋力低下も認められました. 最近実際に一度転倒があったとのことでした.

2 レシピ詳細

レシピ① 抗認知症薬（メマンチン）の減量もしくは中止

　メマンチンはわが国の市販後調査で, めまいや眠気などの副作用（表）を認める例が少なくないことが明らかになりました. 規定では5 mg/日から開始して, 1週間ごとに5 mg/日ずつ

表 ◆ 抗認知症薬の作用機序と主な副作用

商品名（一般名）	作用機序	主な副作用
アリセプト®（ドネペジル）	コリンエステラーゼ阻害薬	嘔気・嘔吐・下痢・筋けいれん・倦怠感・体重減少
イクセロン®, リバスタッチ®（リバスチグミン）	コリンエステラーゼ阻害薬	皮疹・嘔気・嘔吐・下痢・体重減少・食欲低下・筋力低下
レミニール®（ガランタミン）	コリンエステラーゼ阻害薬	嘔気・嘔吐・下痢・体重減少・食欲低下
メマリー®（メマンチン）	NMDA受容体拮抗薬	ふらつき・眠気・頭痛・下痢・便秘・不穏

コリンエステラーゼ阻害薬（ChEI）に関しては，徐脈・低血圧・パーキンソニズム・不穏にも注意する．リバスチグミンは他のChEIよりも消化器症状が少ない．

増量することになっていますが，2〜4週間ごとに5 mg/日ずつ増量することで，副作用の発現が防止できることがあります[1]．この事例では，2週間ごとに5 mg/日ずつ増量しましたが，ふらつきが出てきているとの家族の心配もあり，1日量を20 mgから10 mgに減量しました．2週間後にフォローしたところ，軽減したようにも思うもののまだふらつきは残っているとのことでした．減量後，ふらつきが軽減していること，また精神症状の悪化もないため20 mg/日には戻さないことにしました．メマンチン中止も考慮されましたが，ふらつきは下肢筋力低下の要素も大きそうなこと，ご主人としてはメマンチン内服後易怒性が改善したと効果を感じておられ，ご主人からメマンチン継続のご希望があり，10 mg/日のままで経過を診ることにしました．

> **ここがミソ！**
> 副作用かどうかの判断は，薬剤を減量・中止して，その症状が軽快するか否かで行う．

レシピ② 身体評価とそれに対する介護サービス導入，環境調整

高齢者に起こるふらつき・浮動感（dizziness）も歩行障害や転倒と同様にgeriatric syndrome（老年症候群）であると言われています[2]．geriatric syndromeである歩行障害や転倒の予防には，レシピ①のような薬剤評価以外にも身体評価や環境因子を考慮し対策することが大切と言われています．身体評価としては視覚・起立性低血圧・筋力低下・小脳症状・錐体外路症状・認知症による注意力の低下などの神経系の問題，足に痛みがないかといった整形外科的な問題などいろいろ評価すべき問題があります．環境因子としては，靴の確認，段差の解消や補助具の使用などいろいろ調整できるものもあります．

この方の場合にはメマンチンの副作用の可能性以外に，両下肢の筋力低下や，認知症に伴う注意力の低下，左側のパーキンソニズムもふらつきの大きな要因と考えられました．ケアマネジャー（ケアマネ）と相談し，両下肢の筋力低下に対して，デイサービスでのリハビリを週2回導入しました．また家でもご主人と散歩に出かける機会を増やしていただくようにしました．

実際に転倒歴もあったため，理学療法士（PT）に訪問診療の際に同行いただきました．新しいお宅で，バリアフリーであり段差はないようでした．トイレや廊下など，手すりの取り付け箇所の確認を行い，介護保険を利用して設置を行いました．靴は特にヒールもなく，地面への接地面も広く問題ないように思われました．

また左側に固縮があり，方向転換でふらつきが出やすくなっており，パーキンソニズムが疑われたため神経内科にも認知症を含めてご評価いただきましたが，特に内服変更はなく，経過観察となりました．

高血圧症でカルシウム拮抗薬を内服中でしたが，起立性低血圧はないようでした．また骨粗鬆症に対してビタミンD製剤を内服いただいていましたが，転倒の既往もあり，継続いただきました．

> **ここがミソ！**
> ふらつき，歩行障害に関しては，薬剤の検討だけでなく，身体評価をはじめ，環境因子の評価・介入も必要である．

③ こんなチームで一緒につくりました

奥さんの介護に熱心でほぼ1人でそれをやってのけてしまうご主人，嫁いだけれどもお母さんのことが心配で診療の際は嫁ぎ先から必ず同席くださる娘さんから情報をいただきました．介護保険申請を依頼し，ケアマネに入っていただき，デイサービスを導入してふらつき，両下肢の筋力低下に対してリハビリの機会を設けました．これによりご主人の介護負担も少し減らせたようです．またご主人などご家族の協力で散歩の機会も増やしていただきました．

実際に転倒歴もあり，お宅に訪問した際に手すりの必要性を感じ，ケアマネ，PTにも見ていただき，介護保険を利用しトイレ，廊下などに手すりを取り付けていただきました．靴の確認も行いました．

奥さんがすぐにかっとなるので，お尻を叩いてしまったというお話をご主人から聞かせていただきました．病気が奥さんをそうさせるのであり，なるべく温かく見てあげてくださいとお話すると，悪いことしたなあとご主人が苦笑いされていたのが印象的でした．

④ 特にうまくできた工程

薬の処方の際に副作用（表）を説明すると，患者さん，ご家族，そして医療者側もそこに意識が集中しがちなので，それ**以前から出現してきていた症状か，新たに出てきた症状かを**きちんと**問診・診察で確認する**ことが重要だと思います．この方の場合，診察で両下肢筋力の低下や注意力の低下，左側のパーキンソニズムを認め，ふらつきはメマンチンの副作用のみによるものではない印象でした．高齢者では歩行障害などのgeriatric syndromeも考慮し，介入する

ことがフレイルへの移行を食い止め，患者さんのQOL維持・向上につながると言われています[3]．原因を一元的にとらえずに，いろいろな要因を考えるのが重要ではないかと思います．

❺ 失敗しちゃった/こうすればもっとうまくなる工程

　メマンチンを10 mg/日に減量後，リハビリを増やし，ご家族にも運動の機会を増やしていただき，ふらつきは改善したようでした．手すりなどの使用で転倒も予防できていました．しかしその後認知症が進行し，1年ほどで意欲低下，歩行能力の低下も進行しました．嚥下障害も出現し，さらに1年の経過で服薬困難になってきました．食事もご主人が介助し，2時間あまりかかるようになったとのことでした．重度認知症の場合は，コリンエステラーゼ阻害薬は2〜4週間かけて漸減していくとよい（再燃すれば再開）[4]とのことで，まずはドネペジルから中止し，その後メマンチンも中止しました．中止後，日によって波はあるものの，立位も中止前よりとれるようになり，疎通性もよくなったとご家族からお話がありました．重度認知症のなかでも頭が起こせないほど進行した認知症患者の場合は，コリンエステラーゼ阻害薬やメマンチン投与の利点のデータはないという報告もあります[5]．

　ドネペジルは錐体外路症状も引き起こします．嚥下障害出現など認知症の進行により，ドネペジルを中止しましたが，ふらつき出現の際の評価では左のみに固縮があり，薬剤性パーキンソニズムは考えにくそうで，内服継続としていました．しかし，中止後の経過からするともっと早く中止にしてもよかったのかもしれません．またドネペジル投与後に易怒性も出現しており，ドネペジルの興奮という副作用の現れというとらえ方もできるなと反省しました．

　易怒性に対しメマンチンは10 mg/日と減量したまま継続していました．しかし中止してから疎通性の改善もあり，当初からメマンチンを減量でなく中止にしてもよかったのかもしれません．

認知症ケアの極意

- 抗認知症薬の副作用が出た場合には，基本は減量もしくは中止する．抗認知症薬を導入する際にも漸増するなど，副作用が出ないように配慮する．中止しても症状の改善がない場合は，ほかの原因を考える．中核症状/周辺症状の悪化があった場合は再投与も考慮する
- 認知症の方はほとんどが高齢者であり，加齢や原疾患によるgeriatric syndromeの症状の可能性も高い．薬剤以外にも，身体因子や環境因子を考慮し，症状の軽減，QOL向上に努める

> **そのまま使える説明・決め台詞レシピ!**
>
> ▶ **患者さん・ご家族へ**
>
> 「認知症のお薬を出しますが，副作用が出にくいように，ゆっくりと増やしていきますね．それでも何か気になることが出てくればいつでもご相談ください」
>
> 「ふらつきが出てきたということですが，薬をはじめる前からも少しずつ出てきてはいなかったでしょうか？ 足腰の力も弱ってきているようなので，散歩やリハビリなどもしてみましょう．転倒しないように，手すりの設置など環境も調整していきましょう」

❻ まとめに代えて ～事例の振り返り

　患者さんの様子・変化は，一番近くで，1日の大半をともに過ごすご家族が一番よくわかっておられます．この方の場合も，ご家族のお話，身体所見をあわせながら，ご家族の意向も確認しつつ，投薬調整をはじめとした方針決定を行いました．

　現在ご本人は発語がなく，嚥下も困難になってきておられます．食事が摂れなくなった際には胃瘻造設を行うのか，急変時にはどこで診てほしいのか（病院か在宅か），胃瘻以外の延命処置を望まれるのかということを，経過の波のなかで伺うようにしています．ご主人にとってとても大切な奥さんであり，認知症の進行がおつらいようですが，ご本人が認知症に罹患する前におっしゃっていた意向に沿って，胃瘻などせず自然な形がいいかなというお話も聞かれるようになってきました．進行認知症の85％に摂食障害があるということですが，経管栄養を行っても物理的な抑制になることがあり，興奮状態を増加させてしまうということで，重度認知症に対する経管栄養は推奨されていません[5]．ご本人の想いの確認が難しいなか，先にあげた情報もときに提供していきながら，今後もご家族の想いに寄り添って，アドバンス・ケア・プランニング（advance care planning：ACP）をお手伝いしていきたいと思います．

◆ **引用文献**

1) 「内科医のための認知症診療はじめの一歩」（浦上克哉/編），羊土社，2014
   ▶ 発見，診断，ケアがそれぞれの認知症に応じて，わかりやすく書かれていて，手元に置いておきたい1冊です．
2) Tinetti ME, et al：Dizziness among older adults: a possible geriatric syndrome. Ann Intern Med, 132：337-344, 2000
3) Inouye SK, et al：Geriatric syndromes: clinical, research, and policy implications of a core geriatric concept. J Am Geriatr Soc, 55：780-791, 2007
   ▶ geriatric syndormeのコンセプトが書かれています．
4) Press D & Alexander M：Cholinesterase inhibitors in the treatment of dementia. UpToDate, 2015 Feb 2016
   ▶ やはり，困ったとき，迷ったときの一番の相談相手です．
5) Mitchell SL：CLINICAL PRACTICE. Advanced Dementia. N Engl J Med, 372：2533-2540, 2015
   ▶ アメリカにおける研究ですが，認知症ケアにかかわる私たちにとって，たくさんのヒントが盛り込まれており，必読です!!

Profile

楠川加津子 Kazuko Kusukawa

福井大学医学部附属病院 総合診療部
高知で地域医療に従事していましたが，結婚を機に福井へまいりました．子どもの体調安定後は福井でも地域医療に従事していましたが，大学に戻って早3年になります．今は大学勤務以外に週のうち1日訪問診療，1/4日クリニックの外来をお手伝いしています．そろそろ再び地域にどっぷり浸かって活動したいなと思うようになりました．11・9・1歳の娘たちとの時間も大切にしながら，主人に負担をかけすぎず，どこまで地域のニーズにマッチし，自他ともにHappyな活動ができるのか？ ワークライフバランスは常に課題です！

林　寛之 Hiroyuki Hayashi

福井大学医学部附属病院 総合診療部
子育てしながら頑張ってくれる楠川先生に総合診療部はずいぶん助けられて… というより牽引していただいてます．世の中の女性医師も，キャリアも自分の生活も大事に頑張ってくださいね！ 私はteenagerに振り回されつつも子育て奮闘中！

第1章 患者さんの問題に対するレシピ集

オーダー5 抗精神病薬投与を迷う患者さん

喜瀬守人

事例の概要

84歳，女性．独居．2年前にアルツハイマー型認知症と診断された．ヘルパーを対象にした妄想が出現してトラブルになり，抗精神病薬の適応と判断したが，もともと内服アドヒアランスに問題があるうえに病識がなく，また糖尿病，高血圧の治療中でもあるため，治療をどのように進めるかで検討が必要となった．

レシピ
① 患者さんが納得するような説明
② 副作用のモニタリング
③ アドヒアランスを保つための多職種連携

1 事例の詳細

もともと糖尿病，高血圧，変形性脊椎症による慢性腰痛のため外来通院中の84歳女性．2年ほど前にアルツハイマー型認知症と診断し，ドネペジルを処方していました．夫とは7年前に死別，子どももいないため独居生活であり，同時期に介護保険を申請し，生活援助のためヘルパーを導入しました．

半年ほど前より，診察室血圧が130/70 mmHg前後から160/90 mmHg前後までコントロールが悪化し，内服アドヒアランスの低下を疑って本人やケアマネジャー（ケアマネ）に確認しましたが，はっきりした証拠はつかめないまま経過していました．

ある日，ケアマネから「患者さんから，ヘルパーが夜中に忍び込んでいるという苦情があった．何度もそういう事実はないと説明しているが，納得してくれない．先日は警備会社を呼び出して騒ぎになった」という報告がありました．本人は「ヘルパーは夜中合鍵を使って入ってくる．何もせず黙って座っているだけだが気味が悪い．翌朝確認してみたら，冷蔵庫の中の物が食べられているかもしれない」と話していました．

上記内容から妄想に対して抗精神病薬が必要と判断しましたが，病識が乏しいため納得してくれない可能性が高いこと，血圧だけでなく糖尿病のコントロールも悪化しているため高血糖のリスクが高いこと，内服アドヒアランスが低下していることから，抗精神病薬の使用は慎重にならざるをえない状況でした．

❷ レシピ詳細

レシピ① 患者さんが納得するような説明

　認知症であるという病識自体が乏しい患者さんでは,「妄想に対して抗精神病薬を処方します」と説明しても普通はうまくいかないでしょう.はたして,この患者さんの場合でもなぜ薬を飲まなければならないのか理解できない,という様子でした.この問題がもち上がった最初の外来では患者さんには納得してもらえず,短期間でフォローすることにして経過をみることにしました.1週間後の外来で,夜間に人が上がり込んでいるという妄想に伴って,夜間の不眠が明らかになってきました.そこで,その症状を改善するための処方であると説明したところ,内服開始を承諾してもらえました.

> **ここがミソ！**
> ・患者さんが困っていることに焦点をあてて,その改善のために出す処方であると説明すると,受け入れてもらいやすいようです
> ・1回の診察ですべての問題を解決しようとせず,時間をかけることでチャンスをうかがうような姿勢も必要になります

レシピ② 副作用のモニタリング

　抗精神病薬の代表的な副作用には,眠気,ふらつき,過鎮静,歩行障害,嚥下障害,構音障害,寡動,振戦,起立性低血圧,食欲低下などがあります[1].さらに,認知症患者のBPSDに対する抗精神病薬の使用は死亡率や入院率を高めるというエビデンスがあり[2],処方の判断には慎重さが求められます.
　この患者さんは認知症のため理解力は十分ではなく,かつ独居ということで,本人はもちろん家族の協力も得られないため,抗精神病薬の使用を躊躇しました.

> **ここがミソ！**
> 　認知症患者では,本人の判断能力をふまえたうえで,期待される効果と副作用のリスクを検討する必要があります.

レシピ③ アドヒアランスを保つための多職種連携

　抗精神病薬による治療を開始する際に,担当するケアマネと自施設の看護師とミーティングを開き,内服を確実に行ってもらうために薬剤師による訪問薬剤管理指導を開始できないか,看護師が電話して服薬の確認を行えないかを検討しました.その結果,ヘルパーの回数を増やして服薬状況を確認すること,訪問薬剤管理指導を導入することが決定しました.看護師による電話確認は,通話内容が信頼できるかは結局わからないだろうこと,もともと電話にはあまり出ないことが多いこと,などから見送ることになりました.結果的に,訪問薬剤管理指導に

よって安全に抗精神病薬を導入できて妄想が落ち着いただけではなく，降圧薬，血糖降下薬の内服アドヒアランスが向上し，血圧ももとの数値まで低下しました．

> 🍙 **ここがミソ！**
> - 認知症の患者さんのアドヒアランスを高めるには，家族やさまざまな医療・介護・福祉職の力を借りて，「目と手を増やす」のが最良です
> - 副作用のモニタリングについても，多職種の役割が重要ですが，事前の情報共有が必要です

③ こんなチームで一緒につくりました

担当ケアマネ，看護師，ヘルパー，調剤薬局の薬剤師がかかわりました．特に，ケアマネからは事態の報告，ヘルパーへの指示内容の伝達など，ケアの仲介役として力をふるってもらいました．また，薬剤師が患者さん宅を訪問するようになったことで，BPSDに対する治療だけではなく，降圧薬など他の処方薬のアドヒアランス向上も達成できました．

④ 特にうまくできた工程

問題の報告があった後，迅速にケアマネと看護師とで対応を検討し，薬剤師の訪問と，ヘルパーによる服薬チェックを実施できました．このことで，BPSDだけではなく，コントロール不十分だった血圧，血糖も安定しました．

⑤ 失敗しちゃった／こうすればもっとうまくなる工程

外来血圧が上昇してきた時点で，認知症悪化による内服アドヒアランスの低下はある程度予想していましたが，その時点ではBPSDに至っていることまでは想定していなかったため，結果的に対応が後手に回りました．早めにケアマネに連絡をとっていれば，騒ぎになる前に介入できていた可能性があります．

認知症ケアの極意
- 抗精神病薬の使用はさまざまなリスクを伴うので，代替手段を含めたリスクとベネフィットを十分に検討してから開始する必要があります
- 抗精神病薬に関する患者さんや家族の心理的抵抗に十分に配慮しながら，困っていることに焦点をあて，それが改善することを目標にします

- 治療の確実性を高め，患者さんの安全を確保するため，積極的に家族や多職種にかかわってもらうことが重要です

🗨 そのまま使える説明・決め台詞レシピ！

▶ **患者さんへ**

「○○できなくて（例：眠れなくて）困っているのですか？ それは大変ですよね．少しでも楽になるように，お薬を出そうと思っているのですが，どうでしょうか？」

▶ **介護者へ**

「ご本人は治療の必要性や副作用について十分理解できていない可能性があります．介護者さんが代わりにそれらの点を理解して協力してもらうことで，ご本人の状態が少しでもよくなればと思っています」

▶ **ケア関係者へ**

「患者さんの症状が改善して，少しでも楽に過ごせることが目標です．この目標を全員で共有して，お互いに役割を分担しましょう」

❻ まとめに代えて 〜事例の振り返り

　　抗精神病薬は副作用の問題や一般的なマイナスイメージがあり，本事例のように本人の協力が得られにくい状況では，処方にさまざまな工夫が必要になります．

　　また，独居の認知症患者の症状が進行すると，治療が行き詰まったり，日常生活上の問題が顕在化したりということが起こりやすく，このような場合は多職種での連携によって状況が好転することが多いようです．

◆ **引用文献**

1) 平成27年度厚生労働科学研究費補助金（厚生労働科学特別研究事業）認知症に対するかかりつけ医の向精神薬使用の適正化に関する調査研究班：かかりつけ医のためのBPSDに対応する向精神薬使用ガイドライン（第2版），2016
http://184.73.219.23/rounen/news/guideline20160401.pdf

2) Ballard C & Waite J：The effectiveness of atypical antipsychotics for the treatment of aggression and psychosis in Alzheimer's disease. Cochrane Database Syst Rev, 25：CD003476, 2006

喜瀬守人 Morito Kise

家庭医療学開発センター（CFMD）／久地診療所
都市部の診療所で普通の家庭医をしています．その一方で，教育診療所として専攻医の教育，フェローシップでの指導医養成，質改善の取り組みなどにも力を入れています．

オーダー6 向精神薬の副作用に悩む患者さん

日下勝博，濱口杉大

事例の概要

85歳，女性．夫，次男夫婦と暮らしている．要介護1．高血圧，糖尿病，認知症と不眠で近医に通院中．最近ふらつき，倦怠感を訴えることが多くなったため，総合内科外来を受診した．

レシピ

① 高齢者にありがちな睡眠に関する問題への対応
② 日中の過ごし方についてケア会議を開催
③ ベンゾジアゼピン系薬剤の中止と変更

1 事例の詳細

85歳，女性．夫，次男夫婦と生活しています．要介護1．高血圧，糖尿病，軽度の認知症と不眠で近医に通院中．普段のADLはほぼ自立しており，家の周りは自分で歩いていましたが，約3カ月前からふらつくことが多くなったそうです．頭重感，倦怠感を訴えることも多くなりましたが，見た目は特に変わりなく，食事も普通に摂れていました．かかりつけ医に相談したところ，原因不明で一度精査を受けた方がよいでしょうと言われ，紹介状を持って来院されました．

紹介状では，体重減少，食欲不振，発熱，尿失禁，いびきのほか，抑うつ的な訴えも特にみられないとのことでした．体格は小柄，やせ形です．

来院時，意識清明で全身状態からはsickな印象は受けません．バイタルも正常です．胸部・腹部に特記すべき身体所見はなく，四肢に浮腫や筋萎縮もありません．神経所見では，麻痺や錐体外路症状はなく，筋固縮，振戦もみられません．歩行も特に異常はみられませんでした．シェロング試験も有意な異常はありませんでした．

検査所見：WBC 4,800/μL, Hb 11.3 g/dL, Plt 19.4×10^4/μL, BUN 15.1 mg/dL, Cre 0.82 mg/dL, Na 144 mEq/L, K 4.3 mEq/L, Cl 98 mEq/L, Ca 9.4 mg/dL, Mg 2.1 mg/dL, 空腹時血糖 82 mg/dL, HbA1c 5.9％, 赤沈 12mm/時, TSH 3.72 ng/mL．採血は有意な異常なく，頭部CTも血腫など病的所見を認めませんでした．

現在服用している内服薬とその1日量は以下の通りです．

アムロジピン 5 mg, オルメサルタン 40 mg, 酸化マグネシウム 1.0 g, アログリプチン 25 mg, グリメピリド 1.5 mg, ドネペジル 5 mg, フルニトラゼパム 1 mg

❷ レシピ詳細

レシピ① 高齢者にありがちな睡眠に関する問題への対応

　倦怠感，ふらつきといった症状からは多くの疾患が考えられ，しばしば鑑別のために全身の評価が必要になりますが，プライマリ・ケアの現場で高齢者を診る場合，諸事情で必ずしも十分に評価できないことが多いのも現実です．こうした場合，**まず着目すべきなのが薬剤の影響**です．本事例では基本的な身体所見・検査で特に異常が認められないため，まずベンゾジアゼピン系薬剤の副作用を疑って介入を試みることにしました．

　日本老年医学会のガイドラインでは，ベンゾジアゼピン系薬剤には，転倒・骨折のリスクに加え，認知機能低下や日中の倦怠感などのリスクが指摘されています[1]．

　本人の話をよく聞くと，普段は午後9時頃にフルニトラゼパムを内服して就寝しますが，最近は午前4時頃に一度目が覚めるので，追加でブロチゾラム0.25 mgを内服していることがわかりました．ブロチゾラムは夫に対して処方されたものですが，自己判断で内服していました．その後再びベッドに入って午前7時に起床しますが，気分が優れず，頭が重いことが多いとのことでした．

　このため，本人・ご家族に対して2つのことを説明しました．

- ベンゾジアゼピン系薬剤には筋弛緩作用があり，高齢者には脱力やふらつきなどの症状が現れやすいこと
- 一般的に年をとると睡眠に必要な時間は少なくなる（眠れなくなる）こと[2]

　午後9時に就寝して午前4時まで寝れば，7時間寝ていることになります．年齢を考えると十分睡眠はとれていますよと説明し，納得していただきました．また，二度寝する理由について本人に伺うと，朝早くに起きてごそごそしていると家族に迷惑がかかると思っていた，とのことでした．よって，寝る時間を遅らせることもプランとして提示しました．

　ご主人のブロチゾラムは飲まないようにお話しし，2週間後に再診としました．

> **ここがミソ！**
>
> ・高齢者では，松果体からのメラトニン分泌量が低下し，視床下部の神経細胞も減少するため眠りは浅く，短くなります．このため，不眠を訴える患者さんには，まず年をとると若いときより眠れなくなることを理解してもらうことが大事です
>
> ・一方，高齢者は時間をもてあましてこちらが想像するよりずっと早くに就寝するケースがあります（筆者の経験では，夕方6時頃に寝て2時頃目が覚めるので睡眠薬がほしいと言う患者さんもいました）．何時に寝て何時に起きるのか，きちんと聞きとることが大事です
>
> ・不眠に限らず，高齢者は複数の薬剤を使用して思わぬ副作用が生じているケースがあるため，受診歴・薬剤歴を丁寧に聞き出すことが大事です

レシピ② 日中の過ごし方についてケア会議を開催

問題点を明確化するために甲斐さんの方針を決めるため、妹下さんの訪問時、本人、家族、ケアマネジャー、デイサービスの施設職員を招いてケア会議を開き、情報共有と今後の方針について相談しました．

その結果，週に2回デイサービスに行って半日過ごしている間，昼寝している時間が多いこと，家では煎茶が好きでよく飲んでいることがわかりました．そこで昼寝は15時前に30分程度にすること，煎茶は15時以降はなるべく控え，飲みたいときは麦茶などカフェインの入っていない飲み物にすることにしました．さらに，天気のよい日はなるべく日光を浴びるように勧めました．

また，就寝時間を遅くしても，その間何をしたらよいのかわからないという本人の訴えもありました．無理に寝ようとはせず，眠たくなったら床に入ること，就寝前にテレビを見るのはよくないが，ラジオを聞いて過ごす人もいることを伝えました．

> **ここがミソ！**
> - 高齢者は自身の病状に関する認識が乏しかったり，病状をうまく説明できなかったりすることがよくあります．手間を惜しまず，家族やケアスタッフなど関係者から詳細に情報を集めて，問題を明確化することが大事です
> - 認知機能やADLが低下してきた超高齢者では，若い人と比べて行動変容の幅が狭くなり，できることも限られてきます．生活習慣への介入も無理のない範囲で提案することが大事です

レシピ③ ベンゾジアゼピン系薬剤の中止と変更

再診時，ふらつき，倦怠感に関しては一定の改善を認めていました．一度フルニトラゼパムも止めてみてはと提案しましたが，睡眠薬をすべて止めるのは不安だからと了承されませんでしたので，フルニトラゼパムの代わりにラメルテオンを処方し，2週間後に再診としました．ラメルテオンはメラトニン受容体に作用し，睡眠のリズムを調節して自然に近い眠りを促進する効果が期待できます．

次の受診時，ふらつきなど当初の症状はなくなりました．不眠に関しては，ある程度眠れるものの熟眠感に乏しく，もう少し薬を調整してほしいとの希望がありました．そこで，トラゾドン1回25 mg，1日1回（眠前）を追加することにしました．トラゾドンは4環系抗うつ薬に類似した構造をもつ抗うつ薬ですが，セロトニン受容体に作用して眠気が比較的強く出ることから睡眠薬として使用することも多い薬剤です．適応外使用になるため注意が必要ですが，3環系，4環系に比べて抗コリン作用が少なく，不眠の訴えが強い高齢者に対して処方する際，比較的使いやすい薬の1つと考えています．

その後の診察では不眠も改善し，おおむね満足のいく経過となりました．

❸ こんなチームで一緒につくりました

担当ケアマネジャー，デイサービスの職員にかかわっていただき，本人の現状について情報共有し対応策を相談しました．

❹ 特にうまくできた工程

本人・ご家族の話を細かく聞くことで，本人が睡眠薬を多用する背景に迫ることができました．関係者を交えて相談することで，本人にあまり負担のかからない形で行動変容を促すことができました．

❺ 失敗しちゃった／こうすればもっとうまくなる工程

似たような事情で睡眠薬を複数内服している患者さんは他にも多く見受けられるため，地域で患者さん向けのセミナーを開いたり，院内の各スタッフに向けて勉強会を行うなど教育的な活動に結びつけていければと考えています．

補足ですが，来院時の血糖値が82 mg/dLとやや低い状態でグリメピリドを1.5 mg／日内服していたため低血糖のリスクが高いと判断しました．低血糖がめまいやふらつきの原因となることもあるため，中止しました．その後HbA1cは7％前後で推移しています．

認知症ケアの極意

- ベンゾジアゼピン系薬剤は頻用されがちだが副作用も多いため濫用は控え，中止もしくは他の薬に代えられないか常に検討すること
- 高齢者で原因がよくわからない症状を診たときは，薬の副作用を疑ってみること

📞 そのまま使える説明・決め台詞レシピ！

▶ **患者さんへ**

「年をとると自然と睡眠時間は少なくなります．個人差もあります．若い人のように8時間ぐっすり眠れる人はあまりいないんですよ」

「眠れないとき，無理に寝ようとしなくてもよいんです．寝たいときに寝ればいいんですよ」

⑥ まとめに代えて ～事例の振り返り

多剤併用による副作用への介入，生活習慣の改善によって一応の問題解決をみた症例です．不眠を解消するには薬の前に生活習慣を是正し，規則正しいリズムを保つことが大事なのですが，一方で，88歳にもなって規則正しい生活を送らなければならない必要があるのだろうか？ 好きなときに寝て好きなときに起きればいいじゃないか，とも思います．少なくとも自分が年をとったらそうしたいと感じます．これはもう医学ではなく哲学・価値観の問題になるのかもしれませんが，医学的に適切な処置を行ったうえで，ライフスタイルの問題まで気軽かつ親身に相談できるかかりつけ医になれたらよいなと思います．

◆ 引用文献

1）「高齢者の安全な薬物療法ガイドライン2015」（日本老年医学会，日本医療研究開発機構研究費・高齢者の薬物治療の安全性に関する研究 研究班／編），pp44-46，メジカルビュー社，2015
2）Hirshkowitz M, et al：National Sleep Foundation's sleep time duration recommendations: methodology and results summary. Sleep Health, 1：40-43, 2015
http://www.sleephealthjournal.org/article/S2352-7218(15)00015-7/fulltext

◆ 参考文献

・和佐野研二郎，小鳥居 望：高齢者の不眠症とその治療．ねむりとマネージメント，2：23-27，2015

Profile

日下勝博 Katsuhiro Kusaka
江別市立病院 総合内科 地域連携室長／自治医科大学 臨床講師
2002年に自治医科大学を卒業後，北海道の僻地勤務を経て現職に至る．疲弊する地域医療の現場を改善するには，地域を志す総合医を育てることが大事と考え頑張っています．

濱口杉大 Sugihiro Hamaguchi
江別市立病院 総合内科／北海道総合内科医教育研究センター センター長
現在は「臨床研究を学ぶことで臨床能力そのものを向上させる」ということに非常に興味をもって活動中です．

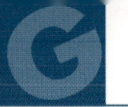

第1章 患者さんの問題に対するレシピ集

オーダー7 生活習慣病を合併している患者さん
～糖尿病を例に

本村和久

事例の概要

84歳，女性．1人暮らし．糖尿病があり，30年来強化インスリン療法を行っている．半年前から低血糖発作が多くなり，インスリンの減量を指示していたが，医師の指示通りにはならなかった．自己のやり方に固執し，怒りっぽい性格へ変化してきたことから，認知症を疑って行ったHDS-Rは12点，病型は不明ながらも認知症と診断となった．

レシピ

① 患者さんの行動様式を把握し，行動変容を促す
② 認知症の患者さんに合わせた血糖コントロール
③ 認知症の診断は病歴と身体所見で詰める
④ 多職種ケアカンファレンスの開催

1 事例の詳細

84歳，女性．夫とは5年前に死別し1人暮らし．近くに58歳の1人娘が夫婦で暮らしています．糖尿病があり，30年来強化インスリン療法を行っています．血糖コントロールはきわめて良好で，HbA1cは6.0％前後です．半年前から低血糖発作が多くなり，自分でブドウ糖を摂取するなど対処はできていましたが，ある日，意識が朦朧となっているところをたまたま様子を見に来た娘が発見，救急車での搬送となったこともありました．医師はインスリンの減量を指示していましたが，食事量に合わせて自己調整してきたこともあり，指示通りにはなりませんでした．加えて，以前はできていた自己血糖測定をきちんと行わないままインスリンを使っていることもわかってきました．速効型インスリンを併用した1日4回注射の強化インスリン療法から，1日1回の持続型インスリンのみのインスリン療法へ変更する方針としましたが，残っている速効型インスリンを自己判断で使って低血糖症状が出るなど自己のやり方に固執することが目立ってきました．娘がインスリンの使用方法について注意すると，激昂することもありました．固執が目立ち，怒りっぽい性格へ変化してきたことから，認知症を疑って行った長谷川式簡易知能評価スケール改訂版（HDS-R）は12点，病型は不明ながらも認知症と診断されました．本人は，インスリン使用方法の変更や認知症精査など医療環境の変化に関して混乱しており，医療者，娘に対して猜疑心をもつようになってきています．

❷ レシピ詳細

レシピ① 患者さんの行動様式を把握し，行動変容を促す

　糖尿病の薬物療法については，本人の行動様式をまず把握することからはじめることにしました．娘さんに2日間だけ時間をつくってもらい，どのように薬物を管理しているのか確認してもらいました．また，問題行動があっても注意するのではなく，とにかく観察していただきました．すると，インスリン注射に関しては，指示されている単位数の記憶が曖昧でうまく単位数を合わせられておらず，手元が震え，針の装着や注射そのものがうまくいっていないことがわかりました．ただし，全くできないわけではなく，うまくできることもあり，ご本人は糖尿病が悪くなるからとインスリン注射を全く行わないことには反対の意見でした．

　薬に関する問題行動の原因を認知症そのものにしてしまうと，認知症を治すか，自己管理を諦めるかの選択となってしまうので，患者さんができていることを支持しつつ，できないことへの対応を考えることが重要です．患者さんにとっては，自身を取り巻く生活環境が先行条件となり，環境へ適応しようとする行動が行われますが，認知症が誘因で環境に適応できないために，結果として混乱が生じえます．そこで先行条件の環境を調整することで，患者さんの行動を適応的な行動に修正する援助が必要となります．先行条件の操作，つまり生活環境を調整することにより，患者さんが混乱をきたさず，環境に対して適応して行動することができ生活が安定するようになります[1]．行動に伴う環境の変化によって，さらに適応行動が増えることが期待できます．このような先行条件（antecedent events）→ 行動（behavior）→ 結果事象（consequences）に基づく行動分析をABC分析と呼びます[2]．本事例のインスリンの使用については，速効型インスリンを自宅から回収しつつも，持続型インスリンは低血糖が起こらない量を大きく紙で貼って表示して継続することにしました．患者さんはインスリンの回数が減ったことに当初不服そうでしたが，糖尿病がよくなっているとくり返し説明，1日1回のインスリン注射を納得していただきました．

> **ここがミソ！**
> - まず患者さんの行動を把握することから，いきなり介入しない
> - 敵（病状）を知り己（介入方法）を知れば百戦危うからず

レシピ② 認知症の患者さんに合わせた血糖コントロール

　患者さんのインスリンの回数が減ったことで血糖値が上昇することを，患者さん，娘さんとも心配していましたが，軽度の高血糖を心配するより低血糖発作の方が認知機能に影響する可能性が高いこと[3]を説明しました．血糖が多少高くとも余命やADLには影響しないので，低血糖の害をなくすことが重要であり，米国糖尿病学会のガイドライン[4]でも認知症の糖尿病患者に対して厳密な血糖コントロールはしないことが示されていることをわかりやすく説明しました．

> **米国糖尿病学会 ガイドライン 2016 から**
> - II型糖尿病の認知症患者に，認知機能を改善させることを目的とした厳格な血糖コントロールを行うことは推奨されない（エビデンスレベルB）
> - 認知機能が悪く重度の低血糖のある患者では，血糖を下げる治療に関して，重篤な低血糖を避けるために個別化して行うべきである（エビデンスレベルC）

ここがミソ！
- 何のための血糖コントロールか目的を明確に
- 「木（血糖）を見て森（患者さんのアウトカム）を見ず」にならないように

レシピ③ 認知症の診断は病歴と身体所見で詰める

　患者さんと娘さんの情報から，軽度の手の振戦があることがわかりました．診察で見落としていたことを反省しつつ，四肢の固縮をみてみると，軽度の固縮を認めました．また，1人暮らしで誰も訪ねていないのに，「人がうちにいた」など幻視と思われる症状もあり，認知症のなかでもレビー小体型認知症が疑われました．ご本人を何とか説得して専門医療機関に紹介，画像検査を含め精査を行い，レビー小体型認知症の診断となりました．MRIでは，軽度の海馬の萎縮のみでしたが，MIBG心筋シンチグラフィーでは心筋への取り込みの強い低下がありました．薬物療法としては，少量の非定型抗精神病薬を使用[5]，精神状態の安定をみました．

ここがミソ！
- 幻視，振戦，固縮の病歴は，認知症の診断では必ずとる
- 「見るは法楽」〔診るだけならタダ（診察料のみ）〕，その後で検査計画を立てる

レシピ④ 多職種ケアカンファレンスの開催

　患者さんの診断がつき治療方針が立ったところで介護保険を導入，地域包括支援センターとも連携をとり，多職種ケアカンファレンスを開くこととなりました．患者さんにかかわってきた医師，看護師，また，地域包括支援センターのケアマネジャー，ヘルパー，それにご本人，ご家族も含めたケアカンファレンスを開催しました．地域包括支援センターにおける認知症ケアガイドライン[6]で示されているように，表の7つを確認しつつ，方針を決定しました．
　まだADLは保っていますが，今後認知症が進行することに備えて，患者さんの尊厳を保ちながら認知機能低下にどのように対処するべきか話し合いをもちました．ADL低下を予測しながら定期的な多職種ケアカンファレンスを開き，問題発生にすみやかに対応できるようにしました．また，今後独居が厳しくなることも予想し，施設入所や娘さんとの同居も検討することとなりました．

表 ◆ 多職種連携に必要なスキル

① 認知症の人の人権擁護やエンパワーメントを基本としたケアの理念をもち，尊厳を支える援助が実践できる
② 認知症を病気として理解し，認知症の診断方法，治療法（薬物療法，リハビリテーション，非薬物療法など）など，医療・保健に関する最新の知識を理解し説明できる
③ 認知症の人の身体状況や心理的側面（BPSD），取り巻く環境，社会資源，さらには高齢者福祉などの知識を独自の専門性に生かし，実践に役立てることができる
④ 認知症の人やその家族・介護者のもっている力と彼らのニーズを明らかにする手段と，それをもとにした各専門分野でのケアプランを作成し，ケアの現場でそれを実践できる
⑤ それぞれの専門分野のモデルケアプランを豊富に有し，それをいつでも実践に活用できる
⑥ 他の専門分野の専門性を十分に理解し，それらと密接な連携をもつ手段を有し実践に生かせる
⑦ 実施したケアの効果を検証し，それをもとに新たなケアプランを作成し実践に生かすことができる

（文献6より引用）

> **ここがミソ！**
> ・患者さん，ご家族と専門家の情報共有が重要
> ・「転ばぬ先の杖」として病状の進行に先手を打つ

❸ こんなチームで一緒につくりました

　　地域包括支援センターのケアマネジャーに，ケアカンファレンスの進行をお願いしました．患者さん，娘さんが直面している困難を受け止めつつ，今後問題が発生してもすみやかに対応できる体制があることを説明していただきました．医療機関だけでなく，生活面でさまざまなサポートが得られることがわかって患者さん，娘さんとも安心した様子でした．

❹ 特にうまくできた工程

　　あまりにもうまくいきすぎている血糖コントロールから過剰な治療が明らかとなり，医学的にも，地域包括ケアとしても，大きく介入方針を変えることができました．変化を嫌う高齢者に疑念を抱かせずにサポートするためには，地道な情報収集と多職種での情報共有が重要であることを示した事例と思います．

❺ 失敗しちゃった／こうすればもっとうまくなる工程

　　もっと早く低血糖や認知機能低下に気がつけば，よりスムーズに対応ができたかもしれません．いつまでも独居の高齢者がインスリン注射を自己管理できるとは考えにくく，認知機能低下を含め，自己管理できているかどうか常に確認が必要であったと反省の事例でもあります．

認知症ケアの極意

- まずは患者さんの行動様式を知ることからはじめ，病型を特定する．すぐに治療に走らない
- 多職種での対応を，先手必勝のつもりで行う．医師が認知症を1人で扱えるとは考えない

💬 そのまま使える説明・決め台詞レシピ！

▶ **患者さんへ**（いままで通りインスリン注射を行いたいとの訴えに対して）

「インスリン注射頑張っていますね．努力が実を結んでいるので，少し減らしてみましょう」
→ 低血糖だからとインスリンを取り上げるような話を先にしない

▶ **娘さんへ**（「いつの間にかボケてしまって，ショックです」との発言に対して）

「いつまでもお元気でいてほしいと思っていますが，人間誰もが病気をして，最期があります．今回のことは，今後を考えるよい機会と思います」

6 まとめに代えて 〜事例の振り返り

　老いはいつの間にかやってきて，患者さん，ご家族の生活を大きく変えてしまいます．先を予測できるのが専門職のプロフェッショナルなところと思います．患者さん，ご家族が変化を受け入れやすいよう，また，変化に対応できなくても，そこをサポートできるように，周囲が仕事を行う必要があると思っています．

◆ 引用文献

1) 小野寺敦志：認知症高齢者に対する生活支援の試み—応用行動分析学的視点を用いた役割行動の再構築．日本大学大学院総合社会情報研究科紀要，6：291-302, 2005
2) 宮 裕昭：要介護高齢者の不適応行動に対する応用行動分析学的介入の諸相．高齢者のケアと行動科学，16：53-63, 2011
3) Whitmer RA, et al：Hypoglycemic episodes and risk of dementia in older patients with type 2 diabetes mellitus. JAMA, 301：1565-1572, 2009
4) Standards of Medical Care in Diabetes-2016: Summary of Revisions. Diabetes Care, 39 Suppl 1：S4-5, 2016
5) 「認知症疾患治療ガイドライン2010」（日本神経学会／監，「認知症疾患治療ガイドライン」作成合同委員会／編），医学書院，2010
https://www.neurology-jp.org/guidelinem/nintisyo.html
6) 「平成21年度厚生労働省 老人保健健康増進等事業 地域包括支援センターにおける認知症ケアガイドライン」（社会福祉法人浴風会認知症介護研究・研修東京センター），2010

本村和久 Kazuhisa Motomura **Profile**

沖縄県立中部病院 総合診療科
急性期を主に診る地域支援病院で総合診療を行っており，毎日のように認知症に接していますが，認知症の対応の難しさを日々痛感しているところです．私の臨床の反省を含めて，駄文を綴っています．お役に立てれば幸いです．

第1章 患者さんの問題に対するレシピ集

オーダー8 食事を食べない患者さん

洪　英在，竹村洋典

事例の概要

90歳，女性．暴言，暴力がひどく，食事もほとんど拒否して食べない状態にあった方が，尿路感染症，脱水症で入院となった．解熱し，血液検査上も改善したにもかかわらず，もともと食べない，ケアも拒否，という状態であり，やはり食べられないままで推移してしまった．誰もがこのまま食べられないままだろう，と諦めはじめていた．入院後の対応で食べられるようになるだろうか…．

レシピ

① 認知症の方の「食べない＝終末期」ではない!!
② 多職種カンファレンスで食べない原因の検索と目標の共有
③ 食べない原因によっては薬剤が有効なこともある
④ 成功体験の共有

1 事例の詳細

90歳，女性．娘と2人暮らし．若い頃は地区役員などを積極的に行っていました．80歳代後半になってから家に閉じこもりがちになり，次第に物忘れが増加しました．当院受診の約半年前から近医でアルツハイマー型認知症と診断され，ドネペジル（アリセプト®）5 mg/日が開始されています．3カ月前からは家の中で暴力，暴言が増え，食事の拒否がひどくなりました．自室に閉じこもり，部屋の中は物が散乱し，さまざまな物が壊されている状態になっていたようです．また，食事を娘が持っていくと物が飛んでくる状況でした．近医によりドネペジル10 mg/日へ増量されるも症状は軽快せず，食事の拒否がさらに増えました．その後，食事が全く食べられなくなり，歩行もできなくなりました．発熱を認めるようになったため救急外来を受診し，脱水症，尿路感染症の診断で入院となりました．入院後，食欲不振の原因や暴言，暴力を助長している可能性もあったためドネペジルを中止のうえ，脱水症，尿路感染症の治療を開始しました．治療の結果解熱し，血液検査や尿検査所見も改善しましたが，食事を食べない状態が続いてしまいました．

❷ レシピ詳細

レシピ① 認知症の方の「食べない＝終末期」ではない!!

誰しも体調不良時は食欲がなくなるものです．入院初期の「食べない」原因は，明らかに脱水症と尿路感染症で身体状態が悪かったからでしょう．しかし，解熱し，客観的なデータで改善していても食べないのはなぜでしょうか．また，体調の回復過程では，通常，食欲は少し遅れて戻ってくるものです．食欲が戻らなくても「無理してでも何か口にして体力をつけないと」と考え，通常は頑張って何か食べようとします．

しかし認知症があると，前後の流れのなかで現在の状態を理解することができないために，**食事の瞬間に食欲がないと「食欲がないから食べない」となり，「食欲はないけど，体のことを考えて食べないと」という思考に至ることができません**．しかし，第三者からは，体調不良が続き食欲が戻っていないのか，または，体調不良の原因は回復しているが食欲まではまだ回復していない時期なのかがわかりません．このように，認知症があると何らかのきっかけの後に「なぜか食べない」という方が多く存在しており，このまま粘ってよいのか，もう一度食べない原因を検索するべきか，それとも終末期を考えないとならないのかを悩んでしまいます．

しかし，認知症の方の「食べない＝終末期」と短絡的に考えるのは危険です．**認知症の終末期とは，ほとんど発語がなく，着座もできず，嚥下機能に障害をきたすほどまで進行した状態の方**がイメージされます[1]．この方は数カ月前までは普通に歩行ができ，入院後も発語は明瞭な状態です．終末期と言うには早く，もう少し頑張ってみてもよい方と言えます．

> **ここがミソ！**
> 認知症の方の「食べない＝終末期」ではない!! その方の認知症のステージ[1]（図）を意識したアプローチが必要!!

レシピ② 多職種カンファレンスで食べない原因の検索と目標の共有

ケアへの拒否も強く，かかわる方はそれぞれ，どのようにかかわればよいかがわからずに悩んでいる様子でした．プライマリ看護師（入院中の主担当看護師）は娘さんが介助をすると食べたり，タイミングがよければ食べたりしたために，「もしかしたら食べられるのでは？」と思っていたようであり，プライマリ看護師の提案でカンファレンスが開催されました．

医師からは，身体的には落ち着いていること，しかしなぜか食べずにその原因がわからないこと，終末期と言うには早いのではないかと悩んでいることが伝えられました．ある看護師からは，ケア時の拒否が激しく，ケアを提供できない状況にあることが伝えられました．しかし，ほかの看護師からはケアに抵抗がないときもあることが伝えられました．その後，さまざまな看護師からケア提供時の様子の報告があり，ケア，食事ともに，すべてが拒否というわけではないことが確認されました．しかし皆が感じていた不安は，この方のゴールが見えないこと，いつまでこの状態が続くのがわからない，ということでした．そこで医師より，1週間限定で

ステージ

1. 正常
2. 年齢相応
　物の置き忘れなど
3. 境界状態
　熟練を要する仕事の場面では機能低下が同僚によって認められる．新しい場所に旅行することは困難
4. 軽度のアルツハイマー型認知症
　夕食に客を招く段取りをつけたり，家計を管理したり，買い物をしたりする程度の仕事でも支障をきたす
5. 中程度のアルツハイマー型認知症
　介助なしでは適切な洋服を選んで着ることができない．入浴させるときにも何とかなだめすかして説得することが必要なこともある
6. やや高度のアルツハイマー型認知症
　不適切な着衣．入浴に介助を要する．入浴を嫌がる．トイレの水を流せなくなる．失禁

この段階で終末期を意識 →

7. 高度のアルツハイマー型認知症
　最大約6語に限定された言語使用機能の低下．理解しうる語彙はただ1つの単語となる．歩行能力の喪失．着座能力の喪失．笑う能力の喪失．昏迷および昏睡

時間経過

図 ◆ FASTにおける終末期
FAST：functional assessment staging, アルツハイマー型認知症の進行ステージ．
（文献1を参考に作成）

食事に重点的にアプローチする，という目標が提案され，食べられないときの様子，食べられたときの様子を積極的に共有していくことが確認されました．
　その後，食事時の様子をスタッフがしっかり記録し共有するようにしたところ，食べないときには「毒が盛られている」という発言が多いことが判明しました．

> **ここがミソ！**
> ・食べない原因の検索には失敗体験，成功体験の蓄積が鍵!!
> ・目標を共有して期間を限定することで，スタッフは力を発揮しやすい!!

レシピ③ 食べない原因によっては薬剤が有効なこともある

　「毒が盛られている」という発言から，**食べない原因は妄想の可能性**が考えられました．内服への拒否が強かったためハロペリドール（セレネース®）5 mg/回の筋注を連日開始したところ，奏効し食事摂取が可能となりました．クエチアピン（セロクエル®）1回12.5 mg，1日2回の内服に切り替えました[2]が妄想の再燃なく，食事はセッティングすれば自己摂取ができ，精神的にも穏やかな状態まで回復して自宅退院となりました．

> **ここがミソ！**
> 食べない原因は多種多様で，身体にも精神にもある．認知症の方は妄想にも注意が必要!!

レシピ④ 成功体験の共有

これまでの病棟では，ケアに拒否のある方に対しては厳しい目を向けられることがほとんどでした．ちょっと食べないだけで「先生，食べないけどうするのですか．早く退院させないのですか!?」という発言が聞かれていました．しかし，今回は期間限定で頑張ってみよう，という提案が奏効しました．このような成功体験を共有するため，院内外の各種研究会で看護師よりまとめて発表してもらう機会をつくりました．すると，拒否が強い方に対しても，やさしいケアを提供できるようにスタッフの意識が変わっていきました．また，病棟スタッフの意欲も高まったようです．

> **ここがミソ！**
> 成功体験を素直に喜び，共有する体験は，スタッフの意欲を高め，ケアの質を向上させるのに有意義である!!

❸ こんなチームで一緒につくりました

この方へは医師，看護師が主にかかわりました．特にプライマリ看護師がカンファレンスを提案したことが成功のきっかけでした．カンファレンスで医師，看護師の素直な思いが語られ，いつまで続くかわからない不安が共有されたことが力を発揮できる結果となりました．プライマリ看護師の思いが病棟全体を動かしたとも言えます．この事例をきっかけに，同様の方が入院した際はカンファレンスで意見を請わなくても，病棟スタッフから自然と成功体験，失敗体験が語られるようになっています．

❹ 特にうまくできた工程

プライマリ看護師の思いを病棟全体でうまく汲み取って支えられたのが最大の成功要因です．また，いつまで続くのかわからない不安が見えたために，期間限定を提案したこともよかったのかもしれません．思いをもった方を見つけ，その方の思いを支えることが突破口となりました．

❺ 失敗しちゃった/こうすればもっとうまくなる工程

この方は妄想に気づいたことで劇的に軽快しましたが，娘さんに後でよくよく話を聞くと，「そういえば最初からこのような話をしていました…」とのことでした．最初から妄想の可能性を念頭において話を伺っていけば，もう少し早く改善できたかもしれません．

認知症ケアの極意

- 食べない認知症の方のケアは，食べられる身体状況に回復 → 認知症のステージを意識してどこまで粘ってみるか考える，という流れが基本
- 食べない原因は身体診察や各種検査ではわからないことが多い．食事の場面，食事以外の場面などでどのように情報収集し，成功体験，失敗体験を共有して蓄積するかが重要!!

↩ そのまま使える説明・決め台詞レシピ！

▶ **病棟スタッフへ**

「拒否もあって大変な状況で，看護ありがとうございます．もう少し頑張れば食べられるようになる気がするので，1週間だけ頑張ってみませんか？」

▶ **ご家族へ**（「やっぱりだめですかねえ」と言う家族に対して）

「だめかどうか，もう少し頑張ってみます．これだけ頑張ってもだめなら，もしかすると限界かもしれませんが…」

❻ まとめに代えて ～事例の振り返り

この事例の突破口はプライマリ看護師の思いでした．もともと認知症症状で食べない状態のなかでの急性疾患による入院でしたので，急性疾患を脱しても食べられるようになるとは正直考えていませんでした．しかし，プライマリ看護師が「何か，食べられそうな気がするんです…」と相談してきたことがすべてのはじまりでした．そのようなスタッフ1人1人の思いを汲み取り，「やってみる？」と提案できるチームをつくるのが，最も重要なのかもしれません．「できないからダメ」から「やってみる??」への発想の切り替えができるチームづくりが認知症の方への対応だけではなく，さまざまな問題に対しても解決の糸口になるかもしれません．

◆ **引用文献**

1) Reisberg B：Functional staging of dementia of the Alzheimer type. Ann NY Acad Sci, 435：481-483, 1984
   ▶ アルツハイマー型認知症の経過をコンパクトにまとめたFASTについての論文です．
2) 平成24年度厚生労働科学研究費補助金（厚生労働科学特別研究事業）認知症に対するかかりつけ医の向精神薬使用の適正化に関する調査研究班：かかりつけ医のためのBPSDに対応する向精神薬使用ガイドライン，2013
   http://www.mhlw.go.jp/stf/houdou/2r98520000036k0c-att/2r98520000036k1t.pdf
   ▶ かかりつけ医のBPSDに対する薬剤使用方法がわかりやすくまとめられています．

◆ **参考文献**

- 「認知症の人の摂食障害最短トラブルシューティングー食べられる環境，食べられる食事がわかる」（吉田貞夫/編），医歯薬出版，2014
   ▶ 認知症の方の食について特化してまとめられています．実践的で役に立ちます．

洪　英在　Young-Jae Hong　　　　　　　　　　　　　Profile

三重大学大学院医学系研究科 三重県総合診療地域医療学講座 助教／
三重県立一志病院 家庭医療科
地域の小規模病院で外来，訪問，入院とすべてひっくるめて対応するところで働いています．卒後，中山間地域で働き，そこで高齢者医療の重要性を感じ，高齢者専門施設で研鑽を積みました．その経験を地域に還元するべく，再度，地域医療の現場に戻って働いています．いつでも見学にお越しください！！

竹村洋典　Yousuke Takemura

三重大学医学部附属病院 総合診療科
早稲田大学理工学部から1982年に防衛医科大学校に入学．1988年に防衛医科大学校病院等で総合臨床医学研修を開始，1991年にアメリカ・テネシー大学にて3年間，家庭医療レジデントとなり米国家庭医療専門医およびフェロー取得．1998年から防衛医科大学校病院総合臨床部 助手．2001年から三重大学医学部附属病院総合診療科 准教授，2010年から三重大学大学院医学系研究科家庭医療学／医学部附属病院総合診療科 教授．日本プライマリ・ケア連合学会 理事，日本プライマリ・ケア連合学会 和文誌 編集長，Asia Pacific Family Medicine誌 編集長

第1章 患者さんの問題に対するレシピ集

オーダー⑨ 食事をつくれない患者さん

高柳 亮

事例の概要

72歳,女性.本多志な子さん(仮名).

5年前に地方公務員であった夫が肺がんで他界し独居となった.長男家族は遠方に,長女家族は近隣に在住している.農家の長女として生まれ,結婚後は主婦として家族に尽くしてきた.夫が存命中は一緒に旅行に出かけることもあったが,夫が他界後はそれもなくなった.もともと社交的な方ではなく,これという趣味もなかったが,料理は得意で,子どもや孫に手料理をふるまうのをささやかな楽しみとしていた.高血圧,変形性膝関節症のために外来に通院中であったが,ある日長女が来院し,「最近母の手料理の味付けがおかしいんです…」と相談を受けた.

レシピ

① 国際生活機能分類に基づく検討
② 訪問リハビリテーションを導入し「調理」について評価
③ 訪問介護サービス,住民参加型在宅福祉サービスの導入
④ 調理環境の整備

1 事例の詳細

　次の来院時に行ったHDS-R(長谷川式簡易知能評価スケール改訂版)では19点と低下しており,精査の結果アルツハイマー型認知症の診断となりました.近時記憶障害,実行機能障害はあるものの,長期記憶のうち,特に非陳述記憶は保たれ,失行もありませんでした.進行度は軽度でFAST(functional assessment staging)分類3程度と考えられました(図1➡).ご本人と娘さんに病状を説明する機会をつくり,そのときにご本人のライフストーリーや今後の希望についてもお話を伺いました.

　志な子さんは農家の長女として生まれ,下には弟が2人,妹が2人いました.父親が40歳代で他界し,忙しい母を助けて妹や弟の食事をつくるなど,さまざまな家事を手伝ってきたとのことでした.夫と結婚後は,夫の両親と同居し,2人の子どもをもうけました.家事全般をこなし,2人の子どもの育児や義父母の介護にもあたってきました.義母は認知症になり大変でしたが,自宅で看取ったとのことでした.ようやく訪れた夫と2人の穏やかな老後生活も,数年で夫が肺がんを患い,再び介護を担う生活となりました.夫は病院で亡くなりましたが,最

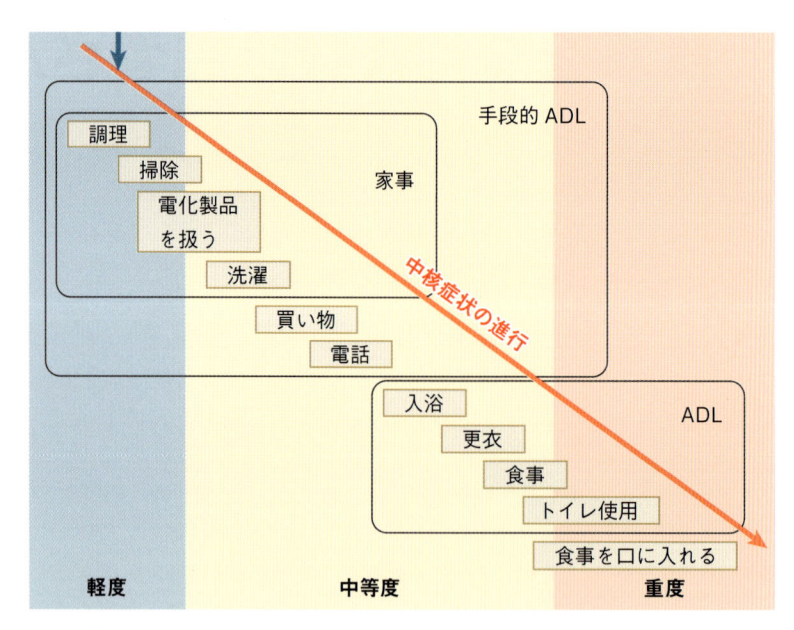

図1 ◆ アルツハイマー型認知症における実行機能障害と失行の進行
➡ がFAST分類3程度．
（文献1を参考に作成）

期まで自宅に戻り，志な子さんの手料理を食べることを望んでいたとのことです．
　認知症という病気の今後の見通しをお伝えし，ご本人，娘さんのお気持ちを伺ったところ，ご本人は「年だから仕方がないけど，悪くなって子どもに迷惑をかけたくない．できるだけ今まで通りやっていきたい」とのことでした．娘さんは「今後どうなっていくのか不安ですが，苦労してきた母なので，好きなようにやらせてあげたい」とのことでした．要介護認定を受け要介護1となり，介護保険を申請しました．

❷ レシピ詳細

レシピ① 国際生活機能分類に基づく検討

　当初自宅での食事は困難と考え，デイサービスを導入しましたが，集団生活が苦手な志な子さんは程なく中断してしまいました．食事も口に合わなかったようです．夜は民間の配食サービスを依頼していましたが，こちらもすぐに断ってしまいました．ご本人は「まだ自分でできるから大丈夫．料理だけが取り柄だから…」とのことでした．
　改めてご本人の生活機能について，国際生活機能分類[2, 3]に基づいて整理してみました（図2）．調理ができないという「障害」を，生活機能の3つの階層（心身機能・身体構造，活動，参加）別に分析すると，①記憶障害，実行機能障害等の「心身機能・身体構造」の問題が生じていること，②調理という「活動」に支障が生じていること，③自分や子ども・孫のために料理をつくるという役割に「参加」しにくくなっていることがあげられました．また「個人因子」と

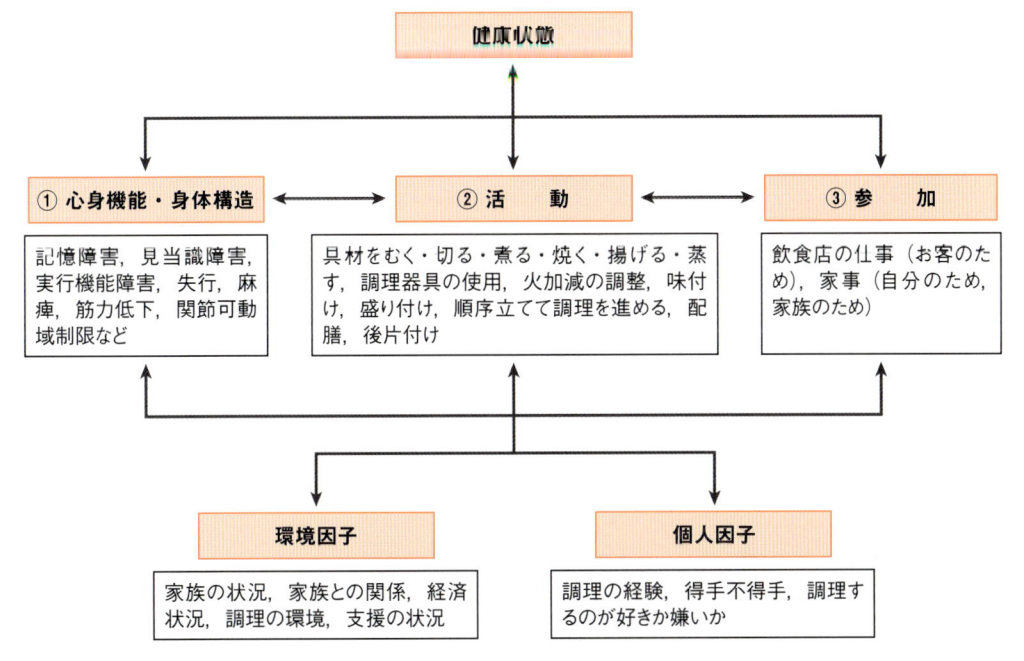

```
                    健康状態
                       ↑
    ┌──────────────────┼──────────────────┐
    ↓                  ↓                  ↓
① 心身機能・身体構造 ←→  ② 活　動  ←→  ③ 参　加
┌──────────────┐  ┌──────────────┐  ┌──────────────┐
│記憶障害，見当識障害，│  │具材をむく・切る・煮る・焼く・揚げる・蒸│  │飲食店の仕事（お客のた│
│実行機能障害，失行，麻│  │す，調理器具の使用，火加減の調整，味付│  │め），家事（自分のため，│
│痺，筋力低下，関節可動│  │け，盛り付け，順序立てて調理を進める，配│  │家族のため）         │
│域制限など          │  │膳，後片付け                        │  │                    │
└──────────────┘  └──────────────┘  └──────────────┘
                       ↑          ↑
                  ┌────┘          └────┐
                  ↓                    ↓
              環境因子              個人因子
        ┌──────────────┐  ┌──────────────┐
        │家族の状況，家族との関係，経済│  │調理の経験，得手不得手，調理す│
        │状況，調理の環境，支援の状況 │  │るのが好きか嫌いか          │
        └──────────────┘  └──────────────┘
```

図2◆国際生活機能分類による「調理」の検討
（文献2を参考に作成）

して，調理の経験が豊富で，調理が好きであること，「環境因子」として，独居であるが，近隣の娘さんとの関係は良好であること，安全装置が付いていない古いガスコンロを使用していることがあげられました．しかし「活動」の階層で，「調理ができない」と一言で言っても，何ができていて，何ができないのかの検討が不十分であることに気づきました．

> **ここがミソ！**
> 重要なのは「できること」や，「していること」といった生活機能のプラスの側面を重視することです．「調理ができないから，調理してあげる」といった単純な支援を考えるのではなく，その人のできること，できないことを見極め，どの段階を手助けすれば，調理を行うことができて，家事への参加を継続できるかを考えることが重要です[4, 5]．

レシピ② 訪問リハビリテーションを導入し「調理」について評価

週1回40分の訪問リハビリテーションを導入し，認知症の症状がどのように調理に影響しているのかを作業療法士（OT）に確認してもらいました．その結果，米を研いだり，具材の皮をむいたり，切ったりといった1つ1つの作業は上手にできるのですが，材料の置き場を忘れてしまうといった「近時記憶障害」や，米を研いで水に浸している間に具材を切りそろえるなどの段取りができない，調味料を入れるタイミングや順番を間違えるといった「実行機能障害」

によって，調理に支障をきたしていることがわかりました．そこで，あらかじめ材料を並べておき，「次は○○を切りましょうか？」などとお伝えすれば，調理を続けられると判断しました．ただ，お一人で調理をした場合の火の不始末の危険は残りました．

> **ここがミソ！**
> OTは，日常生活の観察を通じて，その人の認知機能，ADLや手段的ADLを見極め，どの段階をどのように手助けすれば作業が可能となるのかを検討します．一人ひとりに合った生活の方法を一緒に考え，支援することを得意としています．

レシピ③ 訪問介護サービス，住民参加型在宅福祉サービスの導入

OTの評価をもとに，娘さんとホームヘルパーに調理のサポートに入っていただくことになりました．しかし娘さんは平日パート勤務があり，またご本人は娘さんの手を煩わせることを快しとしませんでした．そのため娘さんには週末を中心にサポートに入ってもらい，介護保険でカバーできない部分は住民参加型在宅福祉サービスのボランティアにサポートを依頼しました．

> **ここがミソ！**
> 住民参加型在宅福祉サービスは，住民同士の助け合いの形をとり，掃除・洗濯・調理などの家事支援から，介護・介助まで幅広い支援内容の活動をしています．要介護度が低く，介護保険サービスが限られる軽度の認知症患者にとって，有用なサポートとなる場合があります[6]．

レシピ④ 調理環境の整備

目立った火の不始末はありませんでしたが，新しい機器の扱いを覚えられる今のうちに，古いガスコンロからIHコンロに変更することを考えました．しかし，ご本人は娘さん宅のIHコンロが使いにくかったことを理由に希望しませんでした．そのため安全装置付きの新しいガスコンロを導入することにしました．

> **ここがミソ！**
> 火の不始末への対応としては，見守りのほか，火を使わないレシピの活用，安全装置付きガスコンロやIHコンロへの変更，火災安全システム（火災警報器，専用通報機，ガス安全システム，自動消火装置など）の導入などがあります．ガスの停止については，認知症の進行状況と火災の危険性を評価し，ご本人の気持ちに十分に配慮して慎重に判断します[7]．

❸ こんなチームで一緒につくりました

忙しい外来診療のなかでは，患者さんの背景を十分に把握しきれないこともしばしばです．外来の看護師が各方面と連絡をとり，情報収集してくれたため早めの対応ができました．また，ケアマネジャーが訪問リハビリテーション導入という提案をしてくれたことが，新たな展開のきっかけとなりました．

❹ 特にうまくできた工程

ライフストーリーの聴取から志な子さんの人生において「調理」のもつ意味合いの大きさを知ることができました．そして国際生活機能分類による分析から，**患者さんの「できること」を活かす**方針に転換し，OTを巻き込むことで，その方略を具体化することができました．

❺ 失敗しちゃった／こうすればもっとうまくなる工程

当初は，「調理できないから，調理してあげる」という単純な思考から，デイサービスと配食サービスによる一方的な支援を提案してしまいました．デイサービスや小規模多機能施設の利用を提案する場合でも，調理をリハビリテーションに取り入れてくれる施設を選ぶなどの方法が考えられます．

認知症ケアの極意

- ライフストーリーを聴取して，サポートのあり方のヒントを探しましょう
- 国際生活機能分類に基づいて分析して，残存能力に着目しましょう
- 「できること」や「やっていること」を，安易に禁止しないようにしましょう
- 認知症の進行度（重症度）に応じた支援サービスを検討しましょう

そのまま使える説明・決め台詞レシピ！

▶ 娘さんへ

「火のことなど，娘さんも心配でしょうし，私たちも心配です．でもここは"ご本人にとってどうか？"を優先してみませんか．ご本人にとって調理は"生きること"そのものなのかもしれません．大好きな調理を続けることは，認知症の病状経過にもきっとよい影響があると思います」

❻ まとめに代えて 〜事例の振り返り

　自分のつくった料理を，家族や大切な人が味わい，笑顔を見せてくれるのを想像しながら調理する．料理をつくるという行為は喜びと希望に満ちた行為です．今回の事例を通じて，医療者の一言は，このような楽しみを簡単に奪ってしまう可能性があることに気づかされました．これは調理だけでなく，さまざまな行為について言えることです．主治医意見書やカンファレンスにおける，何気ない一言には慎重にならねばと考えさせられました．

　川合は，認知症の方を含む1人暮らし在宅高齢者を対象とした調査から，調理のために必要性が高い要因として，男性は調理方法の支援，女性は調理の意欲と，調理が行いやすい台所の環境整備をあげています[1]．今回の事例では，調理の意欲のある軽度認知症の女性に，調理方法の支援，環境整備を行い，調理の継続が可能となりました．

　しかし認知症が軽度の期間は2〜3年と言われており，生活機能障害はさらに進行していくことが予想されます．いずれ自宅での生活は困難となり，そのときには特別養護老人ホーム，有料老人ホーム，サービス付き高齢者住宅，グループホーム，小規模多機能施設などの利用が必要となるでしょう．しかしその段階においても，例えば，配膳や皿洗いに協力していただくなど，できるかぎり料理をつくる役割の一翼を担っていただくように工夫したいと考えています．

◆ 引用文献

1) 川合承子：要支援・要介護認定を受けたひとり暮らし在宅高齢者の買い物・調理と日常生活自立度との関連および実行に必要な要因についての検討．国際医療福祉大学紀要，16：54-62, 2011
2) 厚生労働省訳「国際生活機能分類—国際障害分類改訂版—」（日本語版）：http://www.dinf.ne.jp/doc/japanese/intl/icf/icf.html
3) 大川弥生：国際生活機能分類—「生きることの全体像」についての共通言語—．第一回社会保障審議会統計分科会生活機能分類専門委員会参考資料：http://www.mhlw.go.jp/shingi/2006/07/s0726-7.html
4) 平原佐斗司：心理的支援と自律支援．リハビリテーション．「医療と看護の質を向上させる認知症ステージアプローチ入門」（平原佐斗司/編著），pp188-189，中央法規出版，2013
5) 山口晴保：認知症状：思考・判断・遂行（実行）機能の障害．「認知症の正しい理解と包括的医療・ケアのポイント 第2版」（山口晴保/編著，佐土根朗，他/著），p89，協同医書出版，2010
6) 小山 宰：生活支援を目的としたソーシャルサポート．「医療と看護の質を向上させる認知症ステージアプローチ入門」（平原佐斗司/編著），p149，2013
7) 平原佐斗司，菊池睦子：独居認知症高齢者の支援．「医療と看護の質を向上させる認知症ステージアプローチ入門」（平原佐斗司/編著），p179，2013

◆ 参考文献

- 「医療と看護の質を向上させる認知症ステージアプローチ入門」（平原佐斗司/編著），中央法規出版，2013
  ▶ 薬物療法のみならず，患者さんや家族をいかに支えるかについて，認知症の進行度別に詳記されています．多職種で取り組む際の羅針盤となる1冊．
- 「認知症の作業療法」（小川敬之，武田徳則/編），医歯薬出版，2009
  ▶ 認知症の患者さんのリポートにおける作業療法の重要性が，情熱的な筆致から伝わってきます．

- 「認知症の正しい理解と包括的医療・ケアのポイント 第2版」(山口晴保/編著 佐土根朗,他/著), 協同医書出版, 2010
  - 筆者の長年にわたる研究と臨床の成果が集約された1冊. 基礎から臨床まで, 医療からケアまで, 認知症をまるごととらえるのにもってこいです.
- 練馬区社会福祉事業団 野中方式事例検討会：家族のために, と料理や洗濯をこなす80代女性, ケアマネジメント, 26：44-51, 2015
  - このような（下記2冊も）介護関連の雑誌からも, 医学雑誌とは一味違った有用な情報を得ることができます.
- 柿沼千絵：11. 自宅での生活を維持するために. 連載 失敗を活かす認知症ケア事例検討会, おはよう21, 281：70-73, 2012
- 白仁田敏史：8. 自信を取り戻す声かけコミュニケーション 魚をさばく調理編. 連載 認知症の人をその気にさせる声かけコミュニケーション, おはよう21, 293：70-73, 2013

高柳 亮　Ryo Takayanagi

Profile

群馬家庭医療学センター 前橋協立診療所
家庭医風在宅医？として働きながら, 家庭医療後期研修プログラム, 在宅医療専門研修プログラムを運営しています. 万年研修医として若手に交じって勉強しているというのが実際のところ…. 「教えることは学ぶこと」, 自らの生涯学習において, 教育に携わることの重要性を痛感しております.

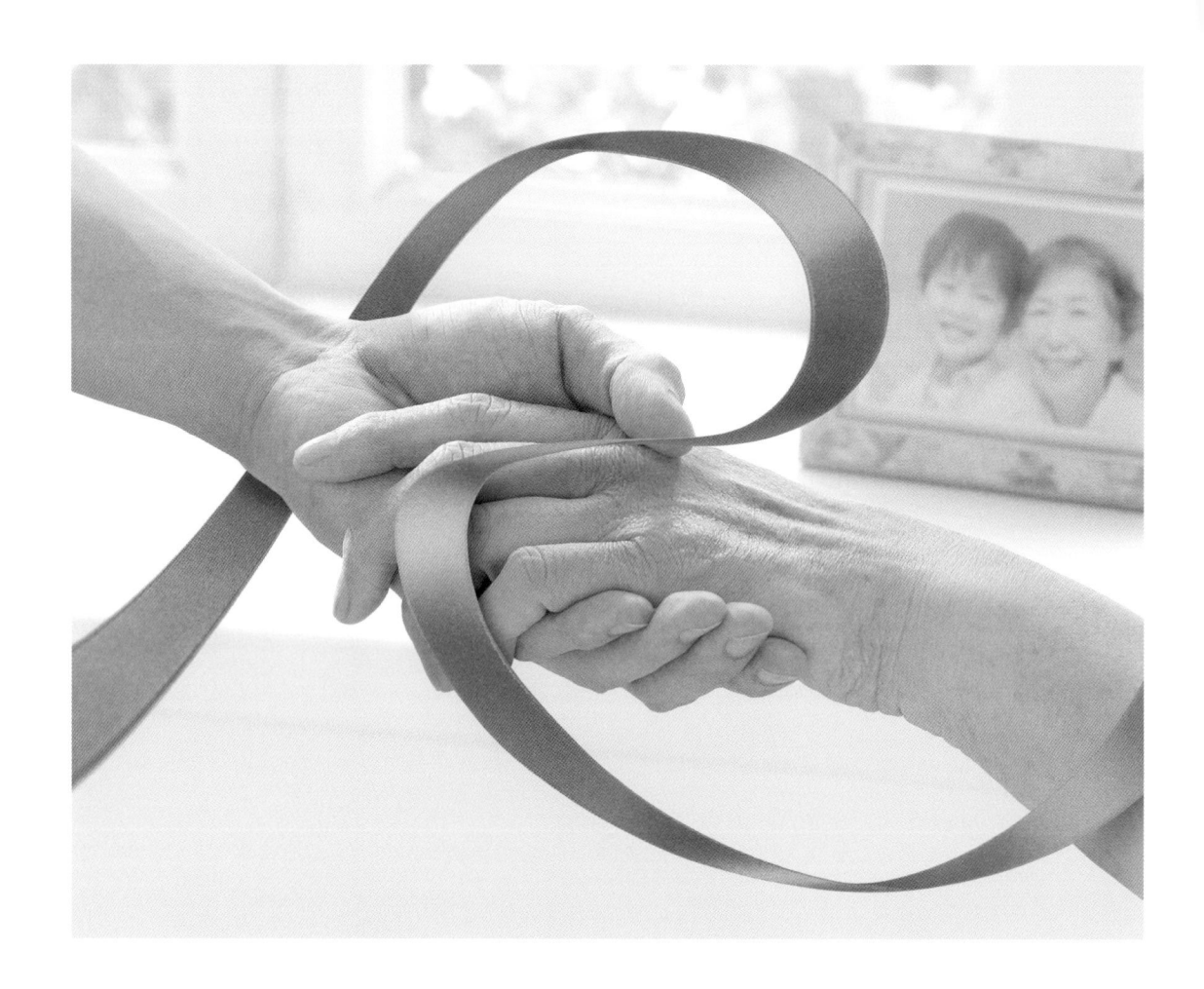

アルツハイマー型認知症治療剤

薬価基準収載

リバスタッチ®パッチ 4.5mg・9mg 13.5mg・18mg

リバスチグミン経皮吸収型製剤　　Rivastigmine transdermal patch

劇薬、処方箋医薬品(注)　　注)注意－医師等の処方箋により使用すること

● 効能・効果、用法・用量、禁忌を含む使用上の注意等、詳細は製品添付文書をご参照ください。

資料請求先

小野薬品工業株式会社
〒541-8564 大阪市中央区久太郎町1丁目8番2号

2016年7月作成

第1章 患者さんの問題に対するレシピ集

オーダー 10 運転をやめない患者さん

古屋 聡

事例の概要

81歳, 男性. 妻と2人暮らし. 以前から高血圧で通院していたが, ここ数年, 物忘れや歩行障害が進行, 動作が拙劣となって, CT/MRI検査を施行,「脳血管性認知症」と診断されている. 農業従事者で軽トラックを運転していたが, あちこちぶつけたり, 危険な運転が目立ってきて, 家族が相談のために来院.

レシピ

① 医師の告知・家族の懇願・車を使わない生活の提案

② 鍵をなくす・車を「故障」させる・車をなくす

③ シニアカーなどを使用する・地域の集まりやデイサービスを活用する・家族がともにいる時間を増やす

1 事例の詳細

　塩田剛さん（仮名）は奥さんと2人暮らしの81歳. 農家でよく働く方です. お子さんたちが県外に出ているため, 病院通いでも買い物でも軽トラックでこなしていました. 以前から高血圧で通院. もともとお住まいは中山間地域で車への依存度が高いのですが, 加齢に従い, 膝や腰が悪くなって, なおさら車への依存度は上がっていました. ここ5年, 歩行が困難となってきてADL（日常生活動作）も拙劣になってきたとともに, この1～2年間で物忘れが目立ってきていて, 病院ではCT/MRI検査を施行,「脳血管性認知症」と診断されています. またそれとともに, 運転が著しく危なくなってきました. 急発進・急ブレーキ, 方向指示器を出さずに曲がる, 一時停止でも左右確認もせず, バックでも後ろは向きません. 見かねて, 家族や知人が注意するも, 「オレはゆっくり走るから大丈夫」と聞く耳をもちません. 公道を超低速で走行し, 後ろに長蛇の列ができていても気にしません. 先日はアクセルとブレーキを間違えて, 自宅のガレージに衝突してしまいました. お子さんたちは, 人身事故を起こしてしまわないかと, 思い切り心配しています. 剛さんに, 運転をやめていただくことができるでしょうか？

❷ レシピ詳細

レシピ① 医師の告知・家族の懇願・車を使わない生活の提案

車の運転に支障が出て，ご家族やご近所の方・担当の民生委員から相談があり，はじめて認知症の存在が露見する，という場合があります．この対応については，診断をつけて，ご本人をサポートするチームの組織・構成をするという段階ですので，他稿を参照していただければ，と思います．

さて，車が不可欠な中山間地域の高齢者に「運転やめなよ」と言うことは「生活するな」と言っているのと同義です．それでも，車の運転は「自己責任」ですむものでなく，とてつもない深い傷を自分にも他人にも，身体にも心にも負わせる可能性のある行為ですので，免許更新時の高齢者講習の前に行われる認知機能検査を待つだけでなく，認知症と診断したら，医師からの踏み込んだ告知は必要とされます（注：認知症患者の起こした事件による裁判で主治医の責任を問われたケースはないが，鉄道事故で家族の監督責任が問われたケースはあり）．

医師からのものを含め，多くの場合家族や周囲の人間からの助言は，大変受け入れにくいものです．なぜなら，剛さんの場合は，実際に運転は生活に不可欠な行為であるし，人生の長きにわたって自分が周囲の人たちをリードする立場だったし，知人や他人のための活動および社会的活動にも普通に車が使われてきたからです．曰く「バカにするな．自分のことは自分が一番よくわかっている．オレが車を運転しなくなったら，買い物や通院はどうするんだ．何よりも（同居の）妻が困るだろう．そもそも車が運転できなきゃ，大事な畑の世話ができないだろう」と．周囲の人間はそれを超えて，「車を使わない生活」を提案していかなくてはいけません．この場合，もちろん地域包括支援センターの担当やケアマネジャー（ケアマネ）とあらかじめよく相談し，「車を使わない」生活プランについて検討・準備しておき，そして肝心なときに提示していかなければいけません．

しかし，**本人に病識がない場合**，ニュースの認知症について話題にしたり，同級生や地域の知人のケースなどを引き合いに出して説得してみるのは，効果が期待しにくいことが多いです．「あいつは認知症になってしまったからダメだったけどオレは認知症じゃないし，気をつけて運転できるから大丈夫だ．自分が認知症になったらすぐ運転をやめるよ」と，本人にとっては論理が成り立ちません．

こういうなかで，筆者の経験上最も効果をあげてきたと思われるのは，肉親（しばしば「子」よりも「孫」）の懇願です．特に小事故があったりしたときに「もう運転しないで」とその場で鍵をもらってしまう，みたいなダイレクトでダイナミックな行動が必要とされる場合があるかもしれません．「運転を続けるんだったら，もう遊びにも来ないからね」という脅迫でなく，「大好きなおじいちゃんに何かあったら私が悲しい」のような，あくまで**患者さんへの愛情が前面に出た懇願が，本人の心に響く**と思われます．

> **ここがミソ！**
> 最も愛する家族（特に愛憎関係が複雑でない「孫」など）からの真摯な懇願が患者さん本人の心をとかす．

レシピ❷ 鍵をなくす・車を「故障」させる・車をなくす

なかなか，説得や懇願に応じてくれないとき，「現実に運転しないでいてもらう」方法にトライせざるをえません．次のようなバリエーションが考えられますが，「故障」を偽装する場合，行きつけの自動車修理工場などに協力を要請し，口裏を合わせてもらう，といった作業も必要になる場合もあります．

よく「鍵が見つからない」と人騒ぎするケースにおいては，実際に「鍵を隠す」，さらに「一緒に探しても見つからない」とする，合鍵をつくるために自動車工場に一緒に相談に行き，しかしそこで「この車には合鍵がつくれない」などと修理担当者から説明してもらうと，納得せざるをえないかもしれません．

同様に，バッテリーを外しておく，ヒューズを抜くというような作戦もあります．この場合，患者さん本人が自分で対応できてしまうと，その効果がないばかりか，「皆が自分を運転させないようにしている」と，関係者への信用・信頼が失墜し，孤立の殻に閉じこもってしまう可能性があります．状況をよく考えて実行しつつ，「（患者さんの）車が使えなくなると，こちら（家族）も困る．ともに解決しなくては」という姿勢で臨み，あらかじめ用意をしておいた仕組み（介護保険サービスを利用したサービス体制の組み立て）に落とし込むことが必要となります．この場合もケアマネ，サービス担当者，ご近所の方などとお話ししておいて，ケアカンファレンスの開催などを予定しておくのがよいでしょう．

最後に，実力行使「車をなくしてしまう」という作戦がありますが，これはつまり「強制執行」であり，本人が「自己決定権を行使できない」ことを通告することになります．もちろん，患者さん本人は少なからず傷つき，これを執行しようとする家族と激しく対立する可能性がありますが，どんなに恨まれても，安全のために"老いては子に従ってもらいます"という態度で臨まなければならない場合も実際存在します．本人の「喪失感」に，家族の「大切な人の尊厳が脅かされるに至ってしまった喪失感」がシンクロしたときに，家族のステージが確実に次に移っていってしまうことを皆が実感することになります．

> **ここがミソ！**
> 「車が使えなくなって困るよね〜」という"困った感覚"，「生活を何とかしよう」という"ともに解決する姿勢"を家族で共有するのが大切！

レシピ❸ シニアカーなどを使用する・地域の集まりやデイサービスを活用する・家族がともにいる時間を増やす

家族全体に，前項までの「喪失」を超えるためのストーリーが必要になります．それは「回帰」であり「発見」であり，「新生活の提案」でもあります．

- 今まで乗れた車の代わりにもっと安全なシニアカーを使って，移動できる範囲は狭まっても自分の好きなところに行って好きな人に会うことを確保しようとする
- 自分で移動できなくても他の人に運んでもらって，地域の集まりや活動に参加できることを保障しようとする

第1章　患者さんの問題に対するレシピ集

- （現実に最も行われているが）「デイサービス」など新たなコミュニティの場を提案し，そちらに参加してもらう．これには，「新たなコミュニティ」が，参加する誰にとっても魅力的であることが重要であり，サービスを構成していく側の建設的努力を必要としている

　もしも家族に余裕があるなら，家族全体で「車がなかった時代」に回帰した時間を共有できると，それは新たな生活の発見につながるかもしれません．家族で散歩する，小ピクニックをしてお弁当を食べる，家族皆で農作業をする，など，「車がない方がむしろ楽しい」時間を家族と共有できるなら，家族もかつての幼少の時期，今は認知症となった患者さん本人に導かれていた時期に戻ることができ，本人だけでなく家族の心の安定に寄与できる可能性もあります．

> **ここがミソ！**
> 　当事者の「車がない生活」に寄り添うのは，介護者（家族）にとっても新しい発見につながる可能性がある．

❸ こんなチームで一緒につくりました

　実際剛さんは，ご近所の方からの指摘を受けて民生委員が役場に相談し，地域包括支援センターの保健師がかかわってくれることになって，家族に通告する形で会合をもちました．家族は相談して，以前からおじいちゃん子であった孫から懇願，剛さんは免許を返納することになりました．介護申請も行うことにして，ケアマネも決まり，週1回のデイサービスに通うことになりました．買い物はヘルパーが担ってくれることとなり，何より大事な畑は，家族が代わる代わる週末に来て，本人と一緒に農作業に取り組むことになり，かえって本人と一緒にいる時間が増えました．本人と妻の通院は，何とか移動できる間はコミュニティバスを利用することになりました．

❹ 特にうまくできた工程

　高齢になっていくこと，認知症になっていくことは**日々喪失体験を味わうこと**です．
　本事例でのこの行程のなかでは，その喪失体験を超えて「家族のために農作業に一生懸命取り組む本人」の姿に家族が改めて触れることになり，本人への尊敬の念が増しました．

❺ 失敗しちゃった / こうすればもっとうまくなる工程

　「よい悪い論」で攻めて成功したことは一度もありません．それは「よい悪い」は，あくまで周囲の基準であり，患者さんに寄り添っていないからです．本人が「何を大切にして，どのように振る舞いたいか」に焦点をあてられるのがよいと思います．

認知症ケアの極意

- あくまで「当事者感覚」になり,「当事者主権」であることを忘れないこと
- 「ともに困る」から「ともに解決する」と,常に患者さん本人と協働する姿勢が大切
- 本人が「何を大切にして,どのように振る舞いたいか」に焦点をあてられるときっとうまくいく

📞 そのまま使える説明・決め台詞レシピ！

▶ **患者さんへ**

「車の運転は日常生活に必要不可欠なものであると思いますが,こちら(医療者)が拝見するに,車の運転は以前に比べてかなり危なくなっていると思います.そろそろ運転は卒業する時期ではないでしょうか? やはり人の命にもかかわる可能性があることですから,ぜひ車を使わない生活に転換をしていっていただければ,と思います」

▶ **お孫さんからご本人へ**

「おじいちゃんに,気をつけて長生きしてもらいたいの.車は危ないから運転をもうおしまいにしてもらいたいの」

▶ **息子さんからご本人へ**

「これからは,できるだけオレが足になるし,オレが信頼できる人にお願いして生活が不便にならないようにするから,そろそろ車の運転を卒業してくれないか.これからは畑も一緒にやるよ」

❻ まとめに代えて ～事例の振り返り

筆者自身も,認知症の親をもつ子です.認知症の母を介護する父も85歳,父本人の身体的能力も認知的能力も問題になってきています.「認知症の介護」は「家族から社会へ」という流れだと認識していますが,介護する側の手をなるべく省こうとするだけの姿勢は,それ自身が問題解決を遅らせていきます.「車のない生活への直面」はイコール家族の「介護する生活への直面」と同義です.そのなかに新たな価値を見出すことができるか? がキモとなります.

Profile

古屋　聡　Satoshi Furuya

山梨市立牧丘病院

整形外科あがりのプライマリ・ケア医師.同一医療圏の診療所や小病院に勤めて28年目.100ケースの在宅患者を受けもって,外来・在宅・入院診療を行っています.

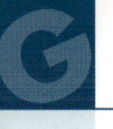

第1章　患者さんの問題に対するレシピ集

オーダー11　薬を飲んでくれない患者さん

佐々木隆史

> **事例の概要**
> 82歳，女性．ADL，IADL自立の方．夫は喉頭がん術後で人工声帯使用中，膀胱がん進行期．息子夫婦，孫夫婦・ひ孫と同居中．以前からいろいろな愁訴がみられたが，1カ月前から何か調子が悪いと，夫が相談してきた．「妻がトイレで転んでから，動くのがしんどくて，動悸がすると．また家族に対して被害妄想が出現してきて，孫の嫁・ひ孫は避難して実家に帰った」と語った．

> **レシピ**
> ① 家族ケアカンファレンスの実施，介護保険・訪問看護の導入
> ② かかりつけ医を中心に，チーム全体で説得
> ③ 医療と生活の両面の粘り強いサポート
> ④ 家族の予期不安に対する対処
> ⑤ 継続的な視点をもち，過去を振り返り，家族を育てる

1 事例の詳細

　病前は，喉頭がんでいろいろ不自由をしていた夫にさまざまなサポートをして，決めたことはしっかりやるという几帳面な方で，家族関係もよかったです．変形性膝関節症，機能性胃腸症等で他院に定期通院していましたが，当院通院中だった夫を伴い，時折，食思不振やむかつき，便秘などの症状を訴えて当院に受診していました．約2年前，頸動脈狭窄精査の一環で撮った頭部MRIでは，年齢相当の軽度の虚血と前頭葉萎縮が疑われるのみでした．約1年前に腰椎圧迫骨折でリハビリテーション入院をしましたが，そのときも愁訴が多く，SNRI〔デュロキセチン（サインバルタ®）〕も処方されていました．定期の睡眠薬と胃腸薬はしっかり内服していました．退院後は当院に転医して，気分状態・腹部症状の調子もよく，デュロキセチンを1年ほどかけて漸減・中止できました．

　2カ月ほど前にトイレで転んだらしいです．その情報は知りませんでしたが，外来受診時には普段と大きな変化は感じませんでした．先月の定期受診時に，夫から「いつもと様子が違う，動きも悪いし，認知症か？」と相談されました．話を詳しく聞くと，先月初旬前後から，「夫が自分を突き飛ばす・悪口を言う」「息子の嫁が嫌いな食事ばかりつくる」「孫が財布を盗る・隠す」「孫の嫁がわざと固いものを食べさせる」など，家族に対する被害妄想が出現してきて，孫

の嫁とひ孫は避難して実家に帰ったと言いました．本人は，トイレ以外は部屋から出ず，本人の物忘れに対しても，睡眠がとれていないことは思っていると病院への受診は拒みました．

まずは，器質疾患の除外を行いました．MRIはじっとしていることが難しいだろうと判断，検査室に行きたがらない本人を何とか説得して，頭部CTのみ撮影しました．結果は正常，2年前のMRIと著変なし．HDS-R（長谷川式簡易知能評価スケール改訂版）は被害的意識が強く取れていませんが，会話の混乱はなく，見当識は良好でした．前頭葉萎縮の所見から，前頭側頭型認知症による周辺症状と判断しました．不安を増長させないため，従来の処方を継続しました．被害妄想に対して，以前服用していたデュロキセチンも効果は期待できました[1]ので再開しましたが，3日間飲んだだけで，気分が悪くて飲めないと1週間後に拒否されました．もちろん，精神状態の改善は認められませんでした．

❷ レシピ詳細

レシピ① 家族ケアカンファレンスの実施，介護保険・訪問看護の導入

家族との面談を行い，家族の気持ちを傾聴しました．残念ながら外来診療や訪問診療では，本人から定期的に，じっくりと話を聞く時間的余裕は多くはありません．そこで，生活もみられて時間もとれて医療面からもアプローチできる訪問看護を導入し，生活環境を整えて，内服の必要性も時間をかけて説得してもらいました．第三者の傾聴により攻撃性は軽減してきました．今まで妄想を否定してきた家族に対しても，病気ということを説明して，家族の労をねぎらいました[2]．家族の不安も軽減できて，困ったときには訪問看護師へ電話してもらったり，情報交換もできてきました．

> **ここがミソ！**
> 家族の気持ちを傾聴するとともに病気であることを説明し，家族が患者さんを傷付けないようにする．

レシピ② かかりつけ医を中心に，チーム全体で説得

訪問看護師との関係性もできてきたとき，非定型抗精神病薬のうち，周辺症状に対しても効力のあるクエチアピン[2,3]（セロクエル®25 mg 1錠，眠前，7日間）の内服をかかりつけ医中心に粘り強く，チーム全体で頼み込んで，本人に納得してもらい処方しました．その甲斐あり，1回飲んでくれました．

> **ここがミソ！**
> かかりつけ医を中心とした強い説得が有効なときもある．

しかしながら，飲んだ後にすぐに眠くなって朝まで寝てしまって怖いと，以後は飲んでもらえませんでした（半量で提案するも飲んでもらえず）．

レシピ③ 医療と生活の両面の粘り強いサポート

家族がこれ以上被害妄想の対象とならないように気を配りながら，訪問看護師が本人からじっくりと話をくり返し聴取しました．次第に訪問看護師に対する信頼が芽生えて，訪問時には，本人に安心してもらうことができました．家族もそのときは気が休まったようです．また，医師に情報が入りやすくなりました．

> **ここがミソ！**
> 訪問看護師のくり返しの傾聴が信頼感を生み，患者さんの安心につながる．

レシピ④ 家族の予期不安に対する対処

患者さんはやや落ち着いてきましたが，家族のなかには「また以前のように怒り出したらどうしよう？」という不安が常につきまとっていました．これに対し，リスペリドン（リスパダール®）内用液の頓服処方や，クエチアピン錠を粉砕して摂取しやすくすることなど，家族と相談しました．いろいろ試行しているうちに，被害妄想も穏やかになってきました．食事に薬を入れることが行われる現場もあるかもしれませんが，倫理的に是非が問われる部分でもあり，もし本人が気づく・疑うようになると，食事も食べない・家族同士の人間関係が崩れるというリスクがあり，可能な限り避けたい方法です．

> **ここがミソ！**
> 本人が気付きにくい・摂取しやすい方法での内服を検討

レシピ⑤ 継続的な視点をもち，過去を振り返り，家族を育てる

攻撃性が緩やかになったときに，デイケアなど家族が目を離せる，また本人の注意が家・家族だけにならないような定期外出を提案しました．季節的なこともあり，本人はすんなり同意しました．そして被害妄想は影を潜めました．しかし，夫の膀胱がんが悪くなり再入院したことで被害妄想はまた出てきました．夫の死が近いことで不安が増強したようです．しかしながら，今までの経験と医療スタッフの説明を通して，家族も本人とその疾患を理解して，本人の周辺症状に対する動揺は減っています．家族も交代で緊急ベルを持つなど対応しており，重要なケアチームの一員になりました．

> **ここがミソ！**
> 時間が解決することもある．タイミングを見てアプローチ，そして波はまたやってくる．

❸ こんなチームで一緒につくりました

今回は医師，訪問看護師，ケアマネジャー（ケアマネ），訪問薬剤師，息子・息子の嫁によるチームでした．特に訪問看護師との強力なパートナーシップがありました．当然，家族からの直接の情報収集も欠かせません．キーパーソンの息子さんとは，本人を前にしては話せないので，訪問診察前後に話を聞いています．また，ケアマネージャー導入もすみやかに行えました．ケアマネは訪問看護，デイケアの導入をスムーズにしてくれました．

❹ 特にうまくできた工程

訪問看護師が患者さんの生活の面まで入り込んで，飲みたがらない薬を何とか飲んでもらうように説得したり，家族と本人の間に立ったり，デイケアに行く必要性を本人に説明して行く気にさせたり，被害妄想等の行動をかみ砕いて言語化して家族に説明したりと，訪問看護の導入で状況が大きく前進しました．

❺ 失敗しちゃった / こうすればもっとうまくなる工程

普段の外来の時点から，話を聞き取りにくい夫だけでなく，介護者である妻にも注意することが大事と感じました．本人が認知症の検査に拒否的だったので，HDS-R等は行えませんでしたが，まとめて一度にせず，日々の会話のなかに混ぜて分割で行ってもよかったのかなと思います．途中で処方したクエチアピンは，年齢から考えると少し量が多かったですが，妄想症状がそれだけ強かったので，成人量少量から開始しました．"first do no harm" and "start low, go slow" という原則[2]に従って，0.5錠からにおけばよかったかなと，振り返って思います．

認知症ケアの極意

- 薬を飲んでくれない患者さんには，なぜ飲んでくれないのかを時間をかけて聴取する．本人はもちろん，家族からも聴取する
- 外来や訪問診療ではゆっくり時間が取れないときが多いので，訪問看護を活用する
- 過去の経験を家族と一緒に学び，次に備える

📞 そのまま使える説明・決め台詞レシピ！

▶ 本人へ

「なぜこの薬を飲みたくないのですか？ 私もできるだけ薬は出したくないので，教えてください」：私はあなたと同じ考えです

「あなたのカラダとココロのことを，あなたの想いに沿って皆で支えたいので，看護師さんにも来てもらって，体調を細かく診させてもらい，お話も聞かせてください」：あなたの理想を叶えます

▶ ご家族へ

「大変でしたね．ご家族もおつらいでしょうが，ご本人もつらい状況だと思います．症状を完全になくすことにこだわらず，ご家族が困らない程度に状況を改善していきましょう」：Care for Caregiver

❻ まとめに代えて ～事例の振り返り

　以前から夫を通して間接的にかかわっていた方ですが，急に周辺症状，認知機能障害が全面的に出てきたので，最初は器質性疾患やうつ病を疑い治療していましたが一向に改善しない状態でした．以前のSNRIを飲んで体調が悪くなって？以来，こちらからの薬も飲んでくれないようになりました．1回は強い説得で何とか服用しましたが，継続性はありませんでした．ケアチームが一体となって，特に訪問看護師がもたらした安心感が大きかったと思います．まさしく，周辺症状への対応は非薬物療法からと感じた事例でした．妄想状態が再び強くなったときは，家族の受け止めが最初のときと違い，動揺が少なく，安定感がありました．家族もケアされるべき立場ではありますが，ケアするチームの一員として成長してくれたことは嬉しく思います．

謝辞

　本稿執筆にあたっては，訪問看護ステーションなないろの横山典子氏にご協力いただきました．この場を借りて御礼申し上げます．

◆ 引用文献

1）Bui Q：Antidepressants for agitation and psychosis in patients with dementia. Am Fam Physician, 85：20-22, 2012
2）Rayner AV, et al：Behavior disorders of dementia: recognition and treatment. Am Fam Physician, 73：647-652, 2006
3）宮本聖也，山下佑介：幻覚・妄想．「特集 症状に応じた向精神病薬の使い方―かかりつけ医の心得」，日本医師会雑誌，143：1463-1465, 2014

Profile

佐々木隆史　Takafumi Sasaki
滋賀民医連 医療生協こうせい駅前診療所 所長
京都家庭医療学センター指導医．日本プライマリ・ケア連合学会滋賀支部幹事．滋賀医科大学家庭医療学講座所属．2013年にさまざまな方のご支援を得て診療所を開設しました．住民や行政，医師会とも連携して「安心して住み続けられるまちづくり」をテーマに活動しています．

第1章　患者さんの問題に対するレシピ集

オーダー 12　家族の介護や提案を拒否する患者さん

齊藤裕之

事例の概要

84歳，女性．診断はレビー小体型認知症．夫と2人暮らし．ここ最近，自宅の中に若い女性が入り込み冷蔵庫の食材を持ち帰る姿が見えるという幻覚が現れはじめている．患者さんは夫が浮気をしていると，感情をあらわにすることも多くなった．夫も介護に疲れを感じはじめ，患者さんに介護サービスの利用を勧めるが，患者さんは「私をそんなところに行かせて，また女と好きなようにしたいだけです」と一向に応じない．困り果てた夫に連れられて受診．

レシピ

① 認知症患者の話を傾聴し，患者さんのことを理解する姿勢を示す
② 患者さんのライフストーリーと価値観を理解する
③ 必要に応じて具体的診断に準じた薬物療法を行う
④ 患者さんとの信頼関係が築けたうえで介護サービスの提案をする

1　事例の詳細

　84歳，女性．若い頃は地元市役所の総務課に勤めていました．もともと生真面目な性格で，仕事をしっかりこなし，定年まで勤め上げたことが現在も患者さんの誇りになっているようです．80歳に近づいた頃から物忘れに加え，自宅の中に若い女性が入り込み冷蔵庫の食材を持ち帰る姿が見えるという幻覚が増えてきました．夫が若い女性と浮気をしているのではないかと，ときどき，感情をあらわにして制御できないことがあり，困り果てた夫が不定期に外来に連れてくることもあります．怒りが強いときは夫に対して「不潔，きわまりない！」「あなたは，何をしているんですか．品格のかけらもない」と夫に対しての暴言が止まらないときもあります．患者さんは若い頃から自尊心が強く，曲がったことが大嫌いな性格だったことから，幻覚とはいえ今回のことが頭から離れないようです．介護スタッフにも事実確認を行いましたが，患者さんの幻覚であることは確認できました．

　主治医の診断はレビー小体型認知症（dementia with Lewy bodies：DLB）．夫には，幻覚により夫への不信感が募っていることは説明したものの，夫も度重なる妻からの暴言に堪忍袋の緒が切れて，妻に対する否定的な発言も増えてきました．ある日の診察室では，夫からこのような依頼がありました．「女がいる，女がいると，いつも騒ぎ立てています．先生，もう一緒に

いるのも嫌になりますよ．デイサービスとか，短期入所などできないものですか？」．夫の心理的負担も蓄積している様子です．患者さんは夫の介護に対しては「あなたのような人に介護をされたくない．汚らわしい」と拒否的であるうえに，夫からのデイサービスへの通所や短期入所の提案に対しては「私をそんなところに行かせて，また女と好きなようにしたいだけです」と一向に応じようとしません．いったい，どうしたものか…．

❷ レシピ詳細

レシピ① 認知症患者の話を傾聴し，患者さんのことを理解する姿勢を示す

　患者さんは自分には見えている幻覚が誰とも共有できておらず，「おかしなことを言っている」と鼻で笑う夫に対してイライラしている状態でした．当初主治医は，幻覚として見えている女性の存在を認めてしまうと夫にとって都合が悪いことになるのでは，と気をつかっていたのですが，そのままだと患者さんの訴えを理解してくれる人が誰もいない状況になっていることに気づきました．主治医とケアマネジャー（ケアマネ）は夫に対して「女性は幻覚であり，あなたが悪びれることをしていないことは皆が知っています」と伝えたうえで，「幻覚が見えていることも事実で，これは病気による症状です．患者さんはイライラしているように見えますが，実は本人も苦しみもがいている結果だったりするのです」と認知症に伴う幻覚を医学的視点から説明しました．

　まずは主治医とケアマネは幻覚が見えている事実を認めつつ，患者さんの訴えに耳を貸すことにしました．ただし，幻覚で見えている女性と夫が浮気しているという関連はきちんと否定し，夫婦間の関係を保つような声かけを心がけました．幻覚に関する傾聴は数カ月に及びましたが，その結果，以前のように激怒しながら語る回数は徐々に減りはじめました．

> **ここがミソ！**
> まずは患者さんの訴えに耳を傾け，幻覚など患者さんが感じている世界を認めてあげる．認知症患者が感じている世界を理解しようとすることで，患者さんを心理的に孤立させないようにする．

レシピ② 患者さんのライフストーリーと価値観を理解する

　診察室で患者さんの幻覚に対する傾聴が続いていた頃，外来の看護師が「あの方，昔はこの地域に国の要人がお見えになると，対応を任されるしっかり者だったのにね」と話していることが耳に入ってきました．次の外来のとき，「昔は国の要人のエスコートをされていたようですね．そんな大役を任されて緊張はしなかったのですか？」と尋ねてみました．

　すると，患者さんは目を大きく見開いて「どうして，そのことを知っているのですか．実は私しかできないお役目で，勤めていた期間はすべて私がエスコートしたのですよ」と満面の笑みでその仕事のことを話しはじめてくれました．主治医は認知症患者の尊厳に満ちた表情，い

わゆるドヤ顔をはじめて見たものですから，それは忘れられない記憶になりました．患者さんはその仕事について流暢に話し続け，その日の外来は満足げな表情で届いていきましたし，その間，「そんな昔のこと…」と苦言を呈する夫を少しなだめ，患者さんの話を遮らないようにしたこともよかったのかもしれません．

> **ここがミソ！**
> 患者さんのライフストーリーと価値観を理解することで，認知症患者の尊厳を呼び覚ますことにつながる．それを聞き出すプロセスが患者さんとの信頼関係の構築に役立つ．

レシピ③ 必要に応じて具体的診断に準じた薬物療法を行う

患者さんの幻覚に対する傾聴を続けても，すぐには患者さんのイライラは治まりませんでした．DLBに対する薬物療法は，以前，別の医療機関でドネペジル（アリセプト®）を処方されたとき，強い頭痛のために内服を断念したようです．当初，患者さんと夫は薬物療法に対しては否定的でしたが，カウンセリング以外に他の手だてが見当たらないことに不安を感じていた夫は再投与に関しては前向きになっていました．以前は3 mg/日（朝食後）で頭痛が出現したようですが，そのときの情報を取り寄せると紹介状には「認知症に対してアリセプト®3 mgを投与したが，頭痛のために断念」としか書かれていませんでした．患者さんと夫にはDLBの診断を改めて告げ，アリセプト®を通常量よりも少なめに使用しはじめることで，前回の副作用を避けることができることを説明しました．調剤薬局と連携し，アリセプト®を1回1.5 mg，1日1回（朝食後）から開始しましたが，幸いにも頭痛などの副作用は出現せず，半年後には10 mg/日まで増量することができました．

加えて，幻覚や易怒性，夫が浮気をしているのではないかという訂正が難しい嫉妬妄想などのBPSDに関してはクエチアピン（セロクエル®）を1回25 mg，1日1回（朝食後）から開始し，75 mg/日の量で夫に迷惑をかけない程度までに改善しました．薬物療法に関しては，患者さんと夫も副作用なく処方を受けることができ，安心につながったようです．

> **ここがミソ！**
> ・認知症は具体的診断に準じた治療を行う（これは薬物療法に限ったことではない）．特にDLBは薬物への過敏性を認めることがあり，少量から使用することで副作用を避けることができる
> ・副作用のない薬物療法の導入は患者さんや家族の安心感につながる

レシピ④ 患者さんとの信頼関係が築けたうえで介護サービスの提案をする

患者さんの診察をはじめた当初，介護サービスの利用に関してケアマネに連絡をとると，実はケアマネも患者さんの対応に困っていたことがわかりました．これまでもデイサービスなどの介護サービスの提案を再三もちかけていたようですが，患者さんに一向に聞き入れてもらえ

ない状況が続いていたようです．夫の介護疲れも溜まっているので，早めに対応しなければと感じつつ，いい解決策が見つからないままになっていました．幸いケアマネの職場が主治医の病院に近い場所にあったため，診察時にケアマネも付き添うことになりました．これまでのレシピ①〜③を主治医とケアマネがチームとして対応することで，患者さんは自分を理解してくれる人が増えていると感じてくれたようです．主治医も患者さんの生活面をケアマネから聞くことができ，具体的なアドバイスができるようになりました．

ケアマネの付き添い外来を続けてしばらくした頃に，主治医から「デイサービスを利用してみませんか．相性がよさそうな施設があるのですが，私もケアマネさんもよく知っている施設なので，見学に行ってみませんか」と提案をしました．患者さんは「私にサービスなんて必要なのですか？」と最初は乗り気ではありませんでしたが，「気晴らし程度でもいいので」と改めて勧めると，週1回のデイサービスの提案に応えてくれました．同席していたケアマネは目を見開き，診察が終わるや否や「1回目のサービスの印象が大事ですから」と言葉を残し，すぐに施設に向かい患者さんの申し送りをしに行ったようです．1回目の利用では，施設の方から「先生からご紹介いただいていますよ．昔，市役所にお勤めされていたことを知っている介護職員もいます」と挨拶があったようで，患者さんも安心した様子でした．幸い，その後もデイサービスの利用は続いています．

ただ，診察室では夫が「先生に言われるから行くのだろ」と苦言を呈すると，「あなたは黙ってらっしゃい！」と一変した表情を見せました．夫には少し辛抱してもらい，デイサービスに行くことで患者さんとの時間的・心理的距離を確保できるので夫にもメリットがあることを伝えました．今回の事例では夫との関係を修復することを主目的とせず，第三者が間に立ち，新しい信頼関係を築くことで介護サービス利用につながったのかもしれません．患者さんと夫は，現在も付かず離れずの関係が続いています．

> 👌 **ここがミソ！**
> - 介護サービスの提案の受け入れは，患者さんと提案者の信頼関係が鍵となる
> - 患者さんが家族の介護や提案を拒否する場合，家族との信頼関係を再構築するべきか，新たに信頼関係を築ける第三者の存在を見つけるべきかを見極める

❸ こんなチームで一緒につくりました

今回の事例は外来の主治医と外来の看護師，ケアマネがチームのコアメンバーとなり，介護サービスの利用を無事に勧めることができました．そして忘れてはならないチームメンバーが夫です．チームが構成される以前は，夫が患者さんの介護を1人で支えていた時期があります．夫には労いの言葉をかけてあげる必要があり，その負担をいったん棚卸しし，1人に負担がかからないようにチームメンバーに再配分することで患者さんの対応にあたることができたのです．

❹ 特にうまくできた工程

　今回の事例は患者さん,夫,主治医,ケアマネがそれぞれの立場で一定のストレスを感じていました.それを各人が1人で解消しようとしても具体的な解決策が見つからないまま,ただ時間だけが過ぎていく時期がありました.誰かが気軽に連絡をとる,その気軽さが各個人で抱えている問題をチームとしての問題にとらえるきっかけとなりました.本事例でのきっかけは,ケアマネが毎回の患者さんの診察時に付き添ってくれたこと.これは忙しい日常業務のなかでは特別な対応かもしれませんが,結果的にこのことがチーム意識を高め,お互いの気軽な連絡のやりとりを可能にしてくれました.

❺ 失敗しちゃった / こうすればもっとうまくなる工程

　患者さんと介護者のケアのバランスは常に課題にあがりますが,本事例でも夫は身に覚えのない浮気疑惑をかけられ,自尊心を傷つけられたことは事実です.本事例に限らず,認知症に罹患した女性患者が,幻覚から被害妄想を発展させ夫に浮気の疑いをかけるケースはしばしばあります.事実でないにしろ,多くの人に「夫が浮気している」と声を上げられることは気持ちのよいことではありません.主治医やケアマネは迅速に事実確認を行い,そのような事実がなければ,「私たちは認知症の一症状でそのようなことを患者さんが言っていることを理解している」ときちんと告げる対応が必要でしょう.ときには同じようなケースによく遭遇すると伝えてあげると,「自分だけではない」という介護者の安心につながることもあります.

認知症ケアの極意

- 認知症患者が感じている世界を理解しようとすることで,患者さんを心理的に孤立させないようにする.認知症患者にはどのような世界が見えているのか,一度,患者になったつもりで考えてみる
- 患者さんのライフストーリーと価値観を理解することで,認知症患者の尊厳を呼び覚ますことにつながる
- 介護サービスの提案の受け入れは,患者さんと提案者の信頼関係が鍵となる.患者さんが家族と良好な関係を築けない場合,医療・介護スタッフなど新たな信頼関係を築ける第三者の存在が認知症を支えるうえで鍵となることがある

💬 そのまま使える説明・決め台詞レシピ!

▶ ご家族へ

　「患者さんは幻覚が見えて,混乱しているのかもしれません.私たちでも自分が見えているものが,他人から否定されると混乱すると思います」

▶ 患者さんへ

「若い頃は，そのような仕事をされていたのですね．その恩恵を，次の私たち世代がいただいているのだなと改めて感謝します」

❻ まとめに代えて 〜事例の振り返り

家族機能の破綻が認知症のサポートをより難しくすることがあります．家族だけではその時期を乗り越えられない場合，医療スタッフが家族機能の一部を担う役割となる．ときどき，そのようなことも必要なのでしょう．

◆ 参考文献

- Alzheimer's Association Position Statement on Treatment of BPSD. Alzheimer's Association
  http://www.alz.org/documents_custom/statements/challenging_behaviors.pdf
    ▶ 認知症BPSDに関する基本的対応方法が掲載されています．家族，医療・介護スタッフ共通の対応が書かれておりわかりやすいです．
- Gitlin LN, et al：Nonpharmacologic management of behavioral symptoms in dementia. JAMA, 308：2020-2029, 2012
    ▶ 認知症患者の非薬物療法を知るためによい文献．やはり介護者のケアの必要性が重要であることが理解できます．
- 「医療と看護の質を向上させる認知症ステージアプローチ入門」（平原佐斗司/編著），中央法規出版，2013
    ▶ 認知症に対する基本的な対応が書かれてありますが，ナラティブに関することも上手に解説されており日本の認知症診療の実践に役立つ1冊．

Profile

齊藤裕之　Hiroyuki Saito
山口大学医学部附属病院 総合診療部
MD，MBA．現在，山口県では総合診療の教育とサッカーJ2のレノファ山口が熱い！ 地域がますます活気づくように私たち総合診療医も頑張りますよ．山口県で総合診療医として活動したい方はぜひ，ご連絡ください．
hirosaitojapan@gmail.com

第1章 患者さんの問題に対するレシピ集

オーダー13 介護サービスを拒否する患者さん

雨森正記

> **事例の概要**
> 87歳，男性．妻，息子夫婦との4人暮らし．1年ほど前から記銘力低下，易怒性が悪化しアルツハイマー型認知症と診断．その頃から外出，入浴を拒むようになり，もともと折り合いの悪かった嫁と毎日言い合いになったため家族が相談しに受診．

レシピ
① 介護保険の導入
② ケアマネジャーとの面談
③ サービス担当者会議
④ 介護家族のケアと他の家族の協力

❶ 事例の詳細

　　87歳，男性．妻，息子夫婦との4人暮らし．地域ではもともといろいろな役を経験されており，自尊心の高い方でした．20年ほど前から高血圧症，糖尿病のため通院されており，通院時は高コレステロール血症の妻同伴で来られていました．妻は5年前からアルツハイマー型認知症（Alzheimer's disease：AD）になり週3回デイサービスに通所されていますが，それを見て「わしは，ああいうところには絶対に行かん！」と言われていました．1年ほど前から，妻が認知症のために記銘力低下があるにもかかわらず用事を言いつけて，できないと怒るようになり，本人も記銘力・指南力低下が進みADと診断されました．そのため自動車の運転免許は返上されて，嫁とともに受診するようになりました．受診時にも嫁と大声で怒鳴り合ったりする光景が見られ，「わしはデイサービスとかは好かん！ 絶対に行かん！」と言い，介護申請も拒まれました．

　　診察後，何とかしてとお嫁さんから泣きつかれました．

❷ レシピ詳細

レシピ① 介護保険の導入

　　以前から，周囲の友人や妻が行っているデイサービスには行かない，介護保険も必要ない，

認定調査も受けないと言われていました．この方のように自尊心が高い方は自分が認知症であることを認められず，デイサービスなどの介護を拒まれることがときどきあります．特に家族から勧められた場合には反発されることが多く，いつも診ている主治医から勧めるように家族から依頼されることもよくあります．

　まずは，介護保険を導入するために，認定調査を受けてもらうようにうまくもっていく必要があります．しかし，このような方に「あなたは認知症だから介護保険を受けましょう」と言っても反発を買うだけです．そこで，この方はADと診断されていましたが本人に自覚がありませんでしたので，私はあえてHDS-R（長谷川式簡易知能評価スケール改訂版）を行いました．結果は18点で想起に著しい低下を認め，検査前は記銘力低下の自覚がなかった本人に"覚えていなかった"という記憶があるうちに，「ちょっと忘れることが多くなっているみたいだから念のために介護保険に申請はしましょう」とお嫁さん同席のもとお勧めして了解してもらいました．

> **ここがミソ！**
> 患者さんの自尊心を傷つけないように話を進めましょう．

レシピ②　ケアマネジャーとの面談

　この方の場合は，介護保険を導入されたらすぐに，ケアマネジャー（ケアマネ），家族と面談し，患者さんの状況について情報の共有をしました．ADは，その特徴的な症状として取り繕いがあります．家族の前や家庭内では著明な認知機能障害の症状が出るのに対し，外出時や他人の前ではうまく取り繕うためにその症状がわかりにくくなります．家族にとっては困惑する状況が生まれますが，家族外の人に調整に入ってもらうことで本人に受け入れてもらえることがあります．家族には，家族内だけで話をするのではなく，家族外のケアマネを入れてそちらからうまく勧めてもらうようにお話しました[1]．

> **ここがミソ！**
> ケアマネなど家族外の方に話に入ってもらうと理解してもらえる場合があります．

レシピ③　サービス担当者会議

　家に引きこもり，入浴を拒まれるようになっていたためデイサービスの導入を考えました．その際，この方が以前からデイサービスは「認知症のひどい高齢者が行くところ」と思っておられることがわかりました．また，記銘力低下が進み，新しいことを行うのに不安が強くなっていることもわかりました．そのため，デイサービスは「地域の高齢者が誰でも行けるサロン」ということをお話して，まず地域で行われている「お達者教室（介護予防の教室）」に参加してもらいました．そこで参加者の方と話したり，体操などを行ってもらったりしてから次の段階としてデイサービスに行ってもらうようにしました．また事業所を選ぶ際にはケアマネに，男

性の利用者が多いところ（総じて女性が多いため男性が行きにくいと言われることもあります），以前からの知り合いがいるところ，趣味などができるところ，といった本人の好みを考慮してもらい，前もって事業所のサービス担当者との会議を行い情報の共有を行いました．

> 👌 **ここがミソ！**
> 前もってサービス担当者との情報共有を行い，患者さんを引きこもり状態からうまく"離陸"させるようにするのが大切．

レシピ④ 介護家族のケアと他の家族の協力

主に介護していたのは息子さんのお嫁さんでしたが，認知症の義父母2人の介護による介護疲れから接する態度も言葉も厳しくなっていました．患者さんは，嫁から言われると激怒するようになっていました．無理強いすることで逆効果になることも考えられたため，デイサービスをはじめることについて，患者さんがかわいがっていた孫娘さんに意見をお願いしました．孫娘が帰ってきて「わたしもついて行ってあげる」と言ったところ，「孫にまで世話にならん！」と言い出して，デイサービスがはじまりました．

デイサービスでは家でのように怒ることもなく，他の男性利用者と談笑したり読書されるようになりました．週1回からはじめましたが，患者さんが回数を増やしてほしいと希望され，現在では週3回楽しく行っておられます．お嫁さんも余裕ができて，受診に付き添われるときの口調も穏やかになりました．今では「なんであんないいところを早く紹介してくれんかったんや！」と患者さん本人から私が叱られています．

> 👌 **ここがミソ！**
> 孫の手も借りましょう．

❸ こんなチームで一緒につくりました

ケアマネ，地域包括支援センターの保健師，事業所のサービス担当者，地区でお達者教室の担当をしているボランティアの方にかかわってもらいました．引きこもりがちだった患者さんに，まずは地域のお達者教室に参加してもらえたことが定期的なデイサービス，外出支援につながったと思います．

❹ 特にうまくできた工程

息子さん夫婦とは以前より軋轢があったため，以前よりかわいがっていたお孫さんに，家族を代表して意見を伝えてもらうようにお願いしたこと，以前から患者さんと懇意だった地域のボランティアの方に上手に誘ってもらえたことで最初の一歩がうまく踏み出せました．

また，患者さんの性格を考慮して，趣味ができるほか，話し相手になれる男性の多い事業所を選べたこともうまくできた要因かと思われます．

❺ 失敗しちゃった/こうすればもっとうまくなる工程

多職種でアプローチしてもどうしても拒否されることは多々あります．その場合は，ある程度時間が必要になることもあります．認知症の進行により各種のサービスに対する受け入れがよくなって「あのときは何だったんだろう？」と後から思うようなこともあるものです．

認知症ケアの極意

- 介護サービスを拒否されるときに，何らかの理由をもっておられる場合があります．なぜ拒否されているのかを探ることで対応できる場合があります[2]
- 新しいことを行うのは不安がつきものです．特に短期記憶の障害が著しい方は，行き慣れているはずのデイサービスなどの場所も忘れていて毎回不安になる方があります．できるだけ不安を和らげるような方策を考える必要があります
- 何をしても拒否されることはあります．病状の進行により受け入れられるようになることもあります

そのまま使える説明・決め台詞レシピ！

▶ 患者さんへ

「75歳以上の方には皆さんに伺っているのですが，最近物忘れをしたりすることがありませんか？」

「物忘れが気になっている方には記憶力の検査をお勧めしているのですが，1回させてもらってよろしいでしょうか？ しょうもないことも伺いますが，怒らないでくださいね…」

▶ ご家族へ

「いろいろなサービスをお断りになるのは，何か理由があるかもしれませんが，心当たりはありますか？」

▶ ケア関係者へ

「もともと地域でいろいろな役をされていた方，プライドの高い方の場合は，言葉づかい，態度には気をつけてください」

まとめに代えて ―事例の振り返り

　もともと地域でいろいろな役をされており、デイサービスや介護は恥ずかしいことだという固定観念があった方です．地域で行われている高齢者向けサービスを経由してデイサービスにつながりました．地域の資源を知っているケアマネ，施設の職員とも綿密な打ち合わせをすることで毎日楽しく暮らしていただけるようになりました．家族や医療スタッフが抱え込まずに連携することの大切さを感じました．

　ただ，この方のようにうまくいく例はむしろ少ないかもしれません．病状の進行により介護サービスを導入できることも少なからずあり，時間を待つということも必要になるかもしれません．

◆ 引用文献

1）佐藤典子：BPSDへの対応①―患者・家族への接し方．「特集 総合診療の現場で認知症をどう診る？」，Gノート，1：219-226，2014
　▶ 患者・家族への接し方の基本についてまとまっています．
2）介護拒否の原因と対応，改善策．認知症ねっと：https://info.ninchisho.net/symptom/s120
　▶ 介護拒否についてわかりやすく説明されています．

Profile

雨森正記　Masaki Amenomori

医療法人社団 弓削メディカルクリニック 院長／滋賀家庭医療学センター センター長

滋賀県竜王町の診療所で28年活動している．開業医の無床診療所でありながら「家庭医療」「総合診療」専門医プログラムの基幹施設として現在7名の専攻医と2名の開業前研修医の指導を行っている．

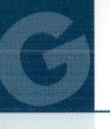

第1章 患者さんの問題に対するレシピ集

オーダー14 物盗られ妄想のひどい患者さん
~BPSDへの対応 ①

松田真和，綱分信二，井上真智子

事例の概要

95歳，女性．約5年前から物忘れを指摘され，約3年前から「娘にお金を盗られる」と訴えるなど物盗られ妄想が出現していた．1年前からグループホームで生活するようになり，いくらか軽快していたものの，当診療所近くの別のグループホームへ転居後，再び物盗られ妄想が目立つようになったと施設職員から相談があった．

レシピ
① まずは使用薬剤を見直す
② 多面的に原因検索する
③ 介護者への教育・指導
④ 介護者のケア

1 事例の詳細

　95歳，女性．元来社交的な性格でしっかり者．40歳代で夫と死別したものの，1人で5人の娘を育てました．60歳まで企業の食堂で調理師として勤務して退職後は長女家族と同居し，共働きの夫婦に代わって食事・洗濯から孫の世話まで家事を一手に担っていました．90歳のとき，長女が退職したことで家庭内での役割が少なくなり，その頃から家族に物忘れを指摘されることがあったそうです．92歳頃から「お姉ちゃんにお金を盗られる」と次女に話すようになり，長女と喧嘩するようになりました．家族は当時のかかりつけ医へ相談しましたが，「ボケてはいない」と言われたそうです．94歳のとき，長女が脳卒中を患ったことを契機にグループホームへ入居し，その後は物盗られ妄想がいくらか軽快していました．

　95歳のとき，家族の都合で当診療所近くのグループホームへ転居しました．当院へ受診するようになって間もなく，「服をほかの入居者に盗られる」などと頻繁に訴えることについて施設職員から相談がありました．

　当院初診時のMMSEは14点．入浴（一部介助）以外のADLは自立しています．基礎疾患として慢性心不全，高血圧症，慢性心房細動，洞不全症候群（ペースメーカー植え込み術後），骨粗鬆症を前医で指摘されており，処方薬剤（内服薬）は次の通りでした．

ニフェジピン（CR錠）　1回20 mg，1日1回（朝食後），フロセミド　1回20 mg，1日1回（朝食後），スピロノラクトン　1回25 mg，1日1回（朝食後），アテノロール　1回20 mg，1日2回（朝夕食後），トラマドール　1回25 mg，1日2回（朝夕食後），アルプラゾラム　1回0.2 mg，1日1回（就寝前）

❷ レシピ詳細

レシピ① まずは使用薬剤を見直す

BPSDの悪化要因として薬剤が37 %，身体合併症が23 %と医療に関連する要因が多いので[1]，『高齢者の安全な薬物療法ガイドライン』[2]などを参考に，薬剤の影響（有害事象）を検討します．高齢者では複数の医療機関で薬剤処方されたり，漫然と継続処方されていたりすることも多いので，ポリファーマシーや不適切処方の問題にも留意して，中止可能な薬剤がないか確認します．

受診時には疼痛も不眠もなく，認知症高齢者であることも考慮して，トラマドール，アルプラゾラムを中止しました．本事例では目に見える変化はありませんでしたが，オピオイドやベンゾジアゼピン系薬剤が認知機能低下や物盗られ妄想に影響していた可能性も否定できず，そうでなくても不必要な処方のために転倒やせん妄のリスクを抱えていたと考えます．

> **ここがミソ！**
> まずは処方薬を疑ってみる！

レシピ② 多面的に原因検索する

認知症では，中核症状である認知機能障害に身体的要因・心理的要因・環境要因・社会的要因などが加わってBPSDが出現します．ときには介護者との関係やケアの内容によってBPSDが惹起されることもあります．

使用薬剤に引き続いて，身体的要因を検索します．一般的に**身体的不調（疼痛，低血圧，便秘，睡眠障害，意識障害など）や身体的ストレス（不適切な照明や騒音など）はBPSDの原因または増悪因子**となります．また，物が盗られたと思ったり，物があるのに気づかなかったりする原因として，認知機能低下による注意力低下や失認だけでなく，視力低下/視野狭窄のために見えていない，聴力低下のために聞き間違えている，円背のために上を向けない，という可能性も考えます．もちろん基礎疾患の増悪もBPSDの原因となります．本事例も慢性心不全が増悪したときには，落ち着きがなくなって物盗られ妄想も悪化しました．心不全管理のためには水分制限と塩分制限が必要でしたが，「（ほかの入居者と比較して）自分だけおかずが少ない」と訴えたこともあり，意地悪されたと勘違いさせない対応が必要でした．本人の理解に合わせて十分に説明する，水分提供は本人の希望に応じつつも1回量を減らす，煮物や汁物の具材を一度湯通しするなど施設でさまざまな工夫が実践されていました．

次に心理・環境・社会的因子について検討します．高齢者にありがちなせん妄や抑うつを除外することからはじめましたが，患者さんが「私は明日にはあっちの家に帰るから」とくり返し話していたことから，転居の影響を強く疑っていました．長年のなじみのある暮らしを離れ，新たな介護者や同居者に接することが，不安や疎外感をもたらしているかもしれないと考えたので，施設に慣れるまではケアにかかわる時間を長くして，生活の様子も観察してもらいました．
　また，患者さんと家族から性格や人生（生活史）について聴取しました．本人は社交的でお喋り好きだったので，施設職員が気の合いそうな入居者を引き合わせることで，複数の友人ができ，楽しく過ごせるようになりました．
　どうしても落ち着かないときには家族の面会が何より有効だったようで，家族の存在は本人支援の貴重な資源であり，施設職員の安心にもつながったと聞きました．

> **ここがミソ！**
> ・物盗られ妄想への対応だけにとらわれず，基礎疾患も含めて多面的に原因検索する！
> ・それぞれの役割や専門性を活かしてチームで多面的にアプローチする！

レシピ③ 介護者への教育・指導

　『BPSD初期対応ガイドライン』[3]では，盗まれたことを否定せず"盗まれた物"を一緒に探す，注意をそらせる，整理整頓して見つけやすい環境にする，代用品で足りることを保証するなどの一般的な対応があげられており，これらの情報を施設職員と共有しました．
　一方，個別のケアを考えるには，**生活の様子や物盗られ妄想が生じた状況を詳細に聴取して対応を考える**ことが大切です．本事例では衣服を洗濯へ出しているときに「服を盗られた」と訴えることが多かったので，洗濯に出した物をメモして渡す，乾燥機にかけて早めに返却するなどの対応を施設で行うようにしました．また，"盗まれた物"を取り返すために他人の物を持ち去ることもあり，これに対しては本人に気づかれないようにすみやかに回収するようにしました．
　しかし，根本的な解決にはレシピ②のように物盗られ妄想の原因を探して，それに対処することが先決です．このとき「**本人が何を思い，何に苦しんで，その行為に至ったのかを多角的にとらえて，本人の視点や立場に立って理解し，"その人らしい"最善のケアを実践すること**（パーソンセンタードケア）[4,5]」についても施設職員や家族に指導しました．

> **ここがミソ！**
> 本人の立場に立って対応を考える！

レシピ④ 介護者のケア

　一般的にBPSDが介護負担を増大させることはよく知られています．物盗られ妄想では家族

や身近な介護者が妄想対象（犯人）になってしまうことが多く[3]，本事例も数年前には長女が犯人扱いをされ，強い精神的負担を感じていたようです．良好な家族関係や住みよい生活環境を保つためには，介護者へ認知症に対する理解を求めるだけでなく，**日頃から介護負担について気づかい，介護者もねぎらうこと**も重要です．

> **ここがミソ！**
> 患者さんをケアしている介護者自身もケアを必要としている！

❸ こんなチームで一緒につくりました

　受診のたびに施設職員（看護師やヘルパー）から文書での近況報告書をいただけたので，本人の日常の状態を知ることができ，認知症の状況や問題点を把握できました．報告書にはケアへの感謝とねぎらいの言葉を添えて必ず返信しました．

　また，受診には家族が同伴されており，主治医も施設職員も家族と相談しながらケアの方針を考えることができました．そして，文書では伝わりにくい事柄を施設職員へ伝達してもらうこともできました．

❹ 特にうまくできた工程

　物盗られ妄想だけに注目するのではなく，老年医学の視点もふまえて包括的にケアできた事例でした．施設職員と密に情報共有することで，日常生活に基づいた個別性の高いケアが実践でき，全身状態も物盗られ妄想も落ち着きました．

　このとき，**家族と施設と診療所が互いの役割や専門性を尊重する**ことで，患者さんをケアするチームとして一体感が生まれ，気軽に相談できる信頼関係を築くことができたと思います．

❺ 失敗しちゃった／こうすればもっとうまくなる工程

　本事例では高齢であったことや前述のレシピ内容で症状が軽快したことから抗認知症薬は使用しませんでした．重度の苦痛，興奮や攻撃性が目立つ場合には，薬物治療を考慮することができるかもしれません[3,5]．

　また，施設との連絡は文書や電話が中心でしたが，施設訪問やケア担当者会議開催を検討してもよかったと思います．

　さらに，環境や介護者の変化（施設入所や転居など）に伴うBPSD増悪を予測しておくことも大切だと感じました．

認知症ケアの極意

- 認知症患者に変化があったときには薬剤や身体的因子から見直す
- BPSDだけに注目せず，その背景を包括的に広い視野で考える
- 患者さんを支える介護者も支えを必要としている
- チーム一丸となって認知症に立ち向かう

> **そのまま使える説明・決め台詞レシピ！**
>
> ▶ **患者さんをケアするチームへ**
> 「本人の視点や立場に立って理解して，"その人らしい"最善のケアを一緒に考えましょう」
>
> ▶ **お世話になった施設職員へ**
> 「いつも（温かいケアを）ありがとうございます．皆さんからの情報には非常に助けられています．いつでもどんなことでもご相談ください」
>
> ▶ **犯人扱いされた介護者へ**
> 「つらかったですね．残念ながら，認知症の物盗られ妄想では，最も身近で介護してくださる人が犯人になってしまうことが多いです．いつも親身にお世話してくださる証拠ですよ」

❻ まとめに代えて ～事例の振り返り

物盗られ妄想に対してBPSDの基本的なマネジメントが奏功した事例でしたが，家族から「認知症と診断してもらって，物盗られ妄想も落ち着いて，身体も今が最も調子がよいみたいだ．とても満足している」という言葉をいただき，主治医として非常にやりがいを感じました．そして，施設職員の方々にも大変お世話になり，チームアプローチの重要性も再認識できました．最近では「本人と娘5人とその家族で楽しく旅行できた」と嬉しい報告がありました．

◆ **引用文献**

1）「認知症の「周辺症状」（BPSD）に対する医療と介護の実態調査とBPSDに対するチームアプローチ研修事業の指針策定調査報告書（平成19年度厚生労働省老人保健推進事業費補助事業）」,（ぼけ予防協会/著），2008
2）「高齢者の安全な薬物療法ガイドライン2015」（日本老年医学会，日本医療研究開発機構研究費・高齢者の薬物治療の安全性に関する研究研究班/編），メジカルビュー社，2015
3）「BPSD初期対応ガイドライン」〔精神症状・行動異常（BPSD）を示す認知症患者の初期対応の指針作成研究班/著，服部英幸/編〕，ライフ・サイエンス，2012
4）ひもときねっと「ひもときテキスト」：http://www.dcnet.gr.jp/retrieve/info/howto.html
5）「認知症疾患治療ガイドライン2010」（日本神経学会/監，「認知症疾患治療ガイドライン」作成合同委員会/編），医学書院，2010
https://www.neurology-jp.org/guidelinem/nintisyo.html

◆ 参考文献

- 「特集 認知症臨床の現場で難題にどう挑む!!」(前野哲博/編), Gノート, 羊土社出版, 2014
- 「医療と看護の質を向上させる認知症チームアプローチ入門—早期診断, BPSDの対応から緩和ケアまで」(平原佐斗司/編著), 中央法規出版, 2013
- ひもときねっと：http://www.dcnet.gr.jp/retrieve/
- Gitlin LN, et al：Nonpharmacologic management of behavioral symptoms in dementia. JAMA, 308：2020-2029, 2012
- Murayama N, et al：Risk factors for delusion of theft in patients with Alzheimer's disease showing mild dementia in Japan. Aging Ment Health, 13：563-568, 2009

Profile

松田真和 Masakazu Matsuda

菊川市家庭医療センター／静岡家庭医養成プログラム 専攻医
子宮の中から天国まで"ぶっちぎりの全科診療"をめざして，地域の皆さんの笑顔のために，仲間とともに熱く楽しく研修しています．

綱分信二 Shinji Tsunawaki

浜松医科大学 地域家庭医療学講座 特任助教
静岡家庭医養成プログラム指導医．家庭医療専門医．菊川市家庭医療センターで赤ちゃんから超高齢者までのプライマリ・ケア，地域のニーズに応える在宅医療，在宅ホスピス，学生や初期研修医，家庭医療専攻医の教育をしています．これからもフルスコープの家庭医めざして頑張ります！

井上真智子 Machiko Inoue

浜松医科大学 地域家庭医療学講座 特任教授
ハーバード大学医学部 Beth Israel Deaconess Medical Centerフェロー（日野原フェロー）．静岡家庭医養成プログラム指導医．2014年より浜松医科大学地域家庭医療学講座 特任教授．高齢者虐待，ネグレクトの背景には，ストレスや貧困も関連しています．認知症患者さんの世界観を理解し，質の高いケアを提供できる医療・介護体制の充実を望んでいます．

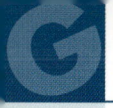

第1章 患者さんの問題に対するレシピ集

オーダー15 徘徊のひどい患者さん
〜BPSDへの対応 ②

小宮山 学，早坂啓伸

事例の概要

89歳，女性．4年前よりアルツハイマー型認知症と診断．急性胃腸炎で総合病院入院後にADLが低下し認知症も進行した．入院前は高齢の夫と同居していたが，ひとり娘は他市在住にて介護は困難であり，自宅への退院が困難と判断．グループホームに入居となり，当院からの訪問診療が開始となった．入居後から帰宅願望や徘徊が強く出現するようになった．

レシピ

① 自宅に近い施設環境の調整
② 施設スタッフとのカンファレンスやスタッフ教育
③ 抑肝散およびクエチアピン処方

1 事例の詳細

　89歳の女性．元来，高齢の夫と2人暮らしで，生活は自立していました．他市に娘が在住していますが，仕事が忙しく両親のサポートをすることが難しい状況です．4年ほど前から徐々に記銘力障害や記憶力障害が出現し，神経内科を受診したところアルツハイマー型認知症と診断されました．ドネペジルが開始され継続内服していましたが，1年ほど前に夜間のせん妄が出現し，興奮して言動がおかしくなることや，不眠も出現するようになったため，ドネペジルの副作用と考えられて服薬中止となっていました．その後は夜間のせん妄や興奮は治まりましたが，ADLは徐々に低下し，高齢の夫の介護のもとで生活していたそうです．

　約半年前に，急性胃腸炎のために総合病院に入院することとなりました．入院中，高カリウム血症や無尿，不整脈なども合併したために入院が長引き，約2カ月の入院生活によりADLはさらに低下，認知症も進行してしまいました．高齢な夫の介護のもとでは自宅療養をすることは困難と判断され，退院すると同時にグループホームに入居し，当院より訪問診療に伺うこととなりました．

　入居とともに夜間の不眠や徘徊を認めるようになり，同じフロアの入居者の部屋を開けて入ってしまうことや，「家に帰ります」と荷造りをして，施設の出入り口に向かうところをスタッフが見つけて部屋に戻す，といったことがくり返されるようになりました．特に夜間にこのような症状がみられることから，施設に入居している他の方の睡眠も妨げてしまい，他の認知症の

入居者の方にも昼夜逆転や夜間せん妄が認められるようになりました．認知症の対応に慣れている施設スタッフでも対応困難な状態となったため、定期的な訪問診療の際にスタッフから「何とかしてほしい」と強く訴えられるようになりました．

❷ レシピ詳細

レシピ① 自宅に近い施設環境の調整

　施設入所の後で症状が出現したことや，帰宅願望も強いことにより，生活環境が変わったことによって徘徊症状が出現したと考え，施設内に「自宅に近い環境」を調整することを試みました．まず，徘徊や夜間せん妄の症状が安定するまで，娘が可能な日には，夜間同じ部屋で寝てもらうこととしました．次に，自宅に置いてある使い慣れた小さいタンスを施設の自室内に設置することや，自宅の居間に飾ってあった置物や掛け鏡，家族が一緒に写っている写真なども施設に持参していただきタンスの上に設置して，慣れ親しんだ物がいつでも本人の目に入るようにしました．また食事面についても，スタッフと入居者がともにその日のメニューを考えたり，可能な人は家事も手伝うというグループホームの強みを活かし，可能な範囲で本人の好みに沿った食べ物をつくるようにしたり，本人にも簡単な調理を手伝ってもらうことや，本人が自宅で使っていた食器を持参して使ってもらうなど，施設においても少しでも自宅にいるときと同じような安心感が得られるよう，環境設定を試みました．

> **ここがミソ！**
> さまざまな施設のなかでもグループホームは，少人数でスタッフと入居者が家庭的な雰囲気の共同生活を送る，というコンセプトのため自宅に近い環境をつくりやすい！

レシピ② 施設スタッフとのカンファレンスやスタッフ教育

　グループホームのスタッフとともに，改めて本人への対応についてカンファレンスを行いました．まず，とっかかりとして「なぜ徘徊をするのか」を皆で考えることによって，徘徊には理由があるという共通認識に立てました．その後，さまざまな対応を相談するなかでレシピ①で述べたような環境調整のアイディアを出し合い，施設全体で，本人の見守り体制をより密にして，声かけや部屋の見回りを頻回に行うことにしました．また徘徊や帰宅願望が強く現れているときは，ふだん施設で決められている散歩の時間以外であっても，施設スタッフの時間が許す限り，本人とともに施設の周囲を散歩する方針もとられました．

　またグループホームであるためスタッフは認知症の対応に慣れているものの，改めて徘徊を含めた認知症の周辺症状について，新人から古参のスタッフも含め，医学的な知識や適切な対応を再確認する教育機会をつくりました．

> **ここがミソ！**
> 介護者に対して認知症の理解を進め適切な対応を指導することの重要性は，自宅でみる家族も，施設でみるスタッフも同じ！

レシピ③ 抑肝散およびクエチアピン処方

　前述のカンファレンスや環境調整を行うとともに，入居および当院訪問診療の開始時期でもあるため，血液検査で行える範囲でtreatable dementiaを再評価しました．また徘徊症状緩和を目的として抑肝散1回2.5 g，1日3回朝昼夕食間を開始[1, 2]としました．しかし，開始後も十分な症状改善が認められなかったことや，他の入居者の精神状態への悪影響も大きかったため，夜間不眠や徘徊のコントロールとしクエチアピン（セロクエル®）を1回25 mg，1日1回夕食後から開始し[3]，1日3回朝昼夕食後まで漸増していきました．1カ月ほど経過し，不眠や徘徊症状は改善してきました．その後クエチアピンの漸減・中止を計画しましたが，施設スタッフより，減量への不安の声が多く出たため，同量を継続処方していました．しかしその2カ月後，施設内で転倒することがありました．幸い骨折や脳出血など転倒の合併症は認めませんでしたが，改めて施設スタッフと話し合い，クエチアピンを継続することのリスクが高いことや，徘徊が落ち着いていること，また漸減することでの徘徊再燃のリスクは少ないことを確認のうえ，漸減・中止としました[4]．

> **ここがミソ！**
> 向精神薬は，症状が改善したら適宜，漸減・中止を考慮する！

❸ こんなチームで一緒につくりました

　施設現場スタッフ，施設長，施設のケアマネジャーにかかわっていただき，カンファレンスのセッティングや家族への連絡，施設内での日常の状態についての情報提供をいただきました．娘さんにも可能な限りカンファレンスに参加してもらいました．特に現場スタッフのなかで，ご本人に積極的にかかわるあるスタッフからは，身近にいる家族と近い感覚で，本人の心理状態やニーズの汲み取りを積極的に行っていただき，本人が安心できる環境をどのようにセッティングするか具体的なアイディアを多く出してもらいました．

❹ 特にうまくできた工程

　施設スタッフとよいチームづくりができ，患者さんが安心できる環境設定や服薬調整を行うことで，結果として施設スタッフの介護負担の軽減にもつなげることができました．特に入居者に熱心で家族的なかかわりをするスタッフの意見を積極的に聞いて，支持することによって

ケアの質が高まりました．最終的にご本人からも，外出時などには「(グループホームに) 帰ろう」という発言が聞かれるなど，施設を第二の"自宅"として認識してもらえるようにもなりました．

その後，施設で別の個々のケースがあったときも，同様のチームビルディングや対応をスムーズに行うことができたこともあり，本事例を通して施設全体のケアの質が高まったと感じられました．

❺ 失敗しちゃった／こうすればもっとうまくなる工程

1つは，ご家族のかかわりをより増やすべきでした．ご高齢とはいえ，以前同居していた夫には可能な範囲でもう少しかかわっていただくよう考えるべきでした．他市に住む娘さんにもお忙しくはありますが，カンファレンスにはもっと参加を促し，本人の変化に寄り添っていただいた方がよかったのではないかと考えられました．

また状態安定後に転倒してしまったことについて，もしかしたら向精神薬を早めに漸減・中止することで予防ができたかもしれません．BPSDに対しての処方は向精神薬が中心となり抑制・傾眠をきたしやすいため，施設スタッフには，服薬開始時から中止のタイミングを伝えて理解を得ておくことや，服薬を中止することの不安も正面から汲み取ったうえで，症状が改善したら積極的に漸減・中止をすべきだったと感じました．

認知症ケアの極意

- 施設でのケアはなるべく自宅と同じ安心感が得られる環境設定を考える
- 施設スタッフと，家族的な志向のあるチームビルディングを意識する
- 向精神薬はメリットとデメリットを考慮し，中止を意識した処方を心がける

📞 そのまま使える説明・決め台詞レシピ！

▶ ご家族へ

「施設に入りたての頃は本人も慣れていませんので，なるべくご家族も施設に顔を出していただいて，本人を安心させてあげてください」

▶ ご家族・介護スタッフへ

「入居時は本人もいろいろ不安が多いですが，だいたい2，3カ月ほどすると気持ちが落ち着いて，慣れてくることが多いですよ」

「気持ちが落ち着く薬をはじめますが，眠気が出たり，ふらついて転んでしまうおそれもあるので，今の症状がとれたら薬は減らしたり中止をしていきます」

❻ まとめに代えて ～事例の振り返り

　本事例の患者さんは，認知症グループホームに入居したばかりで，周囲に影響を与えるほどの徘徊が出てきた患者さんでした．施設として早急な対応が求められたため，環境調整に加え，薬物治療を併用して治療にあたりました．

　環境調整が有効である一方で，問題の重要性・緊急性から薬物治療が必要になるケースがあり，薬を使うかどうかは総合的に判断していくべきと感じます．一方で，向精神薬をなかなか中止できなかったこともふまえ，「やめる時期を意識した投薬」が必要と感じた事例でした．

　認知症グループホームには，医療の専門職が乏しく（介護保険として定期的な訪問看護を利用することが難しい），なかなか迅速な病状把握が難しいこともあります．しかし，施設スタッフの「教育」をしていくことで，施設自体の「共育（ともに育つ）」につながり，より在宅医療のやりやすい場とすることも可能だと思います．施設からのちょっとした相談も，「共育」のチャンス！と捉えて，ともに悩んで成長していくことが，患者さん・家族の幸せにつながっていくと思います．

◆ 引用文献

1) Iwasaki K, et al：A randomized, observer-blind, controlled trial of the traditional Chinese medicine Yi-Gan San for improvement of behavioral and psychological symptoms and activities of daily living in dementia patients. J Clin Psychiatry, 66：248-252, 2005
   ▶ 抑肝散がBPSDに有効．二重盲検されていない．

2) Furukawa K, et al：Randomized double-blind placebo-controlled multicenter trial of Yokukansan for neuropsychiatric symptoms in Alzheimer's disease. Geriatr Gerontol Int, 2015
   ▶ 抑肝散効果の二重盲検．二群間に統計的有意差はなかったがMMSE 20未満のサブグループ解析で攻撃性・興奮の減少や妄想も軽減がみられた．

3) 平成27年度厚生労働科学研究費補助金（厚生労働科学特別研究事業）認知症に対するかかりつけ医の向精神薬使用の適正化に関する調査研究班：かかりつけ医のためのBPSDに対応する向精神薬使用ガイドライン（第2版），2016
   http://184.73.219.23/rounen/news/guideline20160401.pdf
   ▶ BPSDへの向精神薬の使用は添付文書上，適応外使用にて注意する．

4) Declercq T, et al：Withdrawal versus continuation of chronic antipsychotic drugs for behavioural and psychological symptoms in older people with dementia. Cochrane Database Syst Rev, 3：CD007726, 2013
   ▶ 認知症のある高齢者のBPSDに向精神薬を継続するか中断するかのレビュー．9RCTのうち8RCTで中断後，BPSD再燃，離脱症状なし．有害事象で差はなし．

小宮山　学　Manabu Komiyama
ありがとうみんなファミリークリニック平塚　院長
亀田ファミリークリニック館山で家庭医療の研修を行った後，家庭医療専門医を取得．2015年9月，神奈川県平塚市に早坂医師とともに当院を開業しました．患者さんや地域に感謝すること，つながること，学ぶこと，に没頭することで日々充実感を得られています．

早坂啓伸　Yoshinobu Hayasaka
ありがとうみんなファミリークリニック平塚
福島県立医科大学地域・家庭医療学講座での研修の後，平塚市で地域医療を実践する日々です．地域のリソースは増え，ネットワークも充実してきました．地域として，どうレベルアップしていくかを考える毎日です．

第1章 患者さんの問題に対するレシピ集

オーダー 16 昼夜逆転のひどい患者さん
~BPSDへの対応 ③

荒牧まいえ，高屋敷明由美

事例の概要

82歳，女性．長男夫婦と3人暮らし．3年ほど前から物忘れが出現し，2年前にアルツハイマー型認知症疑いでドネペジルが処方されたが眠気で中止．もともと中途覚醒はあったが，この3カ月は昼夜逆転がひどく，認知症の進行やADL低下などから通院困難となったため訪問診療導入となった．

レシピ

① 眠れない原因を探る
② 家族を交えた担当者会議
③ 専門医へのコンサルト
④ 非定型抗精神病薬の少量投与

1 事例の詳細

　　82歳，女性．長男夫婦と3人暮らし．高血圧，変形性関節症などで診療所に通院していましたが，3年ほど前から物忘れを認めるようになりました．2年前，記銘力低下（MMSE 20/30点：遅延再生，計算などで減点）などからアルツハイマー型認知症が疑われ，ドネペジル（アリセプト®）を開始されましたが眠気が強く中止となりました．身の回りのことは大体できていましたが介護保険を申請し，週2回デイサービスを利用していました．もともと中途覚醒はありましたが，3カ月前から昼夜逆転がひどくなり，夜中に家族を起こしに来たり，探し物をしてゴソゴソ動き回ったりするようになりました．日中はウトウトしていることが多く，四つん這いで移動するようになりました（夜は歩行可能）．易怒的で家族が批判的な態度をとると怒って扉を強く閉める，デイサービスでほかの利用者の食事に手を出すなどの問題行動が増え，妄想，異食といったBPSDも認めました．診療所の外来で，認知症の進行（MMSE 9/30点），攻撃性，易刺激性に対してメマンチン（メマリー®）や抑肝散，睡眠障害に対してラメルテオン（ロゼレム®）やトラゾドン（デジレル®）が開始されましたが，十分な効果なく抑肝散とトラゾドンは中止しました．頻回の薬物調整が必要で，そのつど本人を説得しての通院も困難となったため，訪問診療が開始となりました．

❷ レシピ詳細

レシピ① 眠れない原因を探る

　　通院時から本人に病識はなく，「眠れている．大丈夫」とくり返す状態でした．眠っているときに悪い夢を見るのか，何かを叫ぶことはときにあるようでした．認知症患者では生物リズムの調節障害に起因して昼夜逆転などの睡眠障害が生じやすくなります[1]が，呼吸苦，尿意，瘙痒，痛みなどの身体症状が睡眠を妨げていることがあります．診察上はバイタルサインの乱れはなく，心不全などの出現や関節痛の増悪は認めませんでした．尿意や瘙痒などで睡眠を妨げられている様子はなく，睡眠時無呼吸，ムズムズ足症候群を積極的に疑う症状もありませんでした．アルコール使用障害やうつ病の合併は否定的でした．薬剤に関しては，昼夜逆転が出現した頃の内服で睡眠に影響しそうなものはありませんでしたが，できるだけシンプルに整理していきました．長男は，1人で眠るのが不安なのではと考え，同室に眠るようにしたところ，いくらか落ち着きましたが，効果は限定的でした．

> **ここがミソ！**
> ・身体的問題や精神的な問題がないか，薬物（アルコール，カフェインを含め）の影響がないか検討が必要！[2, 3]
> ・日中の過ごし方（活動量，午睡の長さ），就寝する部屋の環境も確認！

レシピ② 家族を交えた担当者会議

　　本人の家やデイサービスでの状況を共有し，今後の方針を立てるために，診療所の医師と看護師，長男夫婦，ケアマネジャー（ケアマネ），デイサービス職員が集まり話し合いをしました．家族は「とにかく寝てくれないのがつらい．前はそこそこできていたのに，身の回りのこともできなくなってしまった．病気のせいとわかっていても，つい怒って言い合いをしてしまう」と疲弊した様子で話されました．デイサービスの職員からは，日中傾眠であること，易怒的で介護拒否があること，問題行動があり現状では長めのショートステイ利用は困難なことが共有されました．また，日中はなるべく起きるように光の入る窓際に座らせたり，声かけなどは適宜行っているとのことでした．
　　話し合いの結果，医師は，患者さんの比較的早い症状の進行もあり，一度専門医の意見を聞くために受診を家族に勧めました．サービスに関してはデイサービスを週3回に増やすこと，1〜2泊くらいのショートステイを利用していくこととし，次男夫婦の支援が得られるかも打診することになりました．家族の労をねぎらいつつ，症状改善のためには，やはり患者さんに対する周囲の対応は重要であることを共有しました．叱責や間違いの指摘がBPSD悪化の要因となる[4]ことを説明し，具体的な返答のしかたや，気のそらせ方などお話しました．担当者会議の後も介護経験のある担当ケアマネが家族の様子を見に行き，介護のコツを話したり，励ましていたようでした．嫁からは「ケアマネさんに，1人で頑張らなくていい，と言われて楽になりました．怒ってもしかたないしね」という言葉も聞かれるようになりました．

> **ここがミソ！**
> - BPSDに対しては非薬物的対応（環境整備，周囲の適切な接し方，家族の休息ケアなど）が非常に重要！
> - 認知症やそのケアについて，家族への教育が重要！ 理解を深めるツール（認知症患者家族向けのパンフレット[5]，家族の会のウェブサイト，介護経験のあるスタッフなど）を上手に利用する！

レシピ③ 専門医へのコンサルト

　比較的早い認知症の進行があったことや，仮面様顔貌，悪夢の訴えなどからレビー小体型認知症の可能性も考慮し，神経内科専門医を受診することになりました．受診までの間，認知機能低下や意識変容を起こすほかの治療可能な疾患がないか，採血（TSH，ビタミンB_1・B_{12}，感染症を含め），頭部CTを施行しました．採血では異常は認めず，頭部CTでは慢性硬膜下血腫や明らかな腫瘤性病変はなく，両側側頭葉の強い萎縮を認めました．専門医からは，レビー小体型認知症の合併は否定できないが，症状の出現時期から薬剤性パーキンソニズムの可能性があること，印象としては嗜銀顆粒性認知症を考えることをフィードバックしていただきました．後述のレシピ④にあるように少量の非定型抗精神病薬の開始で夜間に睡眠がとれるようになってきていましたが，易怒性といったほかの症状が落ち着くまでしばらく併診していただき，有益なフィードバックや安心感を得ることができました．

> **ここがミソ！**
> - 認知症の悪化時は身体疾患の除外を！
> - 診断や症状コントロールに悩むときは，信頼できる専門医と上手に連携を！

レシピ④ 非定型抗精神病薬の少量投与

　診療所の外来でメマンチン，ラメルテオンに加えて，リスペリドン（リスパダール®）が追加されましたが，昼夜逆転は大きく変わらず，訪問診療開始後リスペリドンからクエチアピン（セロクエル®）12.5 mg，1日1回夕食後に変更しました．しかし，かえって興奮が強くなったということで中止．オランザピン（ジプレキサ®）2.5 mg，1日1回夕食後としたところ，幸い効果があり夜間眠れるようになりました．専門医受診後，最終的な処方はラメルテオン8 mg，メマンチン15 mg，オランザピン2.5 mgをそれぞれ1日1回夕食後となりました．夜間睡眠の確保，家族の対応の変化，薬剤調整が功を奏したのか，訪問を開始して3カ月後には，昼夜逆転なく，日中も穏やかに過ごせるようになりました．訪問当初は無表情（仮面様）に見えましたが，落ち着いてからは自然な表情が戻っていました．

　BPSDの治療で優先されるのは非薬物的対応ですが，患者さんを支える家族の状況によっては薬物療法を並行して使用せざるをえないことも事実です．夕方から夜の不穏状態に，鎮静作

用のある非定型抗精神病薬を使用することもありますが，高齢者は副作用も出やすく，少量から慎重に開始する必要があります．家族に薬のリスクについて説明し，同意を得るとともに，効果を認めても漫然と続けるべきものではないことも事前に話しておくといいでしょう．薬剤に対する反応は個人差があり，少量からはじめても過鎮静になって家族が「意識がない」と心配したり，一晩で褥瘡を形成してしまった失敗もありますので，処方したら注意して経過をみる必要があります．認知症の睡眠障害に対して薬物療法のエビデンスは乏しいですが，抑肝散やトラゾドンの効果が報告[2]されており，抗精神病薬の前に試すことも多いです．

> **ここがミソ！**
> - やむをえず非定型抗精神病薬を使用するときは，本人，家族，ケアスタッフとメリット・デメリットを共有し，少量から開始！
> - 漫然と使用せず必要最低限の量と期間にとどめる！

❸ こんなチームで一緒につくりました

家族，ケアマネ，デイサービスの職員，専門医と連携して対応したケースでした．特に担当ケアマネが，サービス調整や介護アドバイスなどで家族をサポートするとともに，チーム内での情報共有を中心的に進めてくださいました．

❹ 特にうまくできた工程

サービス調整や夜間睡眠の確保で，家族に少し余裕が生まれ，患者さんへの対応も望ましい方へ変化したようです．担当者会議で，ケアにかかわる人たちが問題を共有し，患者さんへの接し方や，睡眠リズムを整えるための日中の過ごし方について話し合えたのもよかったと思います．

❺ 失敗しちゃった／こうすればもっとうまくなる工程

症状が落ち着いてから，たびたび非定型抗精神病薬の減量を家族に提案しましたが，昼夜逆転の時期に戻る恐怖感から家族は拒否的でした．1年以上過ぎてベッドからの転落で骨折（幸い手術後ADLは元に戻りました）してしまい，それを機に減量，その後頓用使用としましたが，もう少し早めにそうすべきだったかもしれません．

認知症ケアの極意

- 睡眠障害でもほかのBPSD同様，身体合併症，薬物，環境の影響がないか確認！
- 昼夜逆転では家族の疲弊も強いため，積極的にデイサービスやショートステイなどの休息ケアを！

> **そのまま使える説明・決め台詞レシピ!**
>
> ▶ ご家族へ
>
> 「間違いを指摘して怒るのはかえって興奮を強くするかもしれません.指摘を減らして,昔話を交えた何気ない会話や声かけを増やしてみてください」
>
> 「抗精神病薬は長く使うと副作用の方が目立って,患者さんに不利益になる可能性が高いです.しばらく症状も落ち着いていますし,まずは少し減らしてみましょう」

❻ まとめに代えて ～事例の振り返り

　昼夜逆転から家族の疲弊が強く,生活破綻の懸念もあり,非薬物的対応と並行して薬物療法を行った事例でした.薬物療法が睡眠のリズムを立て直すきっかけにはなりましたが,家族が認知症について理解を深め,患者さんへの対応を変えられたのは,今後の療養生活に一番重要だったと思います.

◆ 引用文献

1) 三島和夫:認知症にみられる睡眠障害とその診断と治療.精神神経学雑誌,114:167-170,2012
2) 「高齢者の安全な薬物療法ガイドライン2015」(日本老年医学会,日本医療研究開発機構研究費・高齢者の薬物治療の安全性に関する研究研究班/編),メジカルビュー社,2015
3) 認知症,特にBPSDへの適切な薬物使用に関するガイドライン作成に関する研究班:かかりつけ医のためのBPSDに対応する向精神薬使用ガイドライン.平成24年度厚生労働科学研究費補助金(厚生労働科学特別研究事業),2013:http://www.mhlw.go.jp/stf/houdou/2r98520000036k0c-att/2r98520000036k1t.pdf
4) ひと・身体をみる認知症医療 第8回つくられるBPSD(講師:高橋幸男〈エスポアール出雲クリニック院長〉),ケアネット
5) 独立行政法人 国立長寿医療研究センター:認知症を患う人を支えるご家族の方へ
http://www.ncgg.go.jp/ncgg-overview/pamphlet/family_pamph_2014.html

◆ 参考文献

- Neikrug AB & Ancoli-Israel S:Sleep-wake disturbances and sleep disorders in patients with dementia. UpToDate, 2016
- Press D & Alexander M:Management of neuropsychiatric symptoms of dementia, UpToDate, 2016

荒牧まいえ Maie Aramaki
筑波大学附属病院 総合診療科
2007年から地域の診療所で訪問診療に携わっています.大変なこともありますが,患者さんや豊かな自然に癒しをいただいて楽しくやっております.地域医療に興味のある方はぜひ見にきてください!

高屋敷明由美 Ayumi Takayashiki
筑波大学医学医療系 地域医療教育学/筑波大学附属病院 総合診療科
大学での勤務の傍ら,地域診療所での外来,訪問診療にもかかわらせていただいています.いつも訪問するグループホームでは,毎回職員の皆さまの入所者さんへのかかわり方に学ぶことが多く,その頑張りに敬意をいだいています.また,高齢の患者さんとのやりとりのたびに,自分の行く先を歩く人生の先輩なんだなあとしみじみ思うこの頃です.

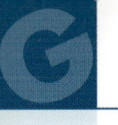

第1章　患者さんの問題に対するレシピ集

オーダー17　暴言・暴力のひどい患者さん
～BPSDへの対応 ④

井階友貴

事例の概要

78歳，女性．夫，娘，婿，孫との5人暮らし．約3年前から記銘力の低下が目立つようになり，アルツハイマー型認知症と診断．同時期より，元来折り合いの悪かった婿との言い合いがエスカレートし，毎日怒鳴り散らす，叩く・押すなどの暴力をふるうようになり，婿以外の家族に対しても同様となってきたため，家族が相談しに受診．

レシピ

① 家族面談および家族ケアカンファレンスの開催
② 介護保険の導入およびデイサービス/ショートステイの導入
③ 抑肝散およびクエチアピン処方
④ 民生委員研修会での講演

1　事例の詳細

　78歳，女性．夫，娘，婿，孫との5人暮らし．元来地域でつき合いのよい明るい住民でした．生活習慣関連疾患などなく，生来健康でしたが，約3年前から次第に記銘力の低下，会話の反復が目立つようになり，娘が無理矢理何とか神経内科受診を促し，精査の結果アルツハイマー型認知症と診断されました．抗認知症薬の投与が試みられましたが，消化器症状などの副作用にて断念．その後も，記銘力の低下がもとでトラブルになることが増えていたそうです．例えば，「ごはんはまだか」と尋ねられた婿が「もう食べたでしょうが」と切り返すと，「飢え死にさせる気か！」と取っ組み合いの喧嘩になり，それを娘が止めに入る，というようなことが次第に増加し，毎日のように見られる光景となっていたとのこと．どう対応したらよいか悩んだ娘が相談受診．涙ながらに現状を語られました．

　最近では婿の顔を見るだけで怒り出し，喧嘩になることが多いと言います．近所に出歩いては娘や婿のことを住民に悪くしゃべっているのが悲しいと．夫は末期の肺がんを患って在宅療養中であり，娘としてもっと面倒を看てやりたいですが，夫の病状悪化も周りの家族のせいにして怒ってきます．それを夫がかばうと夫にも暴力をふるい，弱ってきている夫はすぐに倒れそうになり，実際に転倒し傷を負ったこともあります．婿は施設に入れてしまおうと言いますが，26歳の孫は施設はかわいそうと言います．家族の間に挟まれて葛藤が大きいようです．娘

としても，親を大事にしたい思いと，婿に来てくれた自分の夫を優先したい思いとの間で打ちのめされ，抑うつ状態となっていました．

❷ レシピ詳細

レシピ① 家族面談および家族ケアカンファレンスの開催

　まずは嫁だけでなく渦中の婿にも来ていただき，事の詳細についてお聞きしました．傾聴のなかで，婿入りしたときから折り合いが悪かったこと，昔に信頼を損なう事件があったことなどが浮き彫りとなり，昔のことや感情が揺さぶられたことを記銘している認知症ならではの問題の根深さを明らかにすることができました．婿にそのことを説明し，発言の反復に対する家族のとるべき対応を指導，そのうえで，主治医として最大限サポートさせていただく旨をお伝えする[1]と，疾病に対する理解や安心から少し気が楽になったという発言がありました．また，立場の中立的な孫から，娘も婿もいろいろ大変な思いはしつつも，本人に肺がん末期の夫の最期に臨ませてあげたいという思いは共通してもっていることを告白いただきました．そこで，本人の認知症発症前の意思を尊重しながら，いかにして入院や施設入所せず本人と夫が自宅で過ごし続けられるかについて，関係する家族親族，診療所スタッフ，および地域包括支援センターの担当者＋主任ケアマネジャーによる家族ケアカンファレンスを開催し，事例の共有と状況の検討を行いました．

> 👍 **ここがミソ！**
> 　主介護者や暴言・暴力の被害者だけでなく，中立的な立場の方に話に入っていただくと，冷静で建設的な意見が出やすい！

レシピ② 介護保険の導入およびデイサービス/ショートステイの導入

　①のカンファレンスで，介護保険の導入が決定されました．主治医意見書では，認知症により常に見守りが必要な状況であることなどを記載して，要介護1の判定を受けました．抗認知症薬を使用しない方針となった本人に，できるだけコミュニケーションの機会を増やすため，かつ介護負担に悩む家族の休息のため，定期的なデイサービスやショートステイが予定されました．

> 👍 **ここがミソ！**
> 　デイサービスへの通所拒否を防ぐため，地域性を考慮し知り合いの多そうな事業所を選択できた！

レシピ③ 抑肝散およびクエチアピン処方

　上記の対応によって少々暴言・暴力の機会は減少したものの，やはり家族の負担は大きく変

化しなかったため，家族と相談し，まずは抑肝散1回2.5 g 1日3回投与を実施しました[2]．しかし，数週経っても効果不十分であり，次の手として転倒や長期投与による死亡のリスク[3]などを家族に説明しつつ，抗精神病薬の投与を行いました[4]．攻撃性を考慮し，鎮静効果が高いとされるクエチアピン（セロクエル®）を選択しました[5]．幸い1回25 mg 1日2回（朝夕食後）の投与でADLを過度に低下させることもなく暴言・暴力が激減しました．その後，夫の在宅看取りに患者本人も臨席することが叶い，家族も満足のいく経過をたどることができました．

> **ここがミソ！**
> ・投薬のリスクを伝えるときには，非投薬による家族の失調のリスクも同時に説明する！
> ・クエチアピンとオランザピンは糖尿病患者に禁忌！

レシピ④ 民生委員研修会での講演

地域の健康相談役を民生委員が担えると，生活者にとって心強く，またそれは体が元気で自由に外出する認知症患者のケースにおいては，患者本人の病状の安定だけでなく，家族の世間体への悩みや地域の認知症に対する理解全体にもつながります．本事例をきっかけとして，民生委員児童委員協議会に働きかけ，年1回の研修会で，「認知症患者や高齢者が住み続けるための地域包括ケア」という内容の講演を行いました．講演を聞いた民生委員から，話を聞いてから実際に認知症患者を抱える家族の相談を受けていると聞くことができました．

> **ここがミソ！**
> 民生委員のほか，婦人会や老人会，ボランティアグループなどに積極的に参加するような方は，地域横断的に行き来して情報伝達能力が高いので，知識をもっていただくととてもパワフル！

❸ こんなチームで一緒につくりました

地域包括支援センターの社会福祉士・保健師・ケアマネジャーにかかわっていただき，ケアカンファレンスの取りまとめや地域の資源情報提供をしていただきました．デイサービスやショートステイの状況について，担当ケアマネジャーや施設看護師などを通じて情報を共有し，必要に応じて家族と面談・相談を行いました．また，地域の民生委員の皆さんには，事例へではなく地域全体への認知症ケアの働きかけとしてかかわっていただきました．

❹ 特にうまくできた工程

対応・治療を考えるにあたり，家族の状況や葛藤に十分に配慮し，多くの立場でそれぞれの得意分野を生かしてかかわることで，介護負担の軽減と夫の在宅看取りを実現させることがで

きました．また，民生委員の研修にかかわったことで，本事例を地域全体への根本的なケアへとつなげることができたと思います．

❺ 失敗しちゃった / こうすればもっとうまくなる工程

　　認知症で攻撃性の増すときには，ガイドライン的にはまずは抗認知症薬の投与を検討されるタイミングでもあります[4]．本症例では専門医のもとで投薬が検討され，副作用のために断念されたとありますが，場合によっては再度導入を検討することもありえたかもしれません．また，この件については家族から事実をお聞きしたのみで，家族の解釈モデルの追求が不十分であったのではないか，とも反省する事例でした．

　　さらに，認知症のような地域で頻繁に遭遇する事例を地域内で集積して効率的に関係部署に還元できる，事例検討会のような多職種の定例の機会があった方がよいとも感じました．

認知症ケアの極意

- BPSDのケアは，何を最終的なアウトカム（目的）とするのかを明確にし，家族対応 → 介護サービス → 投薬の順に，チームで組み立てて対応していく！
- BPSDの攻撃性に投薬で対応する際には，適宜抑肝散使用を検討しながら，抗認知症薬 → 抗精神病薬（特にクエチアピンやオランザピン）を検討する！
- 目の前の一事例から常に地域全体への還元（ケア）を考える！

そのまま使える説明・決め台詞レシピ！

▶ 患者さんへ

「ご家族からよくわからないことを言われて，不安でしたね．何か困ったことがあれば，診療所にも相談してみてください！」

▶ ご家族へ

「何もわからずに怒っているのではありません．昔の出来事を今のように錯覚して，感情が先走っているのでしょう」

「確かにこの薬にはリスクがあります．だからといって使用せずに，ご家族が介護負担から倒れてしまったら，ご本人も自宅療養を継続できなくなってしまいますよ」

「抗精神病薬はお酒のようなものです．少しで酔ってしまう人もあれば，いくら飲んでも酔わない人も．様子を見ながら，慎重に使用させてください」

▶ ご家族やケア関係者へ

「リスクを冒さないことが目的なのか，ご家族との大事な時間を少しでも落ち着いて過ごせることが目的なのか，皆同じ思いで臨む必要があります」

❻ まとめに代えて 〜事例の振り返り

　かかわり出したときには，施設入所や入院もやむをえないと考えていたご家族でしたが，患者さんが夫の最期まで生活をともに続けられたことで，夫婦としての関係や威厳を損なわせずにすんだことは，主治医としても誇らしい思いでした．同時に，患者本人の性格や人生，家族の個性や思い，地域の状況などにより，その都度何が最適かを考えて個別に対応する必要も痛感しました．これからも増え続ける認知症を，地域ぐるみで支えていく取り組みにも力を注いでいきたいと思います．

◆ 引用文献

1) 繁田雅弘, 他：ケアラーへの情報提供―医療機関の情報提供に対する家族の満足度調査から―. 老年精神医学雑誌, 25：984-992, 2014
　▶ 具体的な説明例も記載されていて，わかりやすい！
2) 石島秀紀：認知症周辺症状の漢方治療. Geriatric Medicine（老年医学）, 53：651-654, 2015
　▶ 漢方薬も，エビデンスの時代へ．
3) 新井平伊, 他：アルツハイマー病での抗精神病薬服用に伴う死亡率増加について―前方視的大規模コホート研究（J-CATIA）結果報告―. 老年精神医学雑誌, 25：125, 2014
　▶ 本邦の抗精神病薬による死亡率増加に関する研究です．論文化が待たれます！
4) 金井貴夫：BPSDへの対応②―薬物治療. Gノート, 1：227-235, 2014
　▶ ポイントごとに知りたい内容がまとまっていて，勉強になります☆
5) 認知症, 特にBPSDへの適切な薬物使用に関するガイドライン作成に関する研究班：かかりつけ医のためのBPSDに対応する向精神薬使用ガイドライン, 2013
http://www.mhlw.go.jp/stf/houdou/2r98520000036k0c-att/2r98520000036k1t.pdf
　▶ 非常にコンパクトにまとまっていて，実用的☆ 保健適応のない認知症への投与に関して，ここまで用意されていることにも感激．

◆ 参考文献

・「内科医のための認知症診療はじめの一歩」（浦上克哉/編），羊土社, 2013
　▶ 発見, 診断からケアまで網羅されていて，ケースが実際的で参考になります☆

Profile

井階友貴　Tomoki Ikai
福井大学医学部 地域プライマリケア講座（高浜町国民健康保険 和田診療所）講師．福井県高浜町マスコットキャラクター「赤ふん坊や」健康部門マネージャー
着ぐ○み片手に地域主体の健康まちづくりにかかわり出して早8年．これからも"まちづくり系医師"めざして地道に頑張ります☆

第1章 患者さんの問題に対するレシピ集

オーダー 18 抑うつ症状のひどい患者さん
～BPSDへの対応 ⑤

寺澤佳洋，大杉泰弘

事例の概要

80歳，女性．前医閉院に伴い継続加療を引き受けることになった．物忘れの多さに気づいた家族の勧めで10年前に前医を受診しアルツハイマー型認知症と診断され内服治療を行っていた．抗認知症薬なしで比較的落ち着いた生活をしていたが，6カ月前より活気がなくなり，意欲低下を気にしたご家族が本人と当院へ相談に来た．

レシピ

① 医療情報の振り返り：抑うつ症状の評価と原因検索・内服薬の確認
② 家族ケアカンファレンスの実施：抑うつ症状発症のきっかけを探る
③ 地域コミュニティへの参加：環境調整を行う
④ 内服加療の検討

1 事例の詳細

80歳，女性．前医閉院に伴い，前医からの診療情報提供書と近くに住む長男夫婦より情報を得ました．

70歳時に前医にてアルツハイマー型認知症の診断を受け，抗認知症薬を開始しましたが，嘔気症状の副作用のため数種類の内服薬を試したものの最終的に中止になったと長男が記憶していました．現在の内服薬として，アレルギー性鼻炎に対して**抗ヒスタミン薬**を，過活動膀胱に対して**抗コリン薬**を内服していました．78歳時（2年前）に転倒し入院した際に介護保険申請を行い，要介護1の認定を受けました（大腿骨頸部骨折や腰椎圧迫骨折は認めていません）．79歳時（1年前）に**夫が他界**してから1人暮らしとなりました．夫との旅行の機会もなくなり，前医への月1〜2回の通院と週5回の訪問介護以外は家族以外の他者と触れ合う機会が少なくなっていました．1年前から，長男嫁が日中介護を手伝っていました．そんななか，6カ月前頃より活気が落ちていたことを気にした長男嫁が，テレビ番組で高齢者うつ病の特集を見たことがきっかけで当院へ相談がありました．

なお，食事は家族からの持ち込みが主であり自宅にて1人で生活を継続していました．ペットボトルの水や電気ポットを使うなど水道（蛇口）やガスは使用しなくても生活できるように工夫されていました．初診時表情は暗かったですが，**自殺企図，幻覚や躁症状のエピソードは**

ありませんでした[1]．長谷川式簡易知能評価スケール改訂版（HDS-R）は1年前に18点で，新たに施行したHDS-Rは17点でした．

❷ レシピ詳細

レシピ① 医療情報の振り返り：抑うつ症状の評価と原因検索・内服薬の確認

うつ"病"の診断は，DSM（diagnostic and statistical manual of mental disorders）に基づいて行うことが多いと思われますが，罪責感や興味減退の有無の評価が難しい認知機能低下者や高齢者にそのまま当てはめてよいかは疑問が残ります[2]．本事例では抑うつ"症状"の評価法として『**高齢者用うつ尺度短縮版-日本版（GDS-S-J）**』を行い，8点で**抑うつ状態**（抑うつ症状を認める状態）と判断しました．ただし，この評価法は米国での評価基準の翻訳版であるため，日本人にそのまま適用してよいか意見が分かれています[3]．

一方で，抑うつ症状の要因（**表1**）の検索として**採血検査**（電解質・甲状腺機能を含む）や**聴力の検査**は即座に行いましたが，異常を示しませんでした．転倒歴もあり頭蓋内出血も考慮し**頭部CT検査**も施行しましたが否定的でした．また漫然と投与されている薬剤のチェックも忘れてはいけません（**表2**）．患者さんは，抑うつ症状を引き起こしうる抗ヒスタミン薬と抗コリン薬を内服していました．必須の内服薬ではないと判断し中止しましたが，自覚症状の再燃や抑うつ症状の改善は認めませんでした．**過剰および不適切な処方**は，アドヒアランスの低下[4]や薬剤有害事象の増加[5]につながるため，私は医師や医療機関が変わるタイミングは，薬剤調整のよいきっかけと考えています．

> **ここがミソ！**
> 二次性の抑うつ症状を見落とさない，特に薬剤！

表1◆高齢者でよくみられるうつ症状を呈する疾患の例

感染症	梅毒，C型肝炎（急性発症であれば菌血症など重篤な細菌感染症も考慮）
悪性腫瘍	胃がん，大腸がん，肺がん
運動時痛を有す疾患	変形性関節症，リウマチ性多発筋痛症，腰椎圧迫骨折
薬物・嗜好品	アルコール，各種薬物（**表2**参照）
内分泌疾患	甲状腺機能低下症，甲状腺機能亢進症，副腎疾患
その他	難聴や視力低下などの機能低下，不眠症

（文献1を参考に作成）

表2◆日常遭遇しやすい抑うつ症状に関連する薬剤

- 抗ヒスタミン薬：H_1・H_2ともに
- 抗コリン薬
- ジギタリス製剤
- ステロイド
- 睡眠薬：BZ系，非BZ系ともに
- 降圧薬：カルシウム拮抗薬やβ遮断薬

（文献1を参考に作成）

レシピ❷ 家族ケアカンファレンスの実施：抑うつ症状発症のきっかけを探る

うつ病・抑うつ症状の誘因は，大きく2種類に分けられます．1つは大きなインパクトをもつライフイベント，もう1つとしてインパクトは弱いものの**持続的なストレス**です．大きなインパクトをもつライフイベントの例として身近または重要な他者（動物・ペットも含む）との別れ（喪失や死別）や転居による生活圏の変化があげられます．一方で持続的なストレスとしては自身や身近な他者の健康の減退，感覚・運動・認知機能の低下，経済的問題，社会的問題（退職など），社会的孤立があげられます．

過去の情報を共有するために**家族ケアカンファレンス**を実施しました．患者さんは1年前の夫との死別後に短期的な抑うつ症状を呈したもののすみやかに改善を示した，という情報をケアマネジャー（ケアマネ）が有していました．配偶者との死別後などに短期的に抑うつ状態を呈することは一般的なことであり"悲嘆反応"と呼ばれ，抑うつ状態と区別されることもあります．一方で，家政婦さんから7カ月前に愛犬との死別があり，犬の散歩という外出の機会が減ったことが意見としてあげられました（恥ずかしながら，家政婦さんの存在や愛犬の存在はこのカンファレンスではじめて知ることとなりました）．

> 👍 **ここがミソ！**
> 何事にも原因がある！ 抑うつ症状の要因を探る！

レシピ❸ 地域コミュニティへの参加：環境調整を行う

うつ病治療の基本は，**休養**と**環境調整**です．症状が重い時期は休養を重視し，改善傾向を示したときは負担にならない程度に行動範囲を広げることが大切です（**躁転しないかの観察**も必要です）．高齢者の場合，抑うつ症状が強いときにはヘルパーを中心に自宅など慣れた環境で過ごし，症状が回復するにつれデイサービスなど交流の場を増やすとよいとされます．この他に**薬物療法**，**精神療法（支持的精神療法や認知行動療法）**が治療の柱となりますが，認知機能低下者では精神療法の介入が難しいことが予想されます．

ご本人に確認したところ愛犬との死別はとても悲しいイベントであったということでした．愛犬のお話はよく覚えていた印象でした．試しに介護スタッフが飼っている犬を連れて行ったところ，今まで見たことがない晴れやかな表情になりました．そのとき「**散歩に行きたい**」と自ら家を出て行くほどでした．それから地域の動物の集まるコミュニティへの参加を促したところ，当初は拒否反応もありましたが週に1回ほどのペースで通うようになりました．やがて表情は明るくなり，介護者が感じていた活気が落ちた印象は改善していきました．

> 👍 **ここがミソ！**
> 抑うつ症状が改善傾向を示した際に注意すべきことが1つあります．特にアルツハイマー型認知症では病期が進んだために病識の欠落が起こり，抑うつ症状が減弱する可能性を考慮すべきです．**ADAS-cog**（Alzheimer's disease assessment scale-cognitive

> subscale）はアルツハイマー型認知症における認知機能の経過を評価するよいツールとなります（が煩雑なためなかなか実践できていません）．

レシピ④ 内服加療の検討

本事例では，内服加療をせずに経過は快方に向かいましたが，抑うつ症状の再燃・増悪時に関しての検討を行いました．症状の再燃・増悪時はレシピ①～③を再検討することになりますが，抑うつ症状の要因が特定できないとき，または特定できたとしても介入や解除ができないときには内服加療を考えるタイミングになります．

> **ここがミソ！**
>
> 文献6によると，"BPSDに対する抗うつ薬の使用は適応外使用であり，患者のリスクベネフィットを考慮し，充分なインフォームドコンセントを行って使用する．有効性の評価を行い，常に減薬，中止が可能か検討する"とあります．また"抑うつ状態に対して，SSRI（選択的セロトニン再取込み阻害薬）やSNRI（セロトニン・ノルアドレナリン再取込み阻害薬）の使用を考慮してもよい"とされます．

個人的には，下記のようにMANGA study[7]において忍容性の高いSSRIを通常量以下から使用しています．

> **処方例**
>
> ① 多剤併用患者や，効果を早期に期待したい場合（CYPの代謝阻害が少なく多剤併用患者に有用．ただし心電図検査にてQT延長がないことを確認する必要がある）
> エスシタロプラム（レクサプロ®）1回5 mg，1日1回（夕食後）から開始．
> 7～14日後に副作用なければ増量（上限は通常20 mg/日であるが10 mg/日としている）
>
> ② 副作用を出現させずに緩徐に効果を出したい場合
> セルトラリン（ジェイゾロフト®）1回25 mg，1日1回（夕食後）から開始．
> 7～14日後に副作用なければ増量〔12.5 mg（0.5錠）ずつ増やすことも多い．上限は通常100 mg/日であるが75 mg/日としている〕
> ※ なお，上限量制限の根拠は乏しいが上記用量で効果乏しいときはほかの対応を検討するようにしている

> **ここがミソ！**
>
> 次の一手，内服加療に備える．

❸ こんなチームで一緒につくりました

当初は手元にある情報が，家族と前医からの診療情報提供書のみでした．そこにケアマネ・ヘルパー・家政婦さんが加わる形となりました．さらにケアマネが調整してくれた動物と触れ合うことのできる地域プログラムの方々に協力を得ることができました．

❹ 特にうまくできた工程

患者さんと動物（特に犬）とが触れ合う機会をつくることができたことが大きな転機となりました．またそのきっかけとなった家政婦さんからの情報を得られた家族ケアカンファレンスは大きな助けでした．

❺ 失敗しちゃった／こうすればもっとうまくなる工程

アパシー（無為）という概念を考慮できていませんでした．先のガイドライン[6]でもBPSD治療アルゴリズムにおいて抑うつ症状はアパシーと同枠の症状とされています．その治療戦略として"コリン分解酵素阻害薬を用い，改善しない場合抗うつ薬の検討をする"とあります．アパシーに対する薬物療法では，アルツハイマー型認知症の際は抗コリンエステラーゼ阻害薬が，血管性認知症（やパーキソニズム）を伴う際はドパミン作動薬がよいとされます[8]．この点を含め，抗認知症薬再開の検討も不十分であったと思います．

動物との触れ合いでさらに抑うつ症状が増強していた可能性もゼロではなかったとも考えられ，その観点に関しても検討不足でした．また，介護者や介護を行う長男嫁との相性や人間関係の評価は不十分でした．もしかしたら家族関係に抑うつ症状の要因があったかもしれません…．よりよい患者中心の医療を実施するにあたり家族図を描くように努力はしていますが，その中に**ペットの存在**を示す有用性を感じました．

認知症ケアの極意

・認知症患者に抑うつ症状が加わった際に，認知症のBPSDと決めつける前に原因となる疾患やエピソードの検索を怠らない！
・対応法は，休養と環境調整 → 精神療法・薬物療法（SSRIなど）の順に考慮する

📞 そのまま使える説明・決め台詞レシピ！

▶ 患者さんへ

「なるほど，確かに愛犬との別れはさみしいことでしたよね（トーンダウン）．お話をしていただき，ありがとうございました」

▶ ご家族へ

「1つのきっかけで抑うつ状態に陥ることがある一方で，小さなサポートで抑うつ状態から改善することもあります．ぜひご協力させてください」

▶ ケア関係者へ

「皆さんのもっている情報のなかにはダイヤの原石も多いので，気がついたことや気になっていることはチームで共有しましょう」

6 まとめに代えて ～事例の振り返り

前医とは連絡がとれない状況で，家政婦さんからの情報に助けられました．チーム医療の力強さを感じる症例でした．振り返りの際に，抑うつ症状の要因がはっきりしていたためBPSDの一症状というよりは認知症とは独立して抑うつ症状を呈していたのではないかという意見も出ました．いずれにせよ，**結果には必ず原因がある**わけで，なぜそうなったのかを考え，症候の鑑別疾患をあげるように，原因検索を怠らずに根気強く探ることが大切だと思いました．

◆ 引用文献

1) 森永太輔：高齢者のうつ病．「特集 プライマリ・ケアで一歩踏み出すうつ病診療」，Gノート，2：553-561，2015
   ▶ ここでは紹介しきれない高齢者のうつ病の診療のポイントがまとまっています．また，特集全体では専門医紹介のタイミングなど必読項目満載です．
2) 高齢者を包括的に診る 老年医学のエッセンス【その7】影のCommonest Disease―老年期うつ
   http://www.igaku-shoin.co.jp/paperDetail.do?id=PA02935_03
   ▶ まさに老年医学のエッセンスです．
3) 杉下守弘，朝田 隆：高齢者用うつ尺度短縮版―日本版 (Geriatric Depression Scale – Short Version-Japanese, GDS-S-J) の作成について．認知神経科学，11：87-90，2009
   ▶ GDS-Sに関してまとめられています．
4) Mansur N, et al：Is there an association between inappropriate prescription drug use and adherence in discharged elderly patients? Ann Pharmacother, 43：177-184, 2009
5) Shorr RI, et al：Incidence and risk factors for serious hypoglycemia in older persons using insulin or sulfonylureas. Arch Intern Med, 157：1681-1686, 1997
   ▶ これらの論文に出会うたびにポリファーマシーへの取り組みの大切さを再認識します．
6) 平成27年度厚生労働科学研究費補助金（厚生労働科学特別研究事業）認知症に対するかかりつけ医の向精神薬使用の適正化に関する調査研究班：かかりつけ医のためのBPSDに対応する向精神薬使用ガイドライン（第2版），2016：http://184.73.219.23/rounen/news/guideline20160401.pdf
   ▶ 内服治療を行う際のよい指標になると思います．とてもコンパクトです．
7) Cipriani A, et al：Comparative efficacy and acceptability of 12 new-generation antidepressants: a multiple-treatments meta-analysis. Lancet, 373：746-758, 2009
   ▶ 12種類の抗うつ薬の比較を行った有名論文です．
8) 高橋 智：認知症のBPSD．日本老年医学会雑誌，48：195-204，2011
   ▶ BPSD全般の考え方・とらえ方に関してまとまっていました．

寺澤佳洋 Yoshihiro Terasawa
藤田保健衛生大学 総合診療・家庭医療プログラム専攻医／豊田市・藤田保健衛生大学連携地域医療学寄附講座 助教
水素自動車に乗って，豊田市を中心に訪問診療も行っています．鍼灸師の資格を有しているため鍼灸・東洋医学を積極的に取り入れた医療を画策中です．

大杉泰弘 Yasuhiro Osugi
藤田保健衛生大学 総合診療・家庭医療プログラム責任者／豊田市・藤田保健衛生大学連携地域医療学寄附講座 講師
大学病院と豊田市を中心とした地域でハイブリッド研修を受けていただけるような環境づくりに尽力しています．

第1章 患者さんの問題に対するレシピ集

オーダー19 不安の強い患者さん
～BPSDへの対応 ⑥

中橋 毅

事例の概要

81歳，女性．夫と2人暮らしであったが，昨年から夫は施設入所となり独居となった．昼間は近隣の娘夫婦の店舗の仕事を手伝っている．最近，夜間に1人でいるのが怖いと娘に何度も電話をするようになった．夜もあまり眠れていない様子を心配した娘に連れられて物忘れ外来を受診した．

レシピ

① 傾聴による現状の把握とケアカンファレンスによる環境改善・不安要因の除去
② 非薬物療法によるアプローチ
③ 薬物療法の導入
④ コミュニケーション促進のための近隣住民との連携

1 事例の詳細

　81歳，女性．脳梗塞後遺症の夫の介護をしながら2人で暮らしていましたが，昨年，夫が肺炎を機に衰弱が進んだため施設入所となり，独居となっています．狭心症，高血圧，気管支喘息の治療を10年以上前から近医で受けているほか，昨年から軽度認知機能障害（mild cognitive impairment：MCI）としてドネペジルの内服も開始されています．本人には物忘れや認知症の自覚はありませんが，今後物忘れが認知症に進行する不安から早期に抗認知症薬の使用を希望されたそうです．娘夫婦は徒歩圏内で商店を経営しており，日中は店の手伝いに行っています．元来，性格はまじめで几帳面であり，与えられた店の仕事は確実に行っています．日常の店舗の業務が問題なく行えているため，本人はまだ認知症でないと思っています．娘夫婦は店舗に居住していますが，大変狭いため母親を受け入れる余裕がありません．そのため本人は娘夫婦と夕食をともにしますが，夜間は自宅に戻るようにしています．

　独居となって4カ月くらいが経過した頃から，深夜に娘のところに「寂しい」という内容の電話がかかるようになりました．次第に電話の回数が増加し，娘が母親宅を深夜に訪問したこともしばしばありました．また，夜間訪問した娘が帰宅すると，またすぐに電話がかかってくることもありました．本人が夜間に娘夫婦宅を訪問することはありませんでしたが，夜間に娘夫婦宅付近にいるところを隣人が目撃しています．娘は，母親の認知症の進行を心配するとともに母親の不安な気持ちを解消させる方法を求めて，母親を連れて物忘れ外来を受診しました．

❷ レシピ詳細

レシピ① 傾聴による現状の把握とケアカンファレンスによる環境改善・不安要因の除去

　まず本人の心理状態や生活環境の把握，認知症の再評価を行いました．十分時間をとって傾聴すると，夫の介護をどのような心構えで行ってきたか，子どもたちへどのように愛情を注いで育ててきたかなどのお話も伺うことができ，本人はまだまだ自分がしっかりしていないといけないと思っていること，また自分が子どもたちの負担になることなく子どもたちの未来が開けていくことを大切に考えていることなどが明らかとなりました．さらに最近は，夜間に漠然と寂しくなり，1人で眠ると永久に目が覚めないのではないかと思うときがあること，夫の施設から緊急の連絡があった場合に1人で対応できるか不安であることなどを考えていることもわかりました．若い頃は専業主婦で，謡を趣味にしていたそうですが，喘息を患ってからやめてしまったそうです．最近までの楽しみは老人会の旅行，悩みは娘夫婦に子どもがいないこと，ということもわかりました．

　娘はもう1人（前述の娘の姉）いますが，遠隔地にいるため年に1回程度しか会う機会がなく，普段は電話もあまりしていないということでした．また，本人には3人の兄がいますが，いずれも他界されており，その配偶者たちとも日常は疎遠とのことでした．そのため，主な支援者は近隣の娘夫婦に限定されましたが，本人，娘夫婦，外来看護師らとケアカンファレンスを行いました．これにより，娘夫婦が可能な限り夜間も本人宅を訪問・滞在すること，娘夫婦宅に母親を受け入れられるようにリフォームを考えること，夫の施設との連携について娘夫婦も努力すること，などの対策がとられました．

> **ここがミソ！**
> ・質の高い傾聴は多くの情報を得ることができるばかりでなく，患者さんとよりよい人間関係を構築することができます
> ・本人が楽しみに思っていること，困っていることを十分聞き出すことで，有効なケアのプランを立てることができます
> ・家族背景や社会背景を探り，可能な限り支援者の輪を広げると，1人1人のケアの負担が軽減されるばかりでなく，よりよいケアのアイデアも出てきます

レシピ② 非薬物療法によるアプローチ

　不安への対策は，まず人間関係を含む環境の適正化と不安要因の除去が基本ですが，認知症患者の場合には，それでも不安が持続することが多いため非薬物療法を考慮します．認知症の非薬物療法として，バリデーション療法，リアリティオリエンテーション，回想法，音楽療法，認知刺激療法，運動療法などがありますが，感情の領域に有効なものとしてバリデーション療法，回想法などが知られています[1]．バリデーション療法とは患者さんとのコミュニケーショ

ンを通じて患者さんに共感して接することにより，患者さんの感情の乱れを改善するものです．レシピ①での傾聴やケアカンファレンスはバリデーション療法としての効果もあったものと思われます．また，回想法とは患者さんの過去の記憶を引き出し共感しながら，懐かしい，楽しいといった思い出を蘇らせることで精神的な安定を図る療法です．

　この事例では，あるとき昔からの友人が心配して自宅の夕食に誘ってくれたそうです．そのときに昔話で盛り上がり，宿泊も勧められ，お風呂もいただいて泊まってきたことがとても嬉しかったと話されたことがありました．これは，回想法としての効果があったものと思われます．非薬物療法はエビデンス的に確立していませんが，患者さんのQOLを高めるうえで非常に有効な手段と考えられます．

> **ここがミソ！**
> 感情や行動など，注目領域によって有効な非薬物療法が異なることを念頭にアプローチすると効果が上がります．

レシピ③ 薬物療法の導入

　本人は日によって不安が軽減しているときも増えてきましたが，それでも夜間に突然不安が湧き上がってくることがあり，そのような場合に備えて薬物療法を希望されました．そのため，抑肝散（1回2.5 g，1日1回）を夕食後に内服すること，それでも夜間に不安が増強した場合にはエチゾラム1 mgを頓用で内服することとしました．このように，短時間作用型のベンゾジアゼピン系薬剤を手元に持つことで安心感につながると考えられます．その一方で，これらの薬剤は，過鎮静，運動失調，失見当識，錯乱，脱抑制などの副作用が出る場合があり，転倒・骨折，誤嚥などにつながる可能性もふまえて判断する必要があります．また，強い不安に対応するためリスペリドン，オランザピン，クエチアピンなどの非定型抗精神病薬も考慮されますが，同様にそれらが引き起こす可能性のある有害事象についても考慮する必要があります[1]．本事例では，比較的有害事象が少ないとされる抑肝散を少量から開始しています．

> **ここがミソ！**
> 薬物療法の導入は有害事象に十分配慮しながら少量より開始するとよいでしょう．

レシピ④ コミュニケーション促進のための近隣住民との連携

　古い友人が誘ってくれたことを契機に，本人の落ち着きも出てきたことから，外部とのコミュニケーションの拡大の方法を探りました．以前は老人会の旅行を楽しみにしていたことから，老人会への参加の機会を求めて，娘さんは老人会のメンバーへ相談に行きました．また，介護申請を行い，今後の相談役となるケアマネジャー（ケアマネ）をおき，さらにデイサービス利用によりコミュニケーションを増やせるようにしました．

> **ここがミソ！**
> 社会参加は高齢者の自覚を促し，生きがいを感じさせます．

❸ こんなチームで一緒につくりました

　当初は，本人のほか，物忘れ外来医師，外来看護師，娘夫婦がケアカンファレンスのメンバーでした．その後は，ケアマネとデイサービスの職員が加わっています．老人会のメンバーや古い友人の方々はケアカンファレンスの参加までには至りませんでした．

❹ 特にうまくできた工程

　初期に十分な傾聴を行ったことで良好な関係を構築するとともに患者さんの不安材料を取り除くための情報が多く得られたこと，また傾聴の過程がバリデーション療法としても作用したことが本事例ではとても有意義でした．さらに，古い友人が自発的に本事例にかかわってくれたことも，問題解決に大きく寄与したと考えられます．

❺ 失敗しちゃった/こうすればもっとうまくなる工程

　抗認知症薬にはさまざまな副作用があり，精神症状についても常に薬剤性の可能性を考えなければなりません．本事例ではドネペジルが投与されていましたが，これによる不安の増強の可能性も疑うべきだったと言えるでしょう．場合によっては，薬剤を追加するよりも中断することで効果が得られることもあります．

認知症ケアの極意

- 認知症となってもその思考や感情は理解可能なものであり，十分な傾聴により認知症患者の心の苦しみは汲み取ることができる
- 可能な限り多くのメンバーで対応することが，認知症患者の世界を広げるだけでなく，介護者個々の負担の軽減に大きく寄与する
- 認知症患者がそのまま安心して暮らしていける地域づくりをめざす

> **そのまま使える説明・決め台詞レシピ！**
>
> ▶ **患者さんに**（非薬物療法を優先するときに）
> 「お薬はいつでも出せますから安心してください」
> 「何か楽しみにしていることはありますか？」（ポジティブな話題を引き出します）
>
> ▶ **ご家族に**
> 「あなた1人で頑張らなくても，たくさんの人が助けてくれますよ」
> 「本人の間違いを訂正せず，一緒に間違えてみてください」

❻ まとめに代えて ～事例の振り返り

　認知症の周辺症状（behavioral and psychological symptoms of dementia：BPSD）には，他覚的にわかりやすい行動症状（攻撃的行動，不穏，興奮，徘徊，性的脱抑制，反社会的行動など）と他覚的にわかりにくい心理症状（不安，うつ，幻覚，妄想など）があります．不安は認知症の初期からあらわれる心理症状ですが，気づかれにくく，徘徊や不穏などの行動症状から不安が明らかとなることも多くみられます．このため認知症が疑われる初期から本人への傾聴を丁寧に行い，不安の有無を確認することが重要となります．本事例では，抗認知症薬の投与が開始された時点や夫が入所し独居となった時点での，時間をかけた傾聴による不安の評価が必要であったものと考えられます．

◆ **引用文献**

1)「認知症疾患治療ガイドライン2010」（日本神経学会/監，「認知症疾患治療ガイドライン」作成合同委員会/編），pp96-98, pp115-120, 医学書院，2010
https://www.neurology-jp.org/guidelinem/nintisyo.html

中橋　毅　Takeshi Nakahashi　**Profile**
金沢医科大学 能登北部地域医療研究所 教授
石川県穴水町を中心に高齢化の町の地域包括ケアシステム構築にかかわる一方で，地域が求める医師を育てる研修センターとしての環境整備にも力を入れています．

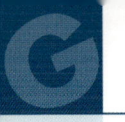

第1章 患者さんの問題に対するレシピ集

オーダー20 不潔行為のひどい患者さん
～BPSDへの対応 ⑦

村山利江，玉木千里

事例の概要

河内イズミさん（仮名），90歳，女性．生涯未婚の独居．半年前より「物盗られ妄想」が出現．近くの診療所でアルツハイマー型認知症の診断を受け，ドネペジルの内服が開始された．これまで身の回りのことは自立していたが，1カ月前よりズボンの尿汚染がしばしば見られるようになり，近隣の住人も心配するようになった．ある日の夜中に緊急通報システムが作動し救急隊が駆けつけたところ，部屋には物が散乱し，部屋中に便が落ちており，下半身裸の状態であった．

レシピ

① ステーク・ホルダーから患者背景を聴取する
② 不潔行為の原因を読み解く
③ スタッフで一致して自尊心に配慮した対応をとる
④ 早期の排泄行為自立を援助する

1 事例の詳細

90歳，女性の河内さんは生涯未婚で1人暮らし．同市に住む姪が月に1回は訪問して安否を確認していました．ケアマネジャー（ケアマネ）も3日に1回程度自宅に訪問し安否確認を行っていました．介護保険の区分は要介護2でしたが，介護保険サービスの利用は四点杖のレンタルのみでした．これまで買い物や食事の準備など，身の回りのことは何とか自分で行っていました．

入院の半年ほど前より，姪やケアマネの訪問時に物がなくなった，泥棒が入ったなどの「物盗られ妄想」が出現し，ケアマネ同伴で近隣の診療所を受診．アルツハイマー型認知症と診断され，ドネペジル（アリセプト®）の処方が開始されました．1カ月前よりズボンの尿汚染がしばしば見られるようになり，近隣の住人も心配するようになりました．ある日の午前0時30分，自宅の緊急通報システムが作動．救急隊が駆けつけたところ，部屋には物が散乱し，下半身裸で尿便失禁状態で動けなくなっているところを発見されました．意識レベルやバイタルサインの異常はなく，河内さんが病院への搬送を拒否したため救急隊は帰署．同日の朝に連絡を受け患者宅を訪れたケアマネが本人に受診を促し，当院に救急搬送されました．頭部CT検査にて右後大脳動脈領域の広範囲の梗塞巣を認め，入院となりました．

入院時の評価では，感覚性失語および左半側空間無視と左半身の軽度錐体路徴候を認めました．麻痺は入院5日目までに改善しました．

入院直後からベッド上安静が指示され，心電図モニター装着，点滴ルート・尿道バルーンカテーテルが留置され，管につながれた状態となりました．河内さんは興奮して点滴を抜き，ベッド柵を乗り越え，「あんたら何するんや」「帰して！」と大声で騒ぐなどの行為が見られました．主治医は点滴治療の継続が必要と判断し，姪に承諾を得て拘束衣を着用するなどの身体拘束が行われました．

入院5日目に持続点滴が終了しましたが，河内さんのせん妄は遷延しました．夜間はおむつを頻回に外し，廊下を徘徊し，手についた便を部屋の壁にこすりつけるなどの行為が見られるようになりました．

❷ レシピ詳細

レシピ① ステーク・ホルダーから患者背景を聴取する

河内さんのステーク・ホルダーである姪，ケアマネ，民生委員から，これまでの河内さんの生活背景を聴き取りました．長らく1人で生きてこられ，気丈な性格だったようです．潔癖で部屋に埃1つ落ちているのが嫌で，以前ヘルパーを導入したときは，掃除のしかたが気に入らず断ってしまったというエピソードがあったそうです．洗濯は自身でされていたようですが，排泄の失敗が当時すでにあったかどうかはわかりませんでした．

この事例は，もともと親類や地域の住人の援助を受けて何とか自立していた虚弱独居高齢者に，新たな脳梗塞によって言語障害や半側空間無視症状が出現し，生活の場が病院という非日常に変わってチューブにつながれるような環境に一変．さらに何とかこれまでできていた日常の生活動作もできなくなったことで心理的なストレスが加わり，概日リズムの障害や興奮，徘徊，不潔行為というBPSD（行動・心理症状）が出現したものと解釈しました．

> **ここがミソ！**
>
> とにもかくにも情報収集！患者さんが今まで歩んでこられた歴史や生活様式，嗜好を知ることが，BPSDの理解の緒となる．またその人の個性を日常のケアに活かしていこうという姿勢がとても大切！

レシピ② 不潔行為の原因を読み解く

不潔行為はどうして起こるのでしょうか？ 不潔行為は，患者さん自らが不潔にしようと思って行う行為ではありません．意図と反して失禁，弄便，放尿などをしてしまい，それに対処しようとしてとる行為が結果として周囲から不潔行為ととられてしまうことが多いようです．すなわち，不潔行為は患者さんにとっては理由のある行動であり，「不潔行為」という呼称自体，患者さん目線ではなく周囲の目線から発せられる言葉と言えます．

河内さんは潔癖な性格でしたから，おむつ内の尿や便に不快感を感じ，外してしまうのかもしれません．また，便の処理がうまくできずに手に便が付いたときは，それが不快ですぐ近くの壁で手を拭いてしまうのかもしれません．このように**河内さんの目線から行動をとらえると，これらの行為が河内さんにとっては自然な行動である**ことが理解できるようになります．

> **ここがミソ！**
> 患者さんの目線から行動をとらえれば，不潔行為の理由が見えてくる．

レシピ③ スタッフで一致して自尊心に配慮した対応をとる

不潔行為はどのような場面で現れるのでしょうか？一般に不潔行為は排泄の失敗により自尊心が脅かされ，またそれによる羞恥心から失敗を隠そうとしたり，自分で処理をしようとしたりする際に現れます．ですから，**不潔行為をなくすためには，自尊心を高め，羞恥心を感じさせないような対応をとれば**よいことになります．病棟スタッフとカンファレンスを行い，表1に示すような声かけや態度を統一しました．

また，ケア用品の選択も重要です．入院してはじめておむつを利用する患者さんは，抵抗がある人も多くいます．不快感をできるだけ感じさせないようなケア用品の選択を心がけたいものです．

> **ここがミソ！**
> 排泄ケアは，自尊心にかかわるケア．自尊心や羞恥心に十分配慮したケアとケア用品の選択を！

レシピ④ 早期の排泄行為自立を支援する

さらに，不潔行為の原因である自尊心の危機への介入方法としては，排泄行為が早期に自立することが重要なポイントとなります．河内さんについては，院内認知症チーム（表2）でカンファレンスを行い，できるだけ早期に排泄行為の自立が獲得できるように支援をすることを意思統一しました．具体的には，排泄の一連の動作を行為ごとに分け，尿意の知覚，トイレの場所の認知，トイレまでの歩行，トイレのドアの開閉，排泄のための下衣動作，排泄後の後始末，手洗い，の各行程について，**できることとできないことをスタッフ間で情報共有し**，でき

表1◆排泄ケア時にはここに気をつける

- 排泄の失敗を責めない・叱らない
- 尊厳を脅かすような言葉かけをしない
- 排泄ケア時に「またなの」という印象を与えない
- プライバシーの配慮に欠ける行為（ドアやカーテンを開けたままで排泄の介助をする，他者に聞こえる環境で排泄の失敗を咎める，など）をしない

表2◆当院における認知症チーム構成員

- 認知症専門医
- 認知症ケア専門士
- 病棟スタッフ
- 認知症サポート看護師
- リハビリスタッフ
- 薬剤師

が参加

ないことにだけ必要な援助を行うことを統一しました．これらの介入の結果，排泄動作の自立に成功し，不潔行為も徐々に減少しました．

> **ここがミソ！**
> スタッフでカンファレンスを行い，患者さんにとって重要な対応を統一する．

❸ こんなチームで一緒につくりました

　日々のケアについて検討する院内認知症チームのほかに，病棟の排泄ケアチーム，転倒転落防止委員会が合同で本事例に取り組みました．環境設定ができるシート（図）を利用し，スタッフ間で視覚的に情報を共有して安全面に配慮しました．また，患者さんの状態に合わせて病室のレイアウトを変更しました．

❹ 特にうまくできた工程

　河内さんの不潔行為の裏に潜む，潔癖という性格を共通認識とし，本人の尊厳をできるだけ損なわないような行動を心がけるようにスタッフ間で意思統一を行いました．また，排泄の早期自立という目標を掲げ，チームで目標に向けた対応ができました．

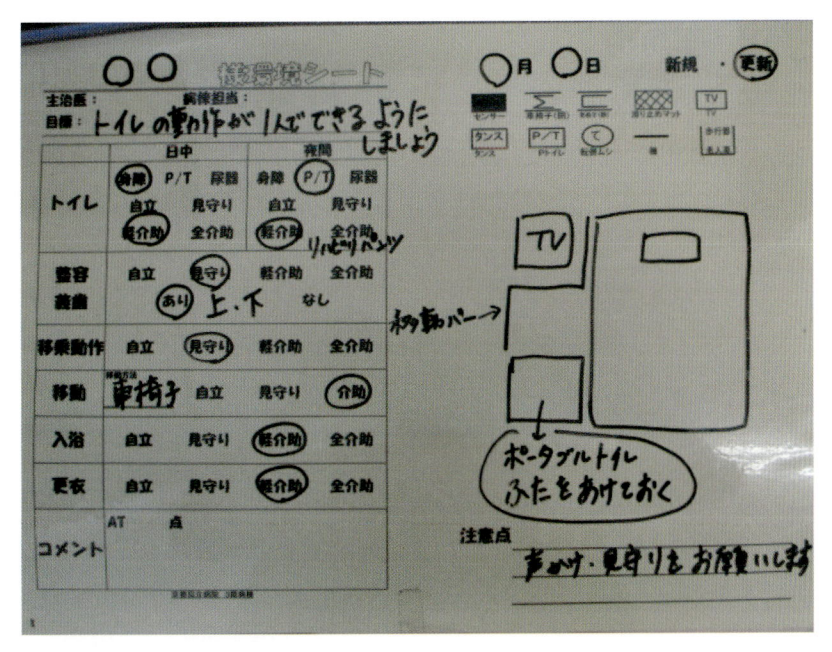

図 ◆ 環境シートの使用例
注：河内さんとは別の事例．

表3 ◆ せん妄が起こるハイリスク因子

● 70歳以上	● 侵襲の高い治療
● 認知症	● 頭部疾患の既往
● 睡眠薬	● せん妄の既往
● 重症患者	● アルコール多飲

❺ 失敗しちゃった / こうすればもっとうまくなる工程

　　　入院初期は治療を優先するあまり，医療者側の視点で物事を捉えがちです．河内さんには5日間持続点滴が施行されましたが，河内さんはせん妄のリスクが高く（表3），せん妄による本人への心理的苦痛や二次障害（転倒，転落による外傷など）の可能性も考慮し，総合的に処置の必要性を判断する必要があります．本事例をリスク・ベネフィットの観点から振り返ると，本当に持続点滴が必要だったのか，また例えば，関係者に普段の生活で使っている小物や食器を持ってきてもらい，非日常の違和感を和らげるための環境的な配慮や工夫ができたのではないかと考えます．

認知症ケアの極意

- 排泄ケアは自尊心と羞恥心にかかわるケアです．これらに十分配慮した対応が不潔行為の軽減にもつながります
- BPSDの背景には，その患者さんのこれまでの行動パターンや嗜好・性格が根ざしていることが多く，患者さんの立場というレンズを通して行動を観察すると解決のヒントが見えてくることが多くあります
- 入院環境は，認知症の患者さんから見れば，どんな人がいるのか，何が行われるのか全くわからない未知の世界です．せん妄に対するレシピは決して特別なことではなく，認知症の患者さんの心情を推し測り，安心感を与えられるような言葉かけや態度，行動，環境設定を心がけることです．これこそがせん妄のリスクを軽減する最も効果的なレシピとなります

そのまま使える説明・決め台詞レシピ！

▶ **患者さんへ**

「トイレの心配があれば一緒に付き合いますよ，安心してください」
「夜何か心配なことがありますか，何でも聞きますよ」

▶ **ご家族へ**

「入院による環境の変化で，どこにいるのかわからず混乱しているのでしょう．少しずつ落ち着かれるように援助していきます」

> **▶病棟スタッフへ**
> 「患者さんの夜間の安定した入眠確保のためにも,日中の活動性を高めるために何ができるか一緒に工夫しませんか」

❻ まとめに代えて 〜事例の振り返り

　長年1人で暮らしてこられた気丈な河内さん.認知症がありつつも,ケアマネや姪の支えもあって何とかこれまで1人で生活してこられましたが,衣服に尿汚染が見られるようになるなど,徐々に認知症は悪化しているようでした.脳梗塞発症による入院をきっかけに,夜間せん妄が現れ,おむつ外しや便を壁にこすりつけるなどの不潔行為を頻繁にくり返しました.河内さんのこれまで1人で生きてこられた背景や,潔癖という性格を考慮し,医療者である前に同じ人間として河内さんの尊厳を尊重するようなケアを心がけ,またチームで早期に排泄の自立を援助するというアプローチを行うことで,徐々に不潔行為は減りました.排泄は人間の行為のなかでも最もデリケートな行為であるがゆえに,患者さんも排泄がうまくできないと,さまざまな心理状態から医療者側には理解できないような行動をとることがあります.しかし,この排泄行為の特徴をふまえてより患者さんの立場に立ったケアを実践することで,今回の事例のようにうまく対処できることに改めて気づかされました.

◆参考文献

- 不潔行為.ナース専科special 2014年増刊号 一冊まるごと認知症ケア,34:48-49,2014
  - ▶ 不潔行為のメカニズムとその具体的なケアについて述べられています.
- Inouye SK:Delirium in older persons. N Engl J Med, 354:1157-1165, 2006
  - ▶ せん妄についての総説です.疫学,病因,診断,予防,マネジメントについて述べられています.
- Wong CL, et al:Does this patient have delirium?: value of bedside instruments. JAMA, 304:779-786, 2010
  - ▶ 有名なJAMAのclinical rationalシリーズ.ベッドサイドにおけるせん妄のスクリーニングツールについてまとまっています.
- O'Mahony R, et al:Synopsis of the National Institute for Health and Clinical Excellence guideline for prevention of delirium. Ann Intern Med, 154:746-751, 2011
  - ▶ 有名なNICEのガイドライン.せん妄リスク低減のための具体的な行動指針について箇条書きされています.

村山利江 Toshie Murayama
京都協立病院 回復期リハビリテーション病棟 師長
1994年 近畿高等看護専門学校卒業.2014年 京都府看護協会認知症サポートナース養成研修修了
回復期リハビリ病棟が開設されて3年目,若年者も老年期の方も,高次脳機能障害,認知症など,どんな方にも頼りにされる,来てよかったと思ってもらえる病院づくりを行っていきます.

玉木千里 Chisato Tamaki
京都協立病院 内科医長/副院長
主な資格:日本内科学会 総合内科専門医,日本プライマリ・ケア連合学会指導医
地域で信頼される医師をめざして万年研修医の精神で日々の診療に臨んでいます.また,地域を愛する信頼される医師を育成することを使命とし,診療の傍ら積極的に研修医教育にもかかわっています.

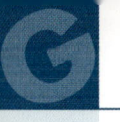

第1章 患者さんの問題に対するレシピ集

オーダー21 独居の患者さん

濵田寿子,向原優子,高橋優二

事例の概要

81歳,女性.独居.弟2人は県外在住.物忘れが目立つようになってきたが,確定診断は受けていない.エアコンを使用しておらず,年間通じてこたつで食事,寝起きをしている.夏は熱中症にて入院,冬は低温火傷や肺炎で入院をくり返している.

レシピ

① 本人面談および在宅スタッフとのケアカンファレンス
② 小規模多機能型居宅介護の利用

1 事例の詳細

81歳,女性.独居.未婚.5人きょうだいの3番目で,兄,姉は他界し,弟2人は県外在住で介護する者がいないため,近所に住む高齢の知人や民生委員,ケアマネジャー(ケアマネ)が支援を行っています.介護保険は「要介護1」の認定を受けており,デイサービスを週2回,ヘルパーを毎日利用し生活されています.近医にて高血圧,甲状腺機能低下症等で訪問診療を受けています.最近物忘れが目立つようになってきましたが,認知症の確定診断は受けていません.

7月末,体調不良の訴えがあり,かかりつけ医が往診され,誤嚥性肺炎,熱中症にて当院に紹介入院となりました.自宅では年間を通してこたつで食事,就寝するという生活をしており,夏場でもエアコンを使用していないため,室内の温度,湿度も高い状態でした.また,服薬管理,適切な水分摂取もできていないため,かかりつけ医,ケアマネより退院後は自宅以外の療養先を検討してほしいと情報提供がありました.

本人へ話を伺うと,「仏様と猫が気になって….とにかく早く家に帰りたい」と家に帰ることを強く望まれていました.仏様は遠方の弟が供養をされていましたが,本人は「自分が世話をしないといけない」との思いが強く,入院中に荷物をまとめて帰ろうとすることが何度かありました.

本人の思いとかかりつけ医を含めた在宅を支えるスタッフの思いが違うため,両者にとってよい解決方法を検討することとなりました.

表1 ◆ ケアカンファレンスで検討された問題点と解決策

問題点	解決策
① 独居	近所の知人の支援，介護保険サービスの利用
② 服薬管理	主な薬は昼間に服用．吸入についてもヘルパー・デイサービスにて確認
③ 嚥下状態に応じた食事	全粥，低残渣五分菜の食形態にて，ヘルパーによる調理もしくはデイサービスで対応
④ 適切な水分摂取	ヘルパーが1日分の飲み物にとろみをつけて水筒に準備
⑤ 熱中症を予防する環境	在宅スタッフ・知人が訪問時にエアコンの使用を促す

❷ レシピ詳細

レシピ① 本人面談および在宅スタッフとのケアカンファレンス

　本人は，会話のなかで何度も「家に帰りたい」と話され，自宅での生活を強く希望されていました．一方，かかりつけ医を含めた在宅スタッフは「ショートステイの利用や療養可能な病院への転院を検討してほしい」と自宅以外の生活を希望していました．病院としては治療が終了すれば退院が可能なため，まず，在宅スタッフや知人から自宅の環境，生活状況について情報収集を行い，退院にあたっての問題点を抽出し，それぞれの解決策をカンファレンスを通じ検討しました（表1）．②の服薬困難は，認知症が進行するなかでほぼ必発と言ってよい状態とされています[1]．本事例ではこれまで眠前に服薬されていましたが，管理が十分でなかったため主な薬は昼間に服用し，確実に実施されていなかった吸入とともにヘルパーやデイサービスにて確認を行うこととしました．③の食事は，言語聴覚士（ST）による嚥下評価で食形態を決定しました．

　以上の対応から自宅退院が可能であると判断しましたが，対応にも限界があるため，介護保険の区分変更申請，早めの認知症の診断受診も検討されました．

> **ここがミソ！**
> ・入院早期より入院前の生活状況，介護保険サービスの内容を把握することで，退院後の療養先の検討が行いやすい
> ・内服時間を在宅スタッフの介入時に変更することで，確実な服用が可能になる

レシピ② 小規模多機能型居宅介護の利用

　カンファレンスで介護保険サービスの内容を見直し，毎日のヘルパーを1日2回毎日介入することとし，またヘルパーやデイサービスの介入時はレシピ①の内容を実施することとして自宅退院となりました．ところが，退院5日後に誤嚥性肺炎にて再入院となりました．

　やはり，介護保険サービスを利用しても独居生活は難しいと思われました．しかし本人は，「家では誰もいないときは普通のお茶を飲んでいました」「家に帰りたい．家以外は考えられない．仏様が心配」とまたしても自宅での生活を強く希望されていました．そこで，自宅に拠点

表2 ◆ 小規模多機能型居宅介護のサービスと一般的な介護保険サービスとの違い

小規模多機能型居宅介護		
通い	宿泊	訪問
・1人1人に合わせて時間も曜日もオーダーメイド ・必要なこと，必要な時間に利用できる ・緊急時にも臨機応変に対応	・本当に必要なときには利用できる ・通い慣れた場所で宿泊可能 ・顔なじみの職員や利用者とともに泊まれる ・突然の泊まりに対応	・回数も時間も内容も1人1人異なる ・必要なときに必要なサービスが受けられる ・緊急時にも柔軟に対応
一般的な介護保険サービス		
デイサービス（通所介護）	ショートステイ（短期入所生活介護）	ホームヘルプ（訪問介護）
・施設の利用時間に合わせて ・あらかじめ決まっているプログラムに合わせて ・皆と同じ1日の過ごし方 ・流れが1つのパッケージになっている	・事前に利用したい日を予約して利用 ・利用したい日が空いていないとほかの施設を予約し，日程変更が必要 ・本人や介護者の状況の変化に対応しにくい	・30分未満や1時間など，サービスの枠に合わせた利用時間 ・規定のサービス枠に合わせた支援内容 ・ケアマネジャーの決めた通り

（文献2より引用）

をおきながら利用できる介護保険サービスがないか再度検討し，①ショートステイの利用，②小規模多機能型居宅介護の利用が候補にあげられました．①は，本人の介護度が低いため，利用日数に制限があり，またショートステイを利用しない日の介護保険サービスが利用できないという問題点があります．②は1つの施設に通い・宿泊・訪問サービスがあり，柔軟な対応ができますが（表2），これまで支援されていたケアマネ，デイサービスを変更する必要があります．本人，ケアマネと相談を重ね，「家に帰れるのであればデイサービスは変わってもいい」と本人の了承があり，ケアマネも新たな方と連携を図ることとし，自宅から5分程度の場所にある小規模多機能型居宅介護を利用することとなりました．

退院後，新しい介護保険サービスを利用して生活に慣れてきた時点で脳神経外科を受診し，アルツハイマー型認知症の診断がつきました．介護保険の区分変更申請結果も「要介護1」から「要介護2」へ変更となり，通いを週5回，訪問を1日2回・週2回利用し，安否確認，状況観察と継続した支援が行われています．食事も小規模多機能型居宅介護より配達をされています．

> **ここがミソ！**
> 地域密着型サービスである小規模多機能型居宅介護は，スタッフの対応が柔軟にできるため，サービスの利用時間に縛られず，独居生活を支援できる．

今後，さらに認知症の進行が考えられ，近所の知人も高齢であるため，在宅生活が困難な時期が訪れます．そうなる前に，施設入所や，金銭管理の面で成年後見制度の検討が必要になってきます．

❸ こんなチームで一緒につくりました

かかりつけ医，ケアマネとこれまでの生活状況，本人の意向，今後必要となる支援などの情報を共有し，在宅でかかわるヘルパー，デイサービススタッフと面談，カンファレンスを行い，支援体制を検討しました．また，本人の希望である「自宅での生活」が続けられるように，自宅近くにある小規模多機能型居宅介護にサービスを変更し，本人の意向，生活ペースに応じたケアを提供していただきました．

❹ 特にうまくできた工程

1回目の入院で検討した介護保険サービスが実施できませんでしたが，2回目の入院で小規模多機能型居宅介護に変更でき，本人の生活リズムに合わせたサービス計画を立てられました．
1回目の入院ですでに小規模多機能型居宅介護を検討していたため，2回目の入院ですぐに対応ができました．

❺ 失敗しちゃった／こうすればもっとうまくなる工程

入院時期が夏のお盆の時期であり，いつにも増して仏様が気になったのだと思います．入院期間の目処を伝えておくとよかったかもしれません．また，猫のことも気になっており世話をしなければいけないという思いが強くありましたが，その後の情報でぬいぐるみの猫だったことがわかりました．治療に支障がなければ病院に持ってきてもらい，本人の安心感につなげることができたかもしれません．

認知症ケアの極意

- できる限り本人が慣れた生活を継続できるように，これまでの生活を理解することが大切
- かかりつけ医をはじめケアマネ，小規模多機能型居宅介護のスタッフなどの在宅スタッフと十分にコミュニケーションを図り，共通認識をもって対応する

💬 そのまま使える説明・決め台詞レシピ！

▶ **患者さんへ**

「猫のお世話は，□□さんがしているから大丈夫ですよ」
「元気に家での生活を続けられるように，朝から夕ご飯まで過ごしたり，ときには泊まったり，家にいるときは家に手伝いに来てくれたりするサービスを利用してみませんか．○○さんの家から5分くらいのところにありますよ」

❻ まとめに代えて 〜事例の振り返り

本事例では，入院当初，かかりつけ医より「自宅退院は困難」と言われていましたが，ケアカンファレンスやかかりつけ医と何度も相談することで解決策を見つけ，自宅退院ができたと考えています．また，入院が患者さんにかかわるスタッフとの情報共有の機会となり，サービスの見直しにもつながりました．

◆ 引用文献

1)「内科医のための認知症診療はじめの一歩」(浦上克哉/編)，羊土社，2014
   ▶ 一般医が認知症について学ぶとっかかりとして最適な本だと思います．具体例も載っていて大変わかりやすいです．
2) 全国小規模多機能型居宅介護事業者連絡会 しょうきぼどっとねっと：http://www.shoukibo.net

◆ 参考文献

・「地域包括ケアってなあに？ 地域で見守る認知症―砂川モデルを全国へ」(内海久美子/編)，医学と看護社，2016
   ▶ タイトルにあるように，北海道砂川市での認知症患者に対する地域ぐるみでの取り組みが載っています．今後地域で認知症患者を見守る取り組みの際に参考になると思います．

Profile

濵田寿子 Hisako Hamada
井上病院 診療支援・地域連携室
社会福祉士 医療ソーシャルワーカー
入院は患者さま，家族にとって大きな出来事であると同時に，ずっと続く生活の一部分でもあると思います．患者さまの思い，これまでの生活，これからの生活を大切にかかわっていきたいと思います．

向原優子 Yuko Mukoubara
井上病院 診療支援・地域連携室
社会福祉士 医療ソーシャルワーカー
医療のなかの福祉職として日々奮闘しています．医療を取り巻く状況が年々変化していくなか，患者さまの立場に寄り添い，生活を重視した支援を行っていきたいです．

高橋優二 Yuji Takahashi
井上病院 総合内科 部長
耳鼻咽喉科医から総合医へ転身して10年以上経ちました．総合医をめざしたときの初心を忘れず頑張っていきたいと思います．

第1章 患者さんの問題に対するレシピ集

オーダー 22 認認世帯の患者さん

武田以知郎

事例の概要

86歳の認知症の女性．91歳の軽い認知症のご主人の世話をしていたが，自身の認知症が進んだため家事や服薬ができなくなり，また家の中もゴミや食べ物だらけですさまじい状態に．お2人とも狭心症や腎不全などの持病をもち，病状悪化も懸念されたため地域包括支援センターが介入しようとしたが，ご主人が「福祉の世話にはならん！」と頑なに拒否しており困っている．

レシピ

① 往診による病状把握と介護保険サービスの勧奨
② 通院から在宅へのギアチェンジ
③ 服薬管理の工夫

1 事例の詳細

　86歳，女性．91歳の認知症の夫と2人暮らし．息子さんは隣市に在住．高血圧，狭心症や心筋症などの循環器疾患もあり地域の中規模病院に夫とともに通院しておられました．脳血管性と思われる認知症があるようで，調理や掃除などの家事ができなくなっていました．買い物にも行けず期限の切れた食べ物や腐った物などを食べておられ，家の中はガラスが割れて散乱し，足の踏み場もないほど衣服やゴミが積み重なってゴミ屋敷状態に陥っていました．薬も数カ月前のものが袋ごと残っている状態で放置され，服薬管理もできていませんでした．狭心症用のニトログリセリン貼付剤も4枚ほど体に貼ったまま．夫も腎不全と脳血管障害などによる体調不良でほとんど臥床している状態でした．隣市に住んでいる息子さんも月1回通院の送迎などはしていましたが，最近は忙しくて足が遠のいていたようです．近所の方からの連絡を受け，地域包括支援センターの保健師が訪問しましたが，夫は「福祉の世話にはならん」と頑なに拒絶状態とのことで診療所に相談となりました．

2 レシピ詳細

レシピ① 往診による病状把握と介護保険サービスの勧奨

　夫が福祉の世話にはなりたくないとのことで，地域包括支援センターも介入できず困ってい

ましたが，医師の往診（医療）は受け入れてくれました．「お医者さんが来てくれるのでお部屋をきれいにしておきましょう」と，村の介護スタッフと診療所看護師などで先行訪問し大掃除をしてくれました．その後往診し，ご夫婦の診察．やはりお2人とも病状は悪化しており，このままではお2人とも家で過ごせなくなることを夫に説明．入院は希望されなかったため，自宅で過ごすために介護保険制度を説明し，家事援助などの介護サービス導入の了解を得ることができました．

> **ここがミソ！**
>
> 福祉の世話にはならないとか行政職員の言うことを聞き入れてもらえないという場合，"お医者様"（この場合あえて権威的に）の説得で受け入れてもらえる可能性があります．また介護サービスについても，毎月それ相応の介護保険料を支払っていてサービスを使わないのは損であることや，悪化予防あるいは治療として必要だと説得すると功を奏することがあります（介護保険料は所得や市区町村ごとに異なります）．

レシピ② 通院から在宅へのギアチェンジ

お2人とも最近通院が滞っていたようで，病状はそれぞれ悪化していました．定期通院より訪問診療の方が在宅での生活状況を把握しやすいと考え，病院に連絡したうえで逆紹介をいただき訪問診療に切り替えさせてもらいました．通院と並行しての介入では，指示が行き違ったり，処方をこまめに調整するのが難しいので，本事例のような場合は，やはり在宅をメインに診させてもらう方がよいかと考えます．

> **ここがミソ！**
>
> 長らく通院していた病院から訪問診療に切り替えることは，ときに抵抗を示されます．病院主治医の指示を仰ぎながら診せていただき，病院との連携を強調すると受け入れてもらいやすくなります．

レシピ③ 服薬管理の工夫

病院では「変わりないから」と薬をもらい続けていたようで，部屋には服用していない薬が散乱しており服薬管理が全くできていない状態でした．服薬方法も複雑かつ多剤投与だったため，病状に影響のない範囲で1日2回に（重要薬を確実に服薬してもらえる昼に）まとめ，ヘルパーが来て調理してくれる昼食後と，用意された夕食に添える形に調整しました．また一包化したうえで，日付けと昼夕の区別を大きく印字し，毎日入るヘルパーに昼食後の服薬確認をしてもらい，服用後は空の包みをカレンダーに貼り付けていく方式をとりました．さらに家族や介護職との情報共有のために大学ノートにそれぞれ訪問した際の記録を残すようにしました．

> 🔥 **ここがミソ！**
> 本人の胸には狭心症用の貼付剤が数枚貼ったままになっており，説明しても心配で貼ってしまう癖がありました．これに対する苦肉の策として，本物はヘルパーに毎日着替え時に貼り替えてもらい，本人にはカラーコピーして作成したダミーの貼付剤を渡して自由に貼ってもらえるように工夫しました．

③ こんなチームで一緒につくりました

　村の地域包括支援センターが介入し家族・本人らと話し合った結果，入院・施設入所は希望されずご自宅での生活を維持する方針となりました．介護保険申請のうえで村の社会福祉協議会（社協）のケアマネジャー，ヘルパー，息子さん，診療所看護師，医師でサービス調整会議を実施しました．当時村の社協は月曜休みだったため，月曜日は息子さん家族で食事を用意していただき，訪問診療で服薬確認することにしました．火曜〜日曜は社協で昼食と夕食の提供や家事援助，デイサービスなどを行うことで切れ目ないケアが可能となりました．

　「自助，共助，公助，ご近所」と言われますが，診療所で馴染みの患者さんだったご近所の方々が心配して頻繁に覗いてくれるようになりました．認知症の患者さんには，気の合ったご近所さんの適度な見守りは大変重要です．通院患者さんのご近所関係を知ることも地域医療では役立つものです．

④ 特にうまくできた工程

　病院の外来に通っていた認知症のご夫婦ですが，このまま通院できたとしてもいずれ生活破綻を招いたでしょう．介入早期に訪問診療による在宅ケアへ移行し，生活を支援する介護職と密な連携をすることで崩れかけていた生活を立て直すことができました．服薬管理も病院との情報交換のもと，本人の生活ペースや認知症の程度に合わせて無理のない工夫を行い，最低限のコンプライアンスを保つことができました．ご家族や近隣の見守りと，切れ目のない介護サービス（デイサービスも含む）で本人が安心できる環境を整備できたと考えます．

⑤ 失敗しちゃった／こうすればもっとうまくなる工程

　ご主人はその後3カ月ほどで食事量が落ちて入院となり，そのまま亡くなられてしまいました．1人になった本人は，その後も自宅で認知症を抱えたまま2年ほどマイペースで暮らすことができましたが，家で転倒して寝込んでいるとの報告で臨時往診したところ腰椎の圧迫骨折に加え肺炎も併発しており，入院・施設入所となってしまいました．当時はまだ地域の訪問リハビリのリソースが整っておらず発想がなかったのですが，転ばぬ先の杖で居宅改修や訪問リハビリを行っていればもう少し家で暮らせたかと後悔しています．

また医師や介護職が最近話題の認知症ケア技術であるユマニチュード[1]を理解して患者さんに接していれば，もっと安心して接することができたかもしれません．

認知症ケアの極意

- 認知症夫婦（認認世帯）はどちらかの身体レベルの低下で生活破綻しやすいので注意
- 認知症患者への処方は最小限かつ支援環境に応じた服薬方法を考慮
- 介護サービス導入を固辞する認知症患者には医師の役割（説得）が重要

↪ そのまま使える説明・決め台詞レシピ！

▶ ご主人へ

「介護保険は毎月5,000円ぐらい支払ってきておられるので，使えるときに使わないと損ですよ．サービスを利用していただかないと治療にも影響しますので，悪化しないように利用してください」

▶ 患者さん（奥さま）へ

「デイサービス（デイケア）は足腰が弱るのを防ぎ，認知症予防にも役立つので，治療だと思って参加してみてください」

▶ ご近所さんへ

「皆さんが気にかけてくれているおかげで，安心して暮らせているようです．いい地域ですね」

❻ まとめに代えて ～事例の振り返り

岩手県花巻市における介護者の負担感についての量的調査[2]でも，老老介護，認認介護の困難な実態が報告されています．特に介護サービス無受給世帯では被介護者のサービス拒否が介護者の負担感を高めていることも浮き彫りになっています．夫婦どちらかの病状が少し悪化するだけで，ぎりぎりだったその生活は大きく破綻してしまいます．地域包括支援センターや民生委員などがそれを早く察知し，介護サービスにつなげる必要がありますが，地域のプライマリ・ケア医や病院勤務医も患者さんの変化に気づくことや関係サービスにつなげていくことが重要です．

本事例での奥様は，その後病状も落ち着き，ほのぼの認知症患者さんとして長らく自宅で暮らすことができましたが，自助，共助，公助のみならず，ご近所さんの見守りも大きな力となりました．このように認知症があっても住み慣れた地域で安心して暮らせる地域づくり[3]を今後の課題として取り組んでいかなければなりません．

◆ 引用文献

1) 本田美和子ジネスト・イヴ：「人は何か通うか II【在宅・地域におけるな用可能性】高齢者と家族の生きる力を出すケアとは 認知症の家族介護とユマニチュードの可能性．訪問看護と介護，20：368-373，2015
2) 佐藤晩美：高齢者夫婦の療出中における認知症看護の継続者支援システムの構築．立教大学学術推進特別重点資金大学院生研究，2011
3) 全国国民健康保険診療施設協議会 認知症高齢者等にやさしい地域づくりのあり方に関する検討委員会：認知症高齢者等にやさしい地域づくりの推進に関する調査研究事業，2015

武田以知郎　Ichiro Takeda　**Profile**

公益社団法人地域医療振興協会 明日香村国民健康保険診療所
自治医科大学地域医療学センター 臨床教授
歴史に培われた心温まる明日香村でDr. イチロー診療所としてプライマリ・ケアや学生・研修医教育も頑張っています．また多職種の仲間たちと地域包括ケアに取り組んでいて，認知症啓発キャンペーンRUN伴（ランとも）も応援しています．

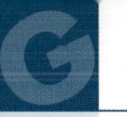

第 2 章　ご家族の問題に対するレシピ集

オーダー1　認知症を心配するご家族

西村真紀

事例の概要

78歳，女性．主婦．80歳の夫と2人暮らし．趣味はダンスで，少し前まで週に1回のダンス教室に通っていた．しかしダンス教室で「あの人ボケてる」と言われてしまった．それを夫に告げると，夫はいてもたってもいられなくなりインターネットで認知症外来の情報を入手して診療情報提供書を書いてほしいと来院した．

レシピ

① 家族の気持ちを受け止め，認知症について説明する
② 患者さんと家族を支える
③ 認知症の学習会を開く

1　事例の詳細

　78歳，女性，山崎明子さん．80歳の夫良雄さん（ともに仮名）と2人暮らし．夫婦で当診療所にかかりつけです．長男はアメリカに単身赴任中．長男の嫁と高校生の孫は近所に住んでおりたまに会っていますが，嫁とは老後のことなど全く話したこともありません．長女は遠くに住んでおり年に数回ほどしか会いませんが電話での連絡はよくとっています．明子さんは専業主婦で大学教員だった良雄さんの生活をずっと支えてきました．趣味のダンスは40代からやっていて仲間も多く，近所づきあいもよい明るい女性です．この1年ほど買い物を間違えたり料理の手順に手間取ることが多くなりましたが夫婦で「私たちも年よね」と笑って過ごしていました．しかし数カ月前にダンス教室で頼まれていた役割を忘れてしまったことがあり，仲間の「あの人ボケてるから頼まない方がいいわよ」という会話が聞こえてからダンス教室に行きたくなくなったとのことです．落ち込んでいる妻を見た良雄さんは認知症なのかがとても心配になりアメリカの長男や長女と相談したところインターネットで調べた大学病院の認知症外来に連れて行くべきだと言われたそうです．しかし，妻を落ち込ませたくなく認知症の検査を受けに行こうとどうしても言えないので先生の方から説明して受診させてくれないかと相談に来ました．

❷ レシピ詳細

レシピ① 家族の気持ちを受け止め，認知症について説明する

まずは何があったのかを詳しく聞き，良雄さんの心配に耳を傾けました．

良雄さん「2人の生活は特に問題ないのですが，そういえば毎日の買い物で買い忘れや同じ物を買うことが増えてきていました．料理にも時間がかかるようになりました．インターネットの情報などを見ると認知症のはじまりかもしれない．と思うようになりました」

医師「ここへ来るきっかけが何かあったのですか？」

良雄さん「ダンス教室仲間からの電話で何かを忘れていたらしいと思われることが何度かありました．先日，妻が"もうダンスには行かない"と言うので何があったのか聞いてみると"ボケてると言われた"と言うのです」

どうやらダンス教室の分担で持って行くものを忘れてしまったことと，ほかにも何か頼まれごとをすっかり忘れていてダンス仲間から信頼を失っていることがわかりました．良雄さんは妻が認知症!?とショックを受け息子や娘に相談したところ専門医に早く診てもらうように言われました．さらに良雄さんは「妻が認知症だと言われたらかわいそうだし，認知症の診察に行こうと私の方からは言えないので先生からうまく説明してくれませんか」と言いました．

お話をじっくり伺って良雄さんのつらい気持ちを理解し，まずは「つらかったですね．心配ですね」と声をかけました．また認知症の診断はどのように行われるのか，認知症にはいくつか種類があり治るものもあることを話しました．そしていきなり専門医のところに行くのではなくこの診療所でできることがあるということを伝えました．

良雄さんの心配は何だったのでしょうか．それは認知症という治らない病気に対する漠然とした不安，子どもたちからの早く病院へというプレッシャー，本人と話ができていないことや本人にどう接すればいいのかわからないなど，多くの問題を1人で抱えていたことでした．

良雄さんには，明子さんへの伝え方をアドバイスしました．「ダンスにも行かず元気ないから心配でいつもの○○診療所に相談してきたよ．○○先生も心配していたから今度の診察日に話を聞いてくれるって」と伝えることになりました．

> **ここがミソ！**
>
> まずは家族の不安に寄り添うこと．専門医に紹介する前に家族や本人との関係を築こう．本人に受診してもらうため，できれば家族が心配していることを本人に伝えてもらう．

レシピ② 患者さんと家族を支える

明子さんの受診日に「ダンス教室に最近行ってないと聞きましたが？」と切り出し，明子さんと話をしました．その後諸検査で軽度認知障害（mild cognitive impairment：MCI）の診断となりました．ここで気をつけたのは検査や病気の説明を患者さん抜きにしないことです．木村[1]によると患者さんへの認知症の告知は軽度のうちに行うのが理想です．筆者は患者さんへ

の告知は介護者が今後も患者さんと一緒に生活をしていく家族である視点からも大事と考えています．医師は「よりよく生きるための方法」を一緒に考えずっとお2人を支えていくことを約束しました．

> **ここがミソ！**
> 患者さんも家族の一員です．患者さん抜きで診断治療をしないこと．「ずっとあなたと家族を支えるよ」という患者−家族−医師の三者の関係を築き安心を与えよう．

　認知症の治療は医療面と生活面の両方が重要であることは言うまでもありません．まず医療面では明子さんはMCIですから夫との日常生活はそれほど問題なく過ごせています．早期治療の有効性は賛否両論ありますが[2]，明子さんの場合，話し合いにより薬物治療は今のところ行わないことになりました．次に生活面での支障に焦点をあててみると，料理が十分できなくなっていることとダンス教室に行けなくなっていることが問題でした．先述した「よりよく生きるための方法」をご夫婦と考えてみることにしました．まず前提として「忘れるという病気である」「対策は"覚えておく"ではなく"忘れてもいいように"」ということを確認しました．短期記憶の障害に関してはホワイトボードとメモを活用することになりました．買い物には散歩がてら夫婦で行くことも提案しました．ダンス教室では，一番仲良くしている友人に少し物忘れがあることを打ち明けることになりました．当事者にとって本人や家族の認知症を他人に知られることはとても耐えがたいことだと思います．私は「逆の立場で大親友が認知症になったらと考えてみてください．物忘れのことを打ち明けてもらったら絶対に手助けしようと思うし友情が深まりませんか？勇気を出して伝えてみてはどうですか？」とお話ししました．併せて良雄さんもそのお友達に挨拶をしておくことも提案しました．

> **ここがミソ！**
> 認知症の治療は生活面のサポートが大事．よりよく生きるための具体的な方法を患者さんと家族とともに考えよう．

レシピ③　認知症の学習会を開く

　本事例のような家族に出会うと，地域には同じような人たちがいるのではないかと考えます．「認知症かも」「専門医に診てもらわなきゃ」「相談する相手がいない」「（漠然と）困った，困った」と考える人々がたくさんいるはずです．そこで当診療所では総合診療を研修中の専攻医が講師となり地域の方向けに認知症学習会を開きました．学習会では認知症の医学的基礎知識，スクリーニング方法，ケアの仕方，認知症の予防[3]について話しました．特に認知症がとてもよくある病気であり誰もが罹るかもしれない，またケアと予測でよりよく生きることが可能であることを強調して，認知症を疑ったらまずかかりつけの医師に相談してほしいと伝えました．

❸ こんなチームで一緒につくりました

本事例の夫婦が相談してくれたのは診療所の看護師と医療事務のかかりでした．診察室ではなかなか言い出せないことも医療事務が聴き取っており「良雄さんが奥さんのことで悩んでいるようで今度先生に相談するように言いました」とミーティングで伝えてくれました．また家族に対するケアのアドバイスは医師よりも看護師が多くかかわってくれました．専攻医は物忘れ外来を初診の場合1時間かけて行っており，明子さんの診察を担当しました．

❹ 特にうまくできた工程

地域の診療所がかかりつけとして機能していると，患者背景をよく知っているため家族からの相談を受けた後の患者さんへの説明が困難なくできました．またスタッフが本事例の夫婦をよく知っておりちょっとした相談を受けてくれていたのはとてもよかったと思います．

❺ 失敗しちゃった／こうすればもっとうまくなる工程

当診療所では認知症の学習会を開いたり，物忘れ外来を行っていたのですが，かかりつけの患者さんが当事者となったときにもっと気軽に相談できなかったのだろうかと考えました．良雄さんが慌てて家族に相談して大学病院の認知症専門外来受診を希望されたのは，かかりつけの診療所としてはとても残念なことです（結果として紹介状を希望して診療所を受診したので私に説明する機会が与えられましたが）．認知症診断と治療に関して診療所でできることや診療所と大病院の役割について診療所を利用する人々に理解してもらうため，ポスターや冊子などで普段から患者教育をしておくなど工夫が必要ではないかと思いました．

現在当診療所の物忘れ外来は特に初診の患者さんの診断に力を入れています．しかし他病院で診断された人も含めて**診断後のフォローアップこそが診療所の認知症ケアの役割**です．家族のケア，生活面でのケアなどじっくり時間をかけて話し合う必要がありチーム医療の真価が発揮される分野です．忙しい外来のなかに診療所らしい物忘れ外来をどう取り込んでいくのかが今後の課題だと考えます．

認知症ケアの極意

- 認知症を心配する家族にはそのつらい気持ちを受け止めることが第一！
- 認知症の診断に突っぱしらず，患者－医師関係の構築を！：本人に真実を説明してよりよく生きる方法があること，医師は患者さんと家族をずっと支える立場であることを伝える
- 認知症の治療には生活面のサポートが必須！：具体的な生活面での工夫を患者さん・家族とともに考えよう

> **そのまま使える説明・決め台詞レシピ！**
>
> ▶ **ご家族へ**
>
> 「奥さま（ご主人・お父さまなど）がボケてると言われて，それはつらかったですね」
>
> 「奥さま（ご主人・お父さまなど）のことで1人で悩みを抱え込んでいらっしゃったんですね．大丈夫ですよ．私はプロですから，必ずお役に立てます」
>
> ▶ **本人へ**
>
> 「ご主人（奥さま・娘さんなど）が心配していらっしゃったんですよ．最近何か気になることがありましたか？」
>
> 注意：主治医として家族関係がわかっている場合に言える台詞です．家族の関係性がよくない場合や本人に取り繕いがみられる場合などには伝え方に異なる工夫が必要です．
>
> ▶ **本人とご家族へ**
>
> 「私たちはずっと◯◯さんの側にいます．安心してください」

❻ まとめに代えて ～事例の振り返り

　　奥さんが認知症かも？と思った良雄さんの慌てぶりは尋常ではありませんでした．まさか自分の家族が？と思っていたでしょうし，専門医！専門医！とインターネットの情報に振り回されてしまっていました．医師として病気を診断して治療することよりも，かかりつけの医師として支えていきますというメッセージが伝わる方が重要だと感じた事例でした．

◆ **引用文献**

1）木村琢磨：治療や生活に関する方針決定プロセスへの総合診療医のかかわり．「特集 総合診療の現場で認知症をどう診る？」，Gノート，1：245-252，2014
　▶ 認知症の患者さんが治療方針の決定にかかわることや家族のかかわり方をタイプ別に分類し説明しています．

2）櫻井博文，羽生春夫：軽度認知障害（MCI）への対応．「特集 総合診療の現場で認知症をどう診る？」，Gノート，1：236-244，2014
　▶ MCIの診断や鑑別診断について簡潔に説明されています．

3）厚生労働省：第7章 認知機能低下予防・支援マニュアル．「介護予防マニュアル（改訂版：平成24年3月）」，pp112-123，2012
　http://www.mhlw.go.jp/topics/2009/05/dl/tp0501-1_08.pdf（2016年7月閲覧）
　▶ 認知症予防についての理論と日本で行われている取り組みが参考になります．

◆ **参考文献**

・「徴候と対応がイラストでよくわかる 家族の認知症に気づいて支える本」（斎藤正彦/監），小学館，2013
　▶ 一般人にわかりやすい説明のしかたが参考になります．待合室に置いてもよい1冊です．

・「親の認知症が心配になったら読む本 新訂版」（市来嵩潔/監，小川陽子/著），実務教育出版，2013
　▶ 家族面談の際に具体的なアドバイスをするためにとても役立つ本です．

西村真紀 Maki Nishimura

Profile

高知大学医学部 家庭医療学講座 特任准教授

家庭医ひと筋で18年間診療所勤務をしてきましたが地域医療を担う家庭医の育成のために大学で教鞭をとる決意をして2016年4月より現職．この事例は前職のあさお診療所（川崎市麻生区）での事例です．

第2章 ご家族の問題に対するレシピ集

オーダー2 認知症を受け止めきれないご家族

佐藤元美

事例の概要

昭和1ケタ生まれの男性．妻と長女，次女と同居している．ゆっくりと記銘力低下が進行していたが，それでも建築士として活躍を続けていた．初診の1カ月ほど前から，物盗られ妄想，暴言が出現し，家族との関係が緊張した．神経系の医師に通院していたが，患者さん本人が1人で受診していた．家族が心配して，当院物忘れ相談外来の受診を希望してこられた．完全予約制のため予約を勧めたところ，すぐに対応してほしいと要望された．

レシピ
① 全身の精査を行う
② 本人・家族から傾聴のうえ処方する
③ 家族の気持ちをしっかり受け止める
④ 本人の気持ちを聞く
⑤ 通院を一括化する

1 事例の詳細

患者さんは隣町に住む昭和1ケタ生まれの男性．同居されている奥さまと娘さん（長女）と一緒に受診しました．高齢ではありますが，建築士として現役で働いており，家族の厚い信頼を得てきたようでした．

家族の話：1年ほど前から物忘れがみられるようになり，徐々に進行していました．半年前に転倒して腰椎圧迫骨折の診断で短期間入院となった後から，悪化しました．1カ月前に再び転倒して頭を打ってからますます悪化しました．物盗られ妄想があり，家族を疑い，非難するようになりました．1分前に話したことも忘れ，また同じことを話し，食べたことも忘れて食事を要求します．先が見えないと嘆いて，死んだ方がよいと自暴自棄になります．風呂で湯加減がうまく調整できません．脳トレをさせようとしても年寄り扱いをされていることが面白くないようです．

自分はまだしっかりしているのに，家族にぼけたように扱われると思っている様子です．否定しないようにすればよいのでしょうが，全部肯定するとまだ理解できているのに馬鹿に

しているようで，見極めが難しいです．急に怒り出し，怒り出すと止まりません．相談できるところはないかインターネットで調べて，物忘れ相談外来を知りました．嫌がる本人をようやく説得して連れてきたのですぐに診察してほしいです．

本人の話：頭がもやもやするときもあるし，すっきりするときもあります．曇り空で雨が降るような感じです．梅雨時の気候みたいで嫌なんです．頭をカラッとしてほしい．頭が馬鹿になった．頭がそろそろ死ぬんだという気持ちです．ここ3日は眠れません．

　かかりつけの脳神経外科に行きましたが，先生に言われたことは忘れました．いつもの治療をしたと思います．物忘れはないです．思うように言葉が出ません．自分はやんちゃなので，自動車のカギは娘に取り上げられました．自分が無理を言って娘たちを困らせるので，娘たちも自分をいじめていると思います．皆敵です．

　家族は不安・混乱が強く，すぐに改善してほしいと要望しました．私からはすでに専門医に通院しているので，まずはそちらへ家族同行で受診して，治療の相談をすることを勧めました．そのうえで必要があれば紹介状をいただいて，再度受診してほしいと話しました．
　すると長女は，立ち上がり「ようやく説得して連れてきたのだから今すぐ何とかしてほしい．あっちに行け，こっち行けとたらい回しは嫌だ！」と大きな声で詰め寄ってきました．家族の迫力に負けて物忘れ相談外来初回の対応を行いました．家族から30分，本人から30分，担当看護師がお話を伺いました．

❷ レシピ詳細

レシピ① 全身の精査を行う

　HDS-R（長谷川式簡易知能評価スケール改訂版）18/30点と明らかな認知機能障害がみられました．頭部MRIでは右前頭部に3 cm大の血腫，右前頭葉に浮腫，右前頭葉・右頭頂葉・左被殻に微小出血がみられました．脳室とシルビウス裂に拡大があり，高位円蓋部の狭小化もあり正常圧水頭症にみられる所見もありました．
　アルツハイマー型認知症に加えて，転倒による右前頭部血腫により前頭葉症状が加わって，急激な症状悪化があったと考えます．かかりつけの脳神経外科に紹介状を作成しますから，一度診察を受けてください，とお話し，家族の皆さんの希望に沿って2週間後に物忘れ相談外来の予約を取りました．予約が取得できたことで家族は一応落ち着きました．
　初診時にはできるだけ幅広く精査をしておきたいと考えています．今回は外傷性脳出血が症状悪化の要因でした．甲状腺機能低下症による認知機能低下やうつ病による認知症類似の状態は稀でなく経験します．

レシピ② 本人・家族から傾聴のうえ処方する

　第2回目の物忘れ相談外来でも，本人・家族からお話を伺いました．
本人の話：自分でも物忘れは自覚しています．食べたことも忘れてしまいます．名前が出てき

きせん．感情がうまくコントロールできません．意欲も低下しています．
以降の話，脳血管外科を受診し，抗痙攣療法は中止になりました．
本人・家族からの話をふまえ，物忘れの進行を遅くする目的でメマンチン（メマリー®）を開始し，怒りを抑えるために抑肝散1回2.5 g，1日1回（夕食前）を処方しました．また，意欲改善を目的に健康食品のフェルガード®100Mを勧めました．

> 🍙 **ここがミソ！**
> 抑肝散は電解質異常や心不全をきたしやすいので，興奮が和らげば早めに終了しています．

レシピ③ 家族の気持ちをしっかり受け止める

認知症はゆっくり進行することが多いのですが，合併症による急激な変化が現れることがあり，家族は不安・混乱に陥ることがあります．当院の物忘れ相談外来では予約時に受診すべきかどうか，受診するとしたら当院を受診するか，いつ受診させるかで家族の意見が一致して，本人も納得してくれた日が受診日になります．すぐに解決できる方法はありませんが，状況をよく聞いて，困惑している家族の気持ちを受け止めるだけで家族はずいぶんと落ち着きます．

第3回目は本人が怒ってしまい，長女だけの受診となりました．長女の話によるともともと外出が好きな方で，自分の好きなときに運転して出かけていましたが，対向車線に飛び出したりしてもう運転は無理そうです．また，長女自身は前回受診時に，父の言動は病気のためと説明を受けて気が楽になったが，実際に家で介護をしていると自分の我慢にも限界があり，イライラが増してしまう，母も妹も持病があり，介護できないと言われてしまうと自分は外出もできなくなる，と話しました．

レシピ④ 本人の気持ちを聞く

認知症の診療では家族の意見が重要視されすぎて，本人の感情や意向はあまり尊重されない傾向があります．**家族の話と同じ重さで患者さん本人の話も聞きましょう．**特に感情面に注目して聞くとよいと思います．

第4回目は本人も受診．

本人の話：藤沢病院のことは来るまで知りませんでした．患者の話を聞いてくれるし，面談後は心が軽くなります．来月もまた来ます．気持ちがカーッとならない薬を処方してほしいです．最近，自分の限界を感じます．娘たちには感謝しています．最期に「よいおやじだった」と思われたいです．長女には一目置いています．

長女の話：運転はもう無理だと考えていますが，本人の気持ちを考えてまだ廃車にはしていません．あれもダメ，これもダメと言うと本人のストレスになると思い言わないようにしています．父もまだ怒ることはありますが，以前に比べるとよくなっています．

> 🖐 **ここがミソ！**
> 　家族と患者さん本人との関係が良好に維持されることが認知症への対応の基盤になります．物忘れ相談外来では，本人の話は，混乱や家族への不信から，次第に家族への感謝に変化していくことが多いです．

　その後，介護保険申請，運転免許証返納を行いました．

レシピ⑤　通院を一括化する

　いくつもの医療機関に通院していると検査や薬剤が重複し，また，調整が困難になります．物忘れ相談外来ではさまざまな余病も一緒に管理して，薬物療法も単純化するように心がけています．本事例でも，それまで通院していた内科クリニックからも脳神経外科からも紹介状をもらい，通院は当院だけとなりました．徐々に認知症は進行していますが，比較的穏やかな生活を送っています．

❸ こんなチームで一緒につくりました

　当院では2008年2月から藤沢町認知症ケア研究会（現在は岩手県南認知症ケア研究会に改組）を開催し，専門職と住民がともに認知症を学ぶ場を設けてきました．そのなかで住民から認知症が心配なときに相談できる窓口がほしいという要望がありました．どこに相談したらよいかわかりにくい状況でした．そこで2008年10月から物忘れ相談外来を開設しました．糖尿病のための健康増進外来の枠組みを使い，毎週火曜日午後に3名の担当看護師と1名の医師で診療を行っています．家族のみの相談も自由診療として受け入れています．完全予約制で，初回は血液検査，画像診断，心理検査を行います．特徴は，毎回約1時間の時間を確保して，患者さん本人と家族それぞれから30分の面談を担当看護師が行っていることです．認知症そのものを治療することは困難なので，患者さんと家族の関係を調整して安定した療養環境をつくりたいと願っています．

❹ 特にうまくできた工程

　病気がちの母親と妹を思いやりながら，父親の認知症を改善させようという長女の責任感の強さを称賛しつつねぎらい，毎回30分間集中して傾聴した担当看護師の活躍に感謝です．

❺ 失敗しちゃった/こうすればもっとうまくなる工程

　物忘れ相談外来が混雑していて，すぐの予約が取れないため，まずはかかりつけ医の受診を促しましたが，患者さんをようやく説得して連れてこられた家族からすれば，もうここで解決してほしいという要望は当然かもしれません．担当看護師の落ち着いた対応で救われました．

病状が安定したら診察の間隔を空けて,できるだけ新患を待たせないで診療するように心がけています.

認知症ケアの極意

・患者さんの病気に集中しすぎないで,患者さんと家族の関係に注目して解決法を探しましょう
・不安や混乱のなかにある患者さんと家族の頼りになりましょう

そのまま使える説明・決め台詞レシピ!

▶ ご家族へ

「認知症はゆっくりと確実に進行する病気ですが,家族の理解と上手な対応と愛情があれば,大きな問題はなく家庭で過ごすことができることが多いです.看護師と一緒にしっかりお付き合いしますからご安心ください」

❻ まとめに代えて ～事例の振り返り

かかりつけ医に通院中にもかかわらず,物忘れが心配で家族同行で飛び入り受診される事例は対応が難しいものです.家族の切迫した心情を理解し,希望に沿って診療することを保証したうえで,診療のルールを説明して,かかりつけ医への連絡も欠かさないように心がけましょう.

◆ 参考文献

・佐藤元美,松嶋 大:健康増進外来―理想の糖尿病外来を目指して.新興医学出版社,2011
　▶ 担当看護師と医師の役割分担など物忘れ相談外来のベースになった健康増進外来の解説本です.

佐藤元美 Motomi Sato **Profile**
一関市国民健康保険 藤沢病院
厳しい医療過疎を解消する目的で設立された藤沢病院の運営責任者を1993年から務めています.現在は一関市病院事業管理者として藤沢病院事業を統率しています.住民との交流を通して地域医療の難問解決に挑んでいます.

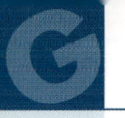

第2章　ご家族の問題に対するレシピ集

オーダー3　中核症状を理解してくれないご家族

中桶了太

事例の概要

84歳，女性．娘さんと2人暮らし．最近物忘れがあるが，介護サービスは利用せず生活している．自宅内で転倒して頭部外傷のため救急外来受診．その際に認知機能の低下を指摘されて受診された．

レシピ

① 認知症の診断と説明を行う
② 家族の思いや不安を言葉にしてもらう
③ 家族の会などの集まりを案内する
④ 介護サービスを紹介する

❶ 事例の詳細

　　84歳，女性．同居している娘さんと一緒に診察室に入ってくるが，伏し目でそわそわしています．問いかけると「大丈夫です」「私は忘れっぽいから」と返事をされます．娘さんによると数年前から物忘れが目立っており，依頼していることを忘れてしまう，大切な物をどこに置いたか忘れてしまう，服装も準備しないと着替えないそうです．娘さんは，怠けさせると認知症になってしまうのでリハビリのためにいろいろと自分でさせるようにしている．今の状態で何とかやっているから介護は必要ないが，私も病気を抱えているので面倒をかけないようにしてもらわないと困ります，とおっしゃいます．診察中も，娘さんは患者さんに対して「ちゃんとしてもらわなければ」「自分でしてね」と厳しい口調でお話しされています．

❷ レシピ詳細

レシピ① 認知症の診断と説明を行う

　　家族への問診では，短期記憶障害，服装の間違いなどが認められ認知機能障害の存在が明らかでした．しかし認知症は慢性に経過するため短期間に現れる変化は少しです．また家族内のサポートにより日常生活の継続が可能なために認知症の症状を実感しにくいこともあります．遠方の親戚や，長い間家を離れていた子どもたちが「あら，こんなになってしまって」とはじめて気づくこともあります．

表 ● 回復可能な認知症の原因

● うつ病	● 慢性硬膜下血腫
● 薬剤性	● アルコール
● 正常圧水頭症	● ビタミンB$_{12}$欠乏症
● 甲状腺疾患	● 肝障害
● 脳腫瘍	● 感染症

（文献1を参考に作成）

　脳神経細胞の不可逆的な変性や脱落によらない二次的な認知機能低下をきたす疾患（表）を除外することから診断を開始します．具体的には血液検査や心電図検査，頭部の画像検査（MRIやCT）などを行い，その過程で認知機能低下は，① 脳神経細胞の障害によって引き起こされる病気であること，② 進行性で失われた神経細胞を復活させることは困難であること，③ 症状は病気によるもので意地悪をしているものではないこと，を検査データや頭部の画像データなどを示しながら説明していき納得していただきました[2]．

　また，この患者さんで問題になっている置き忘れや，服装の間違いなどは認知症の中核症状として出現しているもので，決して患者さんに特別な症状ではないことをお話ししました．臨床経過から認知症は確定的ですが，客観的に検査データを示すことで娘さんは脳が原因の病気であることを理解されました．

> **ここがミソ！**
> 認知症の症状に家族は戸惑いや認めたくない思いをおもちです．特別な症状ではないことをお話しすると安心されました．

レシピ② 家族の思いや不安を言葉にしてもらう

　当初筆者は介護している娘さんに対して陰性の感情を抱いていました．認知症に対する社会での認識はまだまだ十分ではないと感じます．地域や仕事の事情で認知症を公表できないと感じている方もいらっしゃいます．"認知が入っている人"は人格的に何もできない，意思疎通のできない困った人，恥ずかしい存在であると感じて，社会から遠ざけたりしてしまうこともあります．その結果として患者さんだけでなく，家族も孤独になり周囲に相談できず事態を難しくしてしまうことがあります．本事例でもそのような傾向がありました．

　また，家族が介護に対して戸惑っている場合もあります．認知症では医療に対して介護の比重が高くなります．医療はなじみがありますが，介護は年をとって必要になるまでは接点がありません．介護保険の利用方法がわからないのでためらっていることもあります．

　わからないことは「無視する」のが最も簡単な方法です．認知症を否定することで介護にかかわらずにすむのです．認知症や介護にかかわる家族の思いや不安を言葉にしてもらうことで否定する理由が明らかになり，支援の糸口が見つかるかもしれません．

今回の事例では介護者自身の健康問題も背景にあり，介護サービスを利用することで負担が減らせることを説明して受け入れていただきました．

> **ここがミソ！**
> 介護保険制度について居宅支援のケアマネジャーなどに説明してもらっています．

レシピ③ 家族の会などの集まりを案内する

医療は認知症の進行を遅らせることや，周辺症状を穏やかにすることは得意です．しかし，日々対応している家族にとっては，医療だけでは解決が困難な戸惑いや迷いが多くあります．例えば患者さんが介護を拒否するとき，家族はそれを自分たちだけの特別な症状と感じ，解決方法がわからず途方に暮れていることもあります．このようなケースでは家族同士の情報交換が役立つことが多くあります．家族同士の交流は，さまざまな組織や行政がサポートしていますが，なかでも「認知症の人と家族の会」は全国的な組織で日本各地に窓口があります[3]．定期的につどいが開催され，介護家族だけでなく施設スタッフや地域の保健師，医師も参加しています．介護の相談や情報交換，認知症の勉強会を通じてお互いに励まし合い助け合っています．日々の問題行動などについて相談することで，具体的なアドバイスが得られてよい方向に進むことがあります．本事例では実際に参加はされていないのですが，相談先を示すことで安心していただけました（第4章-15参照）．

> **ここがミソ！**
> 介護の問題の解決には介護者間の情報のやりとりが効果的です．

レシピ④ 介護サービスを紹介する

認知症の介護の主体はほとんどの場合，家族です．地域によっては「両親の介護は嫁いだ者がはたすべき役目である」と，介護を他人に任せてはならないと考えられていることがあります．しかし，介護を家族内で担当すると疲弊してしまいます．また，優しかった，尊敬していた両親からの拒絶や叱責の言葉は重く心にのしかかり，介護者の冷静さを奪う原因になります．以前の姿を取り戻してほしい願望から，リハビリテーションと称してさまざまな課題を患者さんに課してしまうことがあります．しかし，認知機能低下に伴う失認や失行のために実行は不可能であるとともに回復は期待できないことがほとんどです．期待はともすると叱責となり，最悪の場合は虐待へとつながってしまいます．

患者さんに対して笑顔が見せられないときは，家族の頑張りが足りないのではありません．介護の専門職による介入で笑顔を取り戻すことができることがあります[4]．

> **ここがミソ！**
> 介護はプロに任せましょう　お互い笑顔で話ができるように介護施設も利用しましょう．

❸ こんなチームで一緒につくりました

　　ケアマネジャー，地域包括支援センターのスタッフが参加しました．ケア会議では，介護保険制度や，多くの方が介護サービスを利用されていることを説明しました．地域包括支援センターには虐待のリスクが高い事例として参加していただき，定期的に家庭訪問を行ってもらいました．

❹ 特にうまくできた工程

　　当初，娘さんは認知症であることを認めませんでしたが紐解いてみると介護保険制度を知らないことが判明しました．また，介護者自身の健康問題もあることが明らかになるなど，介護者なりの努力が明らかとなりました．認知症を認めない理由に迫ることができてからは，筆者も介護者に共感的な態度でポジティブに接することができました．

❺ 失敗しちゃった / こうすればもっとうまくなる工程

　　はじめに陰性の感情をもったため，家族との関係性構築が難しく時間を要してしまいました．その結果介入のタイミングが遅れてしまいました．家族が動かないと介護保険制度を利用することができません．

　　介護する家族が抱える問題に配慮することを忘れてはなりません．**医療は子どもの頃から親しみがありますが，介護は突然待ったなしでやってきます．**地域住民向けに認知症の予防や病状，診断だけでなく，介護についての情報発信も必要と感じました．

認知症ケアの極意

- 介護家族の背景や抱えている問題に配慮する
- 第三者に任せる時間をつくる
- 家族に病気を受け入れてもらうことで介護保険制度が利用できる

> **そのまま使える説明・決め台詞レシピ！**
>
> ▶ **患者さんへ**
>
> 「よく頑張っていますね！」
>
> ▶ **ご家族へ**
>
> 「治る認知症もあるので，血液検査などで確認してみましょう」
>
> 「お互いの笑顔の時間を増やすために第三者の力を借りてみませんか？ その方はお世話のプロフェッショナルですよ」

❻ まとめに代えて ～事例の振り返り

　中核症状を認めず，リハビリと称して無理難題を押しつけているように感じ，かかわりはじめた当初は陰性の感情を抱いてしまいました．しかし，話を重ねると本人の健康問題や周囲との関係や地域の問題などが影響していることが判明しました．患者さん自身だけでなく介護者の健康や環境，思いにも配慮が必要と感じました．お互いが離れる時間をつくることも介護を継続するうえで重要と思っています．今回の事例はわが家の介護の経験も加味して紹介しました．

◆ **引用文献**

1) 水上勝義：第105回日本精神神経学会総会 シンポジウム：認知症の臨床における最近の話題 薬剤による認知機能障害．精神神経学雑誌，111：947-953，2009
2) 「認知症疾患治療ガイドライン2010」（日本神経学会/監，「認知症疾患治療ガイドライン」作成合同委員会/編），医学書院，2010
   ▶ Webで利用可能．認知症のタイプ別診断から治療がまとまっています．オンラインでアクセスできる教科書として必携（https://www.neurology-jp.org/guidelinem/nintisyo.html）．
3) 公益社団法人 認知症の人と家族の会 ホームページ：http://www.alzheimer.or.jp/
   ▶ 介護家族からの情報発信ページです．
4) 本田美和子：ユマニチュードとの出会いと日本への導入．「特集 チームで取り組む認知症ケアメソッド「ユマニチュード」その理念とケアの実際」，看護管理，23：910-913，2013
   ▶ 新しい看護・介護技術ユマニチュードの紹介です．

◆ **参考文献**

・「娘になった妻，のぶ代へ―大山のぶ代『認知症』介護日記」（砂川啓介/著），双葉社，2015
   ▶ 認知症の介護家族の葛藤や戸惑い，そして受容の過程が書かれています．
・「ペコロスの母に会いに行く」（岡野雄一/著），西日本新聞社，2012
   ▶ 認知症の患者さんの身体機能や心理が観察を通じてわかりやすく表現されています．
・「認知症 専門医が語る診断・治療・ケア」（池田 学/著），中公新書，2010
   ▶ 認知症の症状や病型について項目別にわかりやすくまとめられています．

Profile

中桶了太　Ryota Nakaoke

長崎大学病院 へき地病院再生支援・教育機構/ながさき県北地域医療教育コンソーシアム（国民健康保険 平戸市民病院）准教授

長崎県平戸市の平戸市民病院で診療と地域医療教育を担当して11年目です．2016年は関東，関西方面から地域医療研修医72名をコーディネートします．へき地は高齢化と人口減少社会の先進地域，2025年問題は解決ずみ!?

第2章　ご家族の問題に対するレシピ集

オーダー4　BPSDを理解してくれないご家族

後藤忠雄

事例の概要

ともに87歳のご夫婦．山間へき地で2人で生活．夫は81歳頃より記銘力の低下が目立ちはじめ，徐々に進行．経過中易怒性や徘徊なども認められたが，認知症と理解している妻が対応し比較的落ち着いて生活されていた．しかしその妻も86歳頃より記銘力低下し，妻が夫を主に支えていられるうちはほとんど関与しなかった息子夫婦にも，妻の介護負担軽減の必要性を説明し1～2週間に1回は支援していただくようになった．しかし，ご夫婦の外来受診のたびに，特に長男の嫁から，BPSDによる1つ1つの行動に対してさまざまな不平不満，ときにはご夫婦本人に直接的に怒りをぶつけるようなことも認められた．

レシピ
① 家族に支援を依頼するきっかけを探る
② わかりやすいツールを用いてBPSDを説明する
③ 地域で高齢者を支える方々の輪を広げる

1　事例の詳細

　ともに87歳の夫婦，山間へき地で2人暮らし，ご夫婦とも温厚な性格で，周囲も高齢世帯が多くお互いに支え合うような環境で生活されていました．お子さんは2人おられ都市部に生活拠点をおいています．お2人とも比較的厳格な性格で，仕事も忙しいとのことで盆暮れ正月以外ほとんど実家に帰省することはありませんでした．夫は高血圧と糖尿病，妻は高血圧と変形性膝関節症などで定期的に診療所を受診されていました．夫は81歳頃より記銘力の低下が目立ちはじめ，食事を食べたことを忘れてしまったり，調味料のソースと醤油を間違え，量もむちゃくちゃであったりするようになりました．加えて，そうしたことを指摘すると非常に攻撃的になったり，ときに活動性が亢進し徘徊したり逆に1日中寝ていたりといったBPSDが認められました．妻にBPSDの説明をくり返しするとともに，介護負担軽減のためデイケアの利用を勧めたところ，妻自身も徐々に対応することができるようになり，もともとの温厚な性格が幸いしてか，いちいちの指摘をやめたり，可能な範囲で夫のやりたいようにやってもらったり，自身が怒ったり逆らったりしないことで，夫も比較的落ち着いた生活が継続できていました．

この間，幾度となくお子さんも交えてお話をしようと試みましたが，妻は子どもの世話にはなりたくない，自分で対応できるとのことで，家族支援者を増やすには至りませんでした．しかし妻も86歳頃よりADLは保たれBPSDも認めないものの記銘力の低下が認められるようになりました．ご夫婦での生活をどのようにしていくか検討しはじめていたところ，妻が虚血性腸炎で入院しました．夫はこの間，介護老人保健施設のショートステイを利用しましたが，数日自宅で子ども夫婦が一緒に過ごす時間があり，食事や着替え時の状況や支援が必要なこと，知らない間に外へ行ってしまうことなどを経験し，これをきっかけに子ども夫婦にご夫婦を支えることを依頼しました．「自分たちの生活もあるので」とやや拒否的ではありましたが，症状の説明と妻の上手な対応方法を説明し何とか1～2週間に1回は来ていただけるようになりました．妻の退院後は主に妻が夫に対応し，デイケアを利用しながら比較的落ち着いた生活が継続できていましたが，子ども夫婦がくり返し来るようになってご夫婦の生活状況を見るようになったせいか，ご夫婦の外来受診のたびに，「言うことを少しも聞いてくれない」「温厚な人だったのにあんなに怒ることがあるなんて」などと，付き添ってくる子ども夫婦のうち，特に長男の嫁からやや怒るように訴えられるとともに，同席しているご夫婦に対しても，「言うこと聞いてくれないですよね」「この前したことおかしいって言ったのにまた同じことをくり返して大変です」など直接言葉をぶつける始末でした．そのつどBPSDの説明をくり返しましたが，外来受診時にくり返しそうした光景が認められました．

❷ レシピ詳細

レシピ① 家族に支援を依頼するきっかけを探る

　特に山間へき地においては，子ども世帯が都市部を生活拠点とし別居していることも多くみられます．親世帯はできることなら子どもの世話になりたくない，迷惑をかけたくないと思う一方，子ども世帯にとっても「まさかうちの親が」という思いや，認知症であったとしても，たまに会うだけではそういった症状が出現せずいつもと変わりない親であったりするので，双方が認知症という疾患を軸に支え合う関係にならないことが起きえます．そうしたなか，医療者側が「お子さんにもお話ししてみませんか？　お子さんの支援も受けてはいかがでしょうか？」と話したところで，当の本人や今現在支えている配偶者になかなか「うん」と言っていただけません．くり返しお話しさせていただくことや，かかわっているケアマネジャー（ケアマネ）にも話をしていくことはもちろんですが，何らかのきっかけがそうした状況を打破することがあるのも事実です．本事例では夫の主たる介護者である妻の入院がきっかけとなり，子ども夫婦と話をする機会を得ました．実際，夫は妻の入院に際し，入院先と併設していて日頃のデイケアの提供先である介護老人保健施設でのショートステイを利用することになったわけですが，数日間子ども夫婦が家で一緒に過ごす機会もあり，親のいつもと異なる行動を目の当たりにすることとなりました．これをきっかけに，妻が夫の認知症症状に対応していること，それを支えるためにお子さんたちにも協力をしてほしい旨をケアマネも同席で説明したところ，今まで老夫婦2人で生活できていたこと，自分たちの生活もあることを話され，妻の入院中は施設を

表 ◆ 認知症をよく理解するための9大法則

		語呂合わせ
第1法則	記憶障害に関する法則（わすれるということ）	わ
第2法則	症状（しょうじょう）の出現強度に関する法則	しゃ
第3法則	自己（じこ）有利の法則	じゃ
第4法則	まだら症状の法則	ま
第5法則	感情（かんじょう）残像の法則	か
第6法則	こだわりの法則	これは
第7法則	作用（さよう）・反作用の法則	さ
第8法則	衰弱（すいじゃく）の進行に関する法則	すがに
第9法則	認知症症状の了解可能性に関する法則	認知症

語呂合わせとしての覚えやすさのため，第8法則と第9法則を入れ替えてある．
（文献1を参考に作成）

使えさえすればということを言われはしたものの，大変さも少し感じられたのか，1〜2週間に1回は来ていただけることとなりました．

> **ここがミソ！**
> 目の前の人だけではなく，その人を取り巻く家族，地域にも日頃から目を向けておこう！

レシピ② わかりやすいツールを用いてBPSDを説明する

BPSDを含め，認知症の症状をどう伝えるとよいか？ それもできることならかかわるスタッフが皆同じような知識で伝えたいものです．筆者は認知症の症状をシンプルに覚える方法として，杉山孝博氏の認知症をよく理解するための9大法則[1]を用いて，スタッフにも患者さんやその家族にも，そして住民向け講演でも説明しています（表）．患者さんや家族が訴える症状を，「これにあてはまりますね．どれも認知機能が低下していることから起こることなのです」と，**症状としての一般論を目の前の個別の事例におき換えてお話するようにしています**．くり返し説明することで「だから怒るんだ」「だから強く反応するんだ」「たまにしか会わないからわからないんだ」などと，BPSDを理解していただくことにつながることが多いように感じます．もちろん頭ごなしに症状を説明するだけではなく，**認知症の方を支える大変さや，その努力，少しではあっても取り組まれた工夫を認め，称賛することは欠かしません**．本事例では，「認知症の症状だと言っても，そんなに聖人君子のような対応はできませんね」「こうして介護に参加していただけることがご夫婦の安心につながっていると思いますよ」といった言葉を伝えました．

> **ここがミソ！**
> ・「わしゃじゃまか，これはさすがに認知症」で説明する！

・相手に認知症を理解してもらうためには，認知症を理解できないこと，理解したとしてもそうそう望ましい対応ばかりができるわけではないことをまずあなたが理解しよう！

レシピ③ 地域で高齢者を支える方々の輪を広げる

　ご夫婦がお住まいの町は，人口約2,000人，高齢化率約40％の山間へき地で，市の中心部との間には急カーブの山道が続く峠が存在しています．町内には診療所，歯科診療所，介護老人保健施設（デイケア併設），保健福祉総合施設が同一敷地内に存在しており，保健・医療・福祉関係施設はこれらが町内唯一です．したがってさまざまなサービス提供もこれらがほぼ一手に引き受けています．「多職種ネットワーク ＝ ここに所属するスタッフ」ということになり情報共有は容易です．実際町内で介護認定を受けている方や認定は受けていないものの支援が必要であったり，そのリスクがある方も含めて約100人程度の名簿をもとに毎月1回カンファレンスが行われています．こうした会を通じて，認知症の症状の学習やその対応の標準化も行われています．本事例においても私たちのチームのさまざまな職種がかかわりましたし，ご夫婦が生活している場では周囲の方々が見守りをしたり声をかけていただけたりすることがありました．また地域には母子成人保健推進委員という方が2年任期で町内15地区から集まり，任期中に認知症も含めた高齢者を取り巻くさまざまな問題を学習し，高齢者サポーターとして認定する仕組みもつくっています．すでに認定された方のなかにはそれぞれの地区でサロン活動や高齢者の見守り活動に取り組んでおられる人もいます．**地域全体で認知症の方を支える仕組みに**向かっていけばと期待しています．

ここがミソ！
地域の現状や文化・文脈に応じた地域ならではの取り組みにもつなげていこう！

❸ こんなチームで一緒につくりました

　もともとこの地域のさまざまな職種との連携は同一施設内であることもあり容易で，この事例のために新たにチームを構築するということはありませんでした．しかし対応した医師だけではなくケアマネには常に家族への説明時などに同席していただいたりしました．

❹ 特にうまくできた工程

　日頃から認知症症状に関する学習を関係職種間で共有していたこと，それをベースにした説明により職種間での説明に食い違いがなかったこと，一般論と個別事例における症状とを結びつけて説明できたこと，家族の不平不満，怒りをしっかり聞いたこと，さらには少しでも望ま

しい取り組みがあれば，発症が契機であっても紹介したことなどで，側とか家族の症状の理解や目標の共有につなげられたかもしれません．

❺ 失敗しちゃった / こうすればもっとうまくなる工程

　実の子どもとしては子どもの頃からの親のイメージが変わらず，そして同居経験のない子どもの配偶者にしてみるとどういった義父母がどのような生活をしていたのか知らないなかで，親の認知症に直面した際，なかなか受け入れがたいことは想像に難くありません．高齢者の健康課題を支援していくなかで，**家族，特に同居していない家族とのコミュニケーションを早い時期からとっておくことが必要である**と思われましたし，**日頃から介護される立場になることを想定した家族内でのコミュニケーションを図ってもらっておくような働きかけ**が求められると思われました．

　その後，身近でかかわるようになった家族から，認知症の症状をなかなか理解しがたいような発言やご本人たちに向かってやや攻撃的とも感じられる発言があった際に，私自身も少し怒りの感情を表出してしまっていたかもしれません．患者さんや家族と良好なコミュニケーションをとるためにどうふるまうべきか，考えさせられることもありました．

　また，いくら地域のなかで啓蒙活動を行っても，地域外に住む家族には伝わりません．健康なうちから遠方に住む家族とどうコミュニケーションをとっておくか，より工夫が求められるのではないかと思いました．

認知症ケアの極意

- 丁寧なコミュニケーションがスタート．共感や承認，称賛を忘れないように
- BPSDとして現れる症状をうまく他者に伝えられるような小ネタがあるとよい

💬 そのまま使える説明・決め台詞レシピ！

▶ **患者さんへ**

「お子さんたちもお忙しいので迷惑をかけたくないことはわかりますよ．そんな風に忙しく社会貢献されているのも○○さんが立派に育てられたからですよね．いつまでも頑張り続けないで，少しお子さんに甘えてもいいかもしれませんよ」

▶ **ご家族へ**

「そんな親御さんを見ることは想像もされなかったでしょうね．でも認知症というご病気なんです．病気である以上一緒に支えてあげませんか？」

「こうやって説明され頭ではご理解されても，いざとなるとなかなか難しいですよね．認知症の方を支えるご家族の方は皆そうなんです…．すべてが完璧に対処できるなんてことはありません．少しだけでも意識して取り組んでいただけるとありがたいです」

❻ まとめに代えて 〜事例の振り返り

　特に長男のお嫁さんが外来でご本人たちがいようがいまいが，まくしたてるように（と私が感じていただけかもしれませんが）不平不満，うまくいかないこと，こんなに大変だと言うこと，ときには怒ったような表情で訴えられることに対して，私自身も少し感情的になって言葉が強くなってしまったことがなかったとは言えない事例です．意外とご本人たちが穏やかな顔をされて聞いているのを見ると，私自身がはっとしたものです．しかしよくよく考えてみると，家族がかかわり出されてから毎回のご本人たちの受診の際にはご夫婦で付き添ってこられ，表現はともあれ状況を逐一お話しいただいたことは非常に重要なことだったのかもしれません．認知症の症状を家族に理解してもらいたいと思う前に，**その認知症の人を支える人の気持ちや，わかっていてもできないもどかしさを，私自身あるいはかかわるスタッフが理解しようとすることが何より必要なのだろう**と改めて考えさせられました．

◆ 引用文献

1）認知症をよく理解するための9大法則・1原則（公益社団法人 認知症の人と家族の会）
　　http://www.alzheimer.or.jp/?page_id=2228
　　▶ 認知症の人の症状を理解するのに一般の方にもわかりやすい原則．

後藤忠雄　Tadao Gotoh

Profile

県北西部地域医療センター センター長 / 同センター 国保白鳥病院 院長
地域医療，特にへき地医療をうまく支えるしくみづくりができないか日々奮闘中．20年以上かかわってきた岐阜県郡上市和良町のへき地医療から2015年4月より今の職場にチェンジ．さてはてどうなることやら…．

第2章 ご家族の問題に対するレシピ集

オーダー5 投薬を拒否するご家族

木佐健悟

事例の概要

80歳，男性．アルツハイマー型認知症で，当院の医師が嘱託医となっている特別養護老人ホームに入所中．週に2～3回，夕方から夜にかけて大声をあげ，ほかの利用者に暴言を吐いている．ほかの利用者が落ち着かなくなるので何とかならないかと，施設への定期往診の際に施設職員より相談された．入所時に，キーパーソンである娘より，向精神薬は使いたくないという希望があったため使用していない．

レシピ

① 投薬を拒否する理由を確認する

② 投薬せずにすむ方法がないか検討する

③ 投薬をしてもよい薬がないか提案してみる

1 事例の詳細

　　80歳，男性．アルツハイマー型認知症で，特別養護老人ホームに入所中です．当院の総合診療科の医師が嘱託医となっており，週に1回往診をしています．患者さんは，ここに入所する前には別のグループホームに入所していました．そこでは徘徊をくり返し，施設から出てしまうことがあり，やむをえず向精神薬を使用していたようです．そのうち食欲不振，体動困難が出現し入院．結果的に向精神薬による過鎮静であり，薬剤を中止したところ活気を取り戻し，グループホームに戻った経緯があります．その後認知症が進行し，介助必要量が増してきたため，現在の特別養護老人ホームに移られました．入所時より週に2～3回，夕方から夜にかけて大声をあげ，ほかの利用者に暴言を吐く様子が見られ，日によっては翌日未明まで症状が続いてしまうとのことでした．最初は施設職員が側について対応していましたが状況は改善せず，ほかの利用者が落ち着かなくなり不眠やせん妄を起こすようになってしまい，何とかならないかと，施設への定期往診の際に施設職員より相談されました．身体診察，採血では明らかな異常所見はなく，認知症の周辺症状と考えられました．過去に向精神薬を使用していたため，まずは向精神薬を少量から再開しつつ，そのほかの対策を考えようとしたところ，施設職員より，「入所時に，キーパーソンである娘さんから"向精神薬は使いたくない"という明確な希望があったため，向精神薬は使用できません」と告げられました．向精神薬に全面的に頼るのはよくな

いとは言え，ほかの入所者に迷惑をかけている現状では，向精神薬を用いて症状をコントロールしつつ，落としどころを探りたいところです．本人は薬の内服自体はスムーズで，それが何の薬かは理解できないので，本人が拒否しているわけではありません．

❷ レシピ詳細

本稿では特に向精神薬の投薬を拒否するご家族について考えてみたいと思います．なお，向精神薬以外については，鎮痛薬など身体症状の緩和であればご家族の理解を得られやすいこと，生活習慣病の治療薬などでは認知症の予後を考えると，必ずしも薬物で厳格にコントロールしなくてもよい可能性が高いことから，家族が内服に拒否的であっても困ることは比較的少ないと思われ，本稿では割愛します．

レシピ① 投薬を拒否する理由を確認する

まずは患者さんとご家族から理由を聞きます．なかには医師には話しづらい方もいるので，医師以外にも施設職員など別の立場の人に聞いてもらうことで情報が引き出せるかもしれません．

家族の思いはさまざまであることが予想されます．直感的に精神科の薬を避けたいと思っていることもあれば，副作用を心配していることもあります．副作用についてもリスクを過度に評価していることもあれば，冷静に考えていることもあります．**医学的にも向精神薬の使用には家族を納得させられるだけの予後を改善するデータがあるわけではないため，家族の考えを傾聴する必要があります．**

今回の事例の場合は，認知症が進行しており患者さん自身からは聴き取ることができませんでした．一方娘さんは，患者さんがグループホームに入所していたときに向精神薬を投与されて結果的に薬の効きすぎで入院せざるを得なかったことが強く心に残っており，向精神薬に拒否的になっていることがわかりました．そのことに共感を示したうえで，具体的な対策を考えていきます．

向精神薬に嫌悪感を示す患者さんや家族はときどき一般の外来でも出会うことがあります．どのような理由で嫌悪感を示すのか文献を調べてみましたが，見つかりませんでした．しかしながら，人によってそれなりの理由があるはずであり，そこを明確化させておくことが次のステップにつながると思います．

> **ここがミソ！**
> 投薬を嫌う理由は人それぞれ．理由を理解するところがスタート．

レシピ② 投薬せずにすむ方法がないか検討する

対応に難渋する認知症の周辺症状に対して薬剤を使いたくなるのですが，副作用なく安全に使える薬剤はありません．特に，抗精神病薬や気分安定薬は興奮を抑えるために頻用されますが，副作用も多く，死亡率が増加するとする報告があり，使わなくてすむなら使いたくないも

のです．ただ，よい代替案がないのも現実です[1]．

患者さんの訴えが，ただ興奮しているのではなく，何らかの身体症状を訴えたいために起きている可能性があります．短期的なものであれば，脱水や感染症によるせん妄の症状かもしれません．長期的に続いていても，例えば室温，排泄のタイミング，便秘などと関係しているかもしれません．外来や施設では医師は頻回に観察することができないので，施設職員と話し合い興奮する原因がないか探します．家族にも何か気になることがないか聞いてみてもよいと思います．

文献的には薬物療法以外で周辺症状をコントロールするのは難しいとされていますが，可能な限り薬物に頼らない解決策を探したいものです．

今回の事例では，便秘が3日間続くと大声を出すことが多くなる，という規則性にあるとき施設職員が気づき，今までより排便コントロールをしっかりするようにしてみました．レシピ③の薬物療法とどちらの効果があったかははっきりしませんが，ときどき大声を出すものの回数はかなり減りました．

> **ここがミソ！**
> 難易度は高いが環境調整で薬剤を使わなくてすむこともある．家族にもアイディアを出してもらうとよいかも．

レシピ③ 投薬をしてもよい薬がないか提案してみる

薬物療法以外の方法を努力をしても，周辺症状が改善しないことは数多く経験されます．その場合は，家族と交渉して薬剤を開始するのもやむをえないと考えます．

どういう形なら家族が受け入れるかは，理由や状況によるので，一概には言えません．それを検討した文献も見つけられませんでした．筆者の経験では，受け入れられやすい方法として漢方薬を用いるやり方と，向精神薬を少量から出す方法があります．また，同系統の薬でも過去に処方した薬剤と名称が違うことで受け入れてもらえるかもしれません．ご家族は科学的根拠よりは自身の価値観を重視していることが多いので，いくつか出した提案の1つが意外な形で受け入れられることもあります．

今回の事例では抑肝散を処方してみました．レシピ②との組み合わせなので，抑肝散単独の効果とは言えませんが，施設で大声をあげる回数が減ったとのことなので，多少は効果があったと思っています．薬物療法の解説については他稿を参照していただきたいですが，**治療薬の選択肢が多いと家族との相談もしやすくなります**．

処方例 抑肝散1回2.5 g，1日3回（朝昼夕食前）14日間（効果があれば継続）

> **ここがミソ！**
> 漢方薬など受け入れてもらいやすい薬があるかもしれない．そのためにいくつかの選択肢を頭に入れておく．

❸ こんなチームで一緒につくりました

患者さんへの対応を考えるときに，医師1人では患者さんと接している時間は短く，全容がつかめないこともよくあります．施設であれば施設職員，在宅であれば訪問看護師やケアマネジャーなど，患者さんに接する時間が長い職種に話し合いに入ってもらうことが解決につながることがあります．

また，薬物療法以外の認知症患者への接し方は医師よりはほかのメディカルスタッフの方が多くのノウハウをもっていることが多いので，多職種との定期的な勉強会をもてるとなおよいでしょう．

❹ 特にうまくできた工程

便秘が大声をあげるのに関係しているという情報が集められたことと，漢方薬の使用については家族から同意を得られたこと．前者はチームでいろいろと解決策を探ったことがよい結果に結びついたものと思います．

❺ 失敗しちゃった／こうすればもっとうまくなる工程

当初はいかに家族を説得するか，という点を重視し，説得する材料を集めました．今回の事例では施設での問題であったために，施設で周囲の利用者に迷惑をかけていることを説明したり，環境を変えるという意味で自宅への外泊を勧めたりしましたが，前者は自分の家族が大事なので周囲のことは気にならない，後者は自宅への外泊は物理的に無理，と言われてあえなく失敗しました．同様のアプローチでうまくいく場合もあるのでしょうが，多職種で知恵を出し合いながら，時間をかけてかかわっていくのが結局近道のような気がします．

認知症ケアの極意

- 家族の価値観はさまざまで，こちらがよいと思った説明では納得しないことも多い
- 患者さんや家族をよく知る多職種と情報交換をして作戦を立てよう

そのまま使える説明・決めゼリフレシピ！

▶ ご家族へ

「認知症の症状に薬を使うことに抵抗があるようですが，どうしてそのように思うのか理由を聞かせていただけますか？」

▶ 施設職員へ

「家族が皆さんにお話しする内容や，家族が本人に接する様子から，家族の考えがわかりそうなら教えてください」

「水分の摂取，室温，便秘などと精神状態は関係していないですか？」

❻ まとめに代えて　〜事例の振り返り

　　投薬を拒否する家族は少数かもしれませんが，投薬を拒否されてしまうと本人の安全が保てなかったり，周囲が影響を受けたりして，対応には難渋します．正解はありませんので，現場で何度も話し合いながら解決策を探していくしかありません．しかし，そのプロセスそのものが総合診療の醍醐味だと思って，ポジティブに捉えるようにしています．

◆ 引用文献

1）Press D & Alexander M：Management of neuropsychiatric symptoms of dementia, UpToDate, 2016
　▶ 本テーマに特化した読みやすい記事は見つけられませんでした．このページは認知症の周辺症状に対する薬物療法，非薬物療法が紹介されていますが，決定的によい方法はなく，利点欠点を総合的に判断して，さまざまな方法を組み合わせていくしかないようです．

Profile

木佐健悟　Kengo Kisa

JA北海道厚生連 倶知安厚生病院 総合診療科

ウィンターリゾートで世界的に有名になったニセコエリアの基幹病院に勤務しています．診療圏人口は約3万人で，外来・病棟・訪問診療・施設往診・産業医などさまざまな活動ができます．オンオフをはっきりさせるようにしています．興味のある方はどうぞ見学にいらしてください．

第2章　ご家族の問題に対するレシピ集

オーダー6　介護負担を抱え込むご家族

高木幸夫

> **事例の概要**
>
> 81歳，女性．夫とともにクリーニング店を営んでいる．来院の1年ほど前から徐々に物忘れがひどくなってきた．同居の夫と近くに住む長女が対応していたが，暴言や暴力が出るようになり，指示に従わなくなってきた．そのうち，家の中に他人が来ているとか，以前いた職人が食事をしに来た，と言うようになってきたため対応に困り，当院へ受診となった．

> **レシピ**
> ① 「認知症」であることを家族へ説明
> ② 介護保険の導入とサービスの相談
> ③ 家族カンファレンスの開催
> ④ リバスチグミンと抑肝散を処方
> ⑤ デイサービスとショートステイの利用で介護負担を軽減

1　事例の詳細

　81歳，女性．夫と2人暮らし．夫とともにクリーニング店を営んでいましたが，もともと家事や仕事は積極的にする方ではなく，ご近所付き合いに熱心だったようです．そのため，子どもが小さい頃から，夫がクリーニング店の仕事と家事の多くを担っていたとのことでした．

　80歳を過ぎた頃から徐々に物忘れがひどくなり，クリーニングを受け取っても忘れてしまったり，買い物に行っても買うべきものを買わずに帰ってきたりなどが頻繁になってきました．そのつど，夫がそれをカバーして何とか事なきを得ていました．しかし，表面的には大きな変化は認められず，ご近所付き合いも以前と同じようにされていたため，物忘れ症状による夫の負担は周囲から理解されず，ストレスだったようです．

　物忘れがひどくなってくるとともに，夫への暴言がきつくなり，食事やお風呂，布団ひきも夫任せとなり，用意ができていないと強い口調で夫をなじるようになってきました．長女が近所に住んでおり，昼間に様子を見に行き，家の仕事を手伝ったりしていましたが，長女に対しても怒鳴ったり手を上げたりするようになり，抑えがきかなくなってきました．

　そのうち，「家の中に他人が来ている」とか「以前勤めていたAさんが食事しに来ているよ」などと言うようになり，外食をしに行っても「今，店の人が料理を食べて行った」などと言う

ため，対応に困り，当院へ受診となりました．

来院時，HDS-R（長谷川式簡易知能評価スケール改訂版）は17/30点で，頭部CTでは明らかな脳梗塞や慢性硬膜下血腫などを認めず，軽度の海馬萎縮を認めました．血液検査では軽度の脂質異常症を認めましたが，甲状腺機能低下やビタミンB欠乏などは認めませんでした．

❷ レシピ詳細

レシピ①　「認知症」であることを家族へ説明

　まず，「認知症」であることを家族へ説明しました．「認知症」は短期的な記憶や認知機能，行動などが障害される病気なので，患者さんの「困った」症状は，その病気が原因で起こっていること，実はそのことで「患者さん本人が一番困っている」ことを家族にお伝えすることがまず重要だと考えています．そのことを理解していただき，本人も家族も楽になれるような治療や対応を一緒に考えていくことを確認しました．

　また，毎回の診察では，時間が限られていたり，本人の前ではなかなか言いにくいことがあったりするため，前回診察以降に起こった出来事や解決したい事柄などを，できるだけ紙かノートに記録して持って来ていただくようにお願いしています．

> **ここがミソ！**
> ・treatable dementia を除外し，「認知症」であることの説明を！
> ・「認知症」は治らないが，本人も家族も楽になれることを治療目標に！

レシピ②　介護保険の導入とサービスの相談

　次のステップとして，介護保険を導入しました．ケアマネジャー（ケアマネ）にかかわっていただいて，介護上の具体的な困りごとや希望を聞いていただき，サービスを導入することとしました．

　認知症の患者さんでは，周囲からの適度な刺激が社会性を維持するのに役立つことが多いためデイサービスを導入するケースが多いのですが，本事例では，夫が「ほかの人に迷惑をかけるのでは」と難色を示し，また，お試しで行っていただいたデイサービスで本人が不愉快な思いをしたことがあり，「デイサービスは利用しない！」ということになってしまいました．

　外来へは長女さんが付き添って定期的に通院されていましたが，認知機能障害が進行すると本人からは詳細な情報が得られず，付き添いの長女さんも昼間の数時間しかかかわっておられないため，家庭での状況がなかなかつかみにくい状態が続きました．

　しかしあるとき，本人が無理を言ったり暴言を言ったりするので，夫がかなり疲労しており，体重も減ってきているので心配だ，と長女さんが漏らされたので，何か次の手を考える必要がありました．

> **ここがミソ！**
> 家族のみにケアを任せると家族も体調を崩して「患者が2人（またはそれ以上）になる」ことがあるので，利用できるサービスを導入して長続きするケア体制を考える！

レシピ③ 家族カンファレンスの開催

そこで，家族カンファレンスを開催しました．ふだん外来に付き添えない夫にも参加していただき，長女，ケアマネ，診療所スタッフが一堂に会して，それぞれがもっている情報や困っていることを共有し，改善策について話し合いました．

夫の話からは，妻の変化を受容しきれていないことや，「長年連れ添った者として自分が最期まで面倒を見たい」と思っていること，「できるだけ他人には迷惑をかけたくない」と頑張っていることなどがわかりましたが，一方で疲労困憊しており，限界が近いこともみてとれました．

全体として，夫の気持ちは最大限尊重しつつ，共倒れにならないように，デイサービスやショートステイを利用していく方向を確認しました．デイサービスについては，「お試し」で不愉快な思いをしたということがあったため，患者さんの顔見知りの方が利用しているデイサービスを何カ所か試してみることになりました．

> **ここがミソ！**
> ・認知症への対応は，地域連携の視点をもって対応する[1]
> ・家族カンファレンスでは，情報を共有しそれぞれの状況に配慮しつつ，課題を明確化し，治療目標を一致させ，各人が無理なくできる役割を確認することが重要！

レシピ④ リバスチグミンと抑肝散を処方

処方は，認知症の中核薬としてリバスチグミン（リバスタッチ® パッチ 4.5 mg，1日1枚）を，暴言に対して抑制系薬として，抑肝散を処方しました．最初は本人が薬の管理をしていましたが，飲んだふりをしてゴミ箱に捨てていることが発覚し，夫が内服管理をするようになりました．

暴言は抑肝散でやや改善しましたが，その後易怒性とともに暴言・暴力がみられるようになったため，チアプリド（グラマリール®）を追加しました．抑肝散1回2.5 g，1日2回（食間が望ましいが，介護者の負担も考えて，食前や食後でも可），チアプリド1回25 mg，1日1回（朝食後）にて暴言と易怒は徐々に軽減しました．

> **ここがミソ！**
> 認知症治療において，中核薬（コリンエステラーゼ阻害薬，NDMA受容体拮抗薬）を投与すると暴言・暴力，易怒性が高まることがあります．そんなときに抑制系薬（抑肝散，チアプリド，クロルプロマジン，クエチアピンなど）が使えるようになっていると対応に困らずにすみます！（もちろん，必要なら中核薬の減量・中止もためらわずに）

レシピ⑤ デイサービスとショートステイの利用で介護負担を軽減

家族カンファレンスの後，やや小規模のデイサービスに参加していただきました．そこでは，顔なじみの方もいて，スムーズに溶け込めたようで，テーブルのセッティングや片付けなども手伝い，生き生きとされているとのことでした．もともとご近所付き合いには積極的な方だったので，家で見るのとは別人のような働きぶりだそうです．ショートステイの利用も比較的スムーズに行え，毎月3～7日程度利用されているとのことです．

デイサービスの時間とショートステイ利用の期間，夫が介護から解放されたことによりストレスが緩和され，妻の気持ちに寄り添うゆとりが出てきたことも，暴言と易怒の改善に貢献していると思われます．

❸ こんなチームで一緒につくりました

主介護者である夫と，同居はしていないが家族のなかのキーパーソンである長女，介護サービスの調整を担うケアマネと診療所のスタッフがかかわりました．

特に，長女に積極的に診療所とケアマネ，患者，家族をとりもつ働きをしていただけたので，とても助かりました．

❹ 特にうまくできた工程

家庭での状況がつかみにくく，夫の介護負担に気づけないまま推移していましたが，長女の漏らした言葉から危機的な状況に気づき，すみやかに対応できました．外来や在宅では，起こりうる危機的な状況を見通し，事前に手が打てるかどうかでその後の経過が全く変わってくることがよくあります．今回は，家族カンファレンスが大きな転機となりました．

❺ 失敗しちゃった／こうすればもっとうまくなる工程

当初，家での様子を紙かノートに記録して持って来ていただくようにお願いしていました．しかし，それは数回で途絶えてしまいました．後で考えてみると，そんな記録をする余裕もないほど追い詰められていたのかもしれません．気持ちに余裕がないとそのような記録さえできなくなるものです．それに早く気づき，代替案の提示や主介護者である夫と直接話をする場を設けられていれば，もっと早く必要な介入ができたかもしれません．

介護負担は認知症の重症度とケアにかかわる時間の長さに関係します[2]．認知症の重症度を早期に把握することと，家族が介護から解放される時間の保証が重要です．デイサービスなどの介護サービスに乗らない方は，注意してアンテナを張る必要があります．

認知症ケアの極意

- 認知症はその人の周りに患者を増やす！家族を救え！
- 介護負担は認知症の重症度とケアにかかわる時間の長さに関係する！
- 家族が介護に溺れないように介護サービスの導入を！

📞 そのまま使える説明・決め台詞レシピ！

▶ ご家族へ

「認知症に対する一番の薬はご家族の笑顔です」

「ご家族にはご家族にしかできないかかわりをもっていただきたいです」

「認知症は残念ながら進行していく病気ですが，できることはたくさんあります．**本人とご家族が楽に過ごせるように一緒に考えていきましょう**」

❻ まとめに代えて 〜事例の振り返り

認知症のケアにおいては，家族を救うことが非常に重要です．そのために，**診察のときには必ず家族・介護者の様子を聞く**ようにしています．家族を救うためには，患者さんの認知症の重症度を把握すること，介護にかかわる時間の長さに留意すること，日常の介護サービスや短期〜中期の入院・入所などの利用できる支援策についての引き出しをいくつももっていること，家族が最も疲弊するBPSDへの対応に習熟しておくことが重要です．

そして何より，本人に対しても家族に対しても，最後まで寄り添ってできる限りの対応を一緒に考えていくという医療者側の姿勢が，家族を勇気づけることになると感じています．

◆ 引用文献

1）小林直人：総合診療医にとっての地域連携の意義．「特集 認知症を診ていこう」，治療，97：326-329，2015
2）Yu H, et al：Measuring the Caregiver Burden of Caring for Community-Residing People with Alzheimer's Disease. PLoS One, 10：e0132168, 2015
   ▶ 台湾と中国で行われた介護者負担に関するスタディ．認知症の重症度とケアにかかわる時間の長さが介護負担の増加に関係していることが示されています．

◆ 参考文献

- 「特集 認知症を診ていこう」（本間 昭／編），治療，97：307-413，2015
   ▶ 総合診療医として認知症を診察していくうえで必要なことがコンパクトにまとめられています．
- 「コウノメソッドでみる 認知症診療」（河野和彦／著），日本医事新報社，2012
   ▶ BPSDを制御して患者も家族も楽になる治療をコンセプトとしています．

Profile

高木幸夫　Yukio Takaki

京都家庭医療学センター 京都保健会 上京診療所 所長
診療所で家庭医療の実践と家庭医療後期研修の指導に力を入れています．最近では，HPH（Health Promoting Hospitals and Health Services）の活動にも力を入れています．

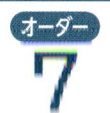

第2章 ご家族の問題に対するレシピ集

オーダー7 介護力のないご家族

野口 愛, 蓮間英希, 大島民旗

事例の概要

87歳, 女性. 認知症の夫と日中仕事の長男との3人暮らし. 3年ほど前から認知機能低下が出現し, アルツハイマー型認知症と診断. 長男は介護に参加されず, 少し離れて住む長女とサービス調整で対応をしたが, 夫が骨折をして, 夫婦ともにADLが低下してきている. しかし, 長男は病状説明に参加されず, 長女の介護負担も増加している.

レシピ

① 家族ケア・多職種カンファレンスにより情報収集, 問題の共有
② 家族の困っていることを解決する／泌尿器科的問題の対応
③ 家族のライフサイクルを考えたサービス調整
④ 薬剤の処方の確認, 減薬

1 事例の詳細

87歳, 女性. 認知症の夫 (短期記憶障害を認めるが会話・歩行可能), 日中働いている長男と3人暮らしをしています. 骨粗鬆症と高血圧で当クリニックに通院していましたが, 3年ほど前から衣服の乱れ, 受診日に来ないなどの変化がみられるようになりました. MMSE (mini mental state examination) は21点であり, アルツハイマー型認知症と診断しました. 長男は仕事 (内容は詳細不明) のために病状説明に来院できないとのことで, 長女 (自転車で30分の距離に居住. 主婦兼パートタイムの仕事) に病名と今後病状が進行する予測を説明し, 本人の受診に付き添ってもらうことになりました. 患者さんは「家で過ごしたい」という希望があり, ヘルパーと配食弁当を利用して自宅で過ごしていました. しかし, 夫が家で転倒し大腿骨頸部骨折のために入院となり, 退院後はADL (activity of daily living) が入院前より低下して転倒リスクが高くなりました. 夫の介護量が増えてきたこともあり, 長女の介護負担は増えて, 夫婦の定期通院が困難になりました. しかし, やはり長男は病状説明を聞くことも診察に付き添うことも困難とのことでした (図).

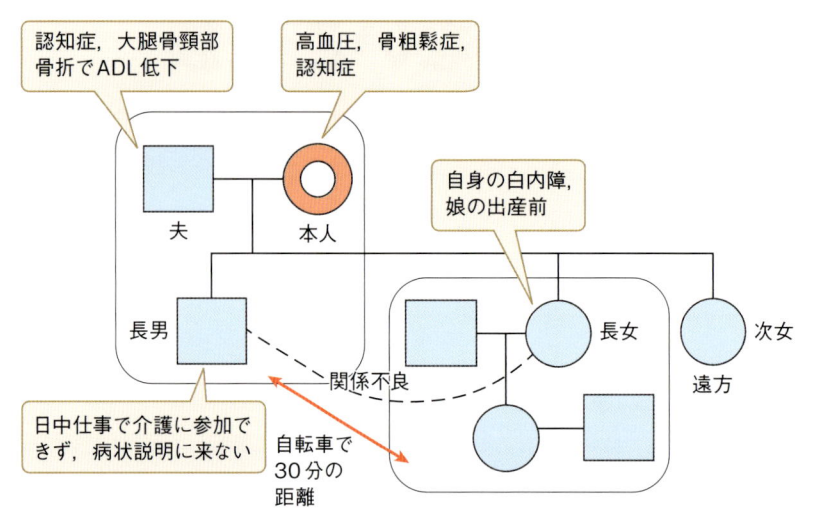

図◆本事例の家族図

❷ レシピ詳細

レシピ① 家族ケア・多職種カンファレンスにより情報収集，問題の共有

　問題点の共有と今後の課題を出すことを目的に家族ケア・多職種カンファレンスを行いました．メンバーは患者さんと担当ケアマネジャー（ケアマネ），主介護者である長女，遠方に住む次女で，長男は参加せず，クリニックからは看護師，医師でした．患者さんの状況は，要介護1で週3回配食弁当を利用し，部屋の清掃目的で週2回ヘルパーを利用していました．長女が火の元の確認や内服薬管理のために毎日朝・夕に患者さん宅に来ていることや，長男と長女との関係がよくなく，長女の「長男に介護の分担をお願いするとさらに関係が悪化するからお願いしたくない，一緒に住んでくれているだけでいい」との思いを共有しました．

　そこで，長女の介護負担を軽減するために，① 認知機能の低下が進んでいることから介護保険の区分変更を行う，② 夫も一緒に外来通院から訪問診療に変更，③ デイサービスを週2回利用，④ 次女にも可能な介護を分担してもらう，⑤ 夫のショートステイ利用期間を増やす，ことを決めました．

　区分変更で要介護1から要介護3になり，上記のサービス調整を行ったことで訪問診療時に長女から笑顔が見られるようになりました．

> **ここがミソ！**
> 　介護者の思いを引き出すカンファレンスにし，できること・できないことを明確にしながら進めると信頼関係も築いていける可能性がある．

レシピ② 家族の困っていることを解決する 〜泌尿器科的問題の対応

訪問診療の際，いつも「大丈夫です」と言う長女が，ある日「昼夜問わず1時間おきにトイレに行き，間に合わずおむつが濡れている」と話してくれました．患者さんは特に困っているという訴えはありませんでしたが，泌尿器科を紹介しました．過活動膀胱と診断され，イミダフェナシン1回0.1 mg，1日2回を処方された後はトイレ回数が減り，夜眠れるようになり，付き添いで泊まる次女も喜んでいました．

> **ここがミソ！**
> 大丈夫と言われても，困っていることを聞き続けることが大事．

レシピ③ 家族のライフサイクルを考えたサービス調整

レシピ①②で本人の生活は安定してきましたが，長女の介護疲れも看護師などから聞くようになりました．原因は自身の娘の出産や自分の白内障手術なども重なったためでした．そこで長女のライフサイクルとそれに応じた発達課題を検討しました（表1）．

長女は60歳代で，巣立ち期（親世代）から老年期へ移行しつつある時期[1]であり，医療者側も発達課題を考えることで，長女のストレスに共感できました．ショートステイを月2回利用し，その期間中に白内障手術を受け，介護の負担感も軽減されています．

また，長男も長女と同年代で，仕事がまだリタイアできない時期であり，家族の病気を考えられなかったようでした．男性ということもあり介護に積極的になれず，介入自体を拒む傾向もありました．無理に介護全般を要求せず，失禁など困ったところに対応し信頼関係をつくって，ライフサイクルの移行の時期であることを気づいてもらう必要があります[2]．

> **ここがミソ！**
> ライフサイクルの発達課題として家族アプローチを考えると，介護力のない家族にも陰性感情を少なくして接しやすい．

表1 ◆ 家族のライフサイクルと発達課題

ライフサイクルの段階	発達課題
巣立ち期（子世代）	精神的・経済的な自立，親から離れる，同僚との関係性
結婚期	新しくできたシステムに対する責任 配偶者・配偶者の親との関係
小さな子どもがいる時期	システムに加わる新しいメンバーを受容 育児・家事・経済的活動についての意見
思春期の子どもがいる時期	子どもとの親子関係，親の疾病・障害にあわせて柔軟に対応
巣立ち期（親世代）	家族の増減（親の死別・障害，子どもの自立・結婚・出産）
老年期	世代間の役割交代を受容 機能の衰えを自覚し，死の準備を考える

（文献1〜3を参考に作成）

表2 ◆ 処方の整理

変更前		変更後	
アムロジピン	1日1回	アルファカルシドール	1日1回
アルファカルシドール	1日1回		
アスピリン	1日1回		
麻子仁丸	1日2回		
アレンドロン酸	1日1回		
ゾピクロン	1日1回		

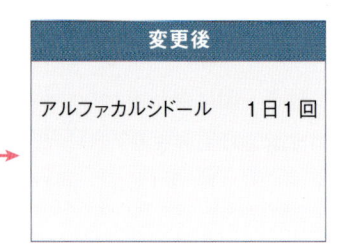

レシピ④ 薬剤の処方の確認，減薬

訪問診療を開始すると，残薬が多量にありました．長女と相談して，内服薬の整理をすることにしました（表2）．

開始された経緯が不明な薬剤については中止しました[4]．アレンドロン酸は5年以上内服継続しており，中止を考える時期であったことや，管理が煩雑であったこともあり中止し，血圧も内服薬なしで良好にコントロールされていたので，降圧薬を中止しました．長女は毎日訪問するため，薬の保管は長女が行い，必要な薬剤は長女と相談して処方することとしました．

> **ここがミソ！**
> 訪問時に残薬のチェックをして，飲んでいない薬は中止できるか検討する．また多剤内服も本当に必要な薬であるのかを再考する．

❸ こんなチームで一緒につくりました

患者さん夫婦の両方を担当しているケアマネにかかわってもらいながら，介護力のない家族にふさわしい介護サービスを検討してもらいました．訪問診療時にケアマネも来てもらって，長女や次女も一緒に直接顔を合わせて，情報共有することを心がけました．

❹ 特にうまくできた工程

介護力のない長男に無理にアプローチをするのではなく，ほかに協力してもらえる家族，多職種と集まって話し，できる人ができることをやっていくという心構えで患者さんの生活環境を整えることができました．

❺ 失敗しちゃった／こうすればもっとうまくなる工程

- 介護に協力的でない長男に十分アプローチができませんでしたが,「日中仕事で忙しい＝介護をする気がない」ととらえず,交換日記をするなど意見交換の工夫をすれば,もっと長男の思いが汲み取れたのではないかと思いました.
- 地域の認知症ケアの関連部署との関係強化や,学習会への参加が,診療所の診療の質を高めることになると思いました.
- また,患者家族にも情報を積極的に提供できたら,地域で認知症ケアを向上させることができると感じました.

認知症ケアの極意

- 介護力がない家族の場合,周囲へのアプローチを行うことがよりよいケアにつながることもある
- 根気強く,困っていることがないかを周囲に問い続けて,チームで介入点を探す

そのまま使える説明・決め台詞レシピ！

▶ ご家族へ

「お兄さんはもう少しお仕事が大変そうなので,できる範囲でお父さん,お母さんにかかわってください.困ることもたくさんあるでしょうが,一緒にいい方法を考えましょう」

▶ 多職種へ

「息子さんの状況を考えると,今は介入が難しい部分もあるので,イベントが起こりそうなときや起こってからすぐに動けるように準備しておきましょう」

❻ まとめに代えて 〜事例の振り返り

今回は同居していない長女・次女の存在があり,改善ができたと考えます.しかし,一般的には介護力のない家族以外のサポートもない,という状況もあります.同居者が介護に無関心であれば,虐待（ネグレクト）と判断されるかもしれません.患者さんの希望に沿わなくても施設入所を勧めなければならない場面もありえると思います.まずは,そうならないためにも患者さんと介護力のない家族をサポートする体制を整えることが重要と感じました.また,一般的にはそのような状況の家族の場合,近隣との付き合いも乏しいことが多く,周囲からのサポート自体がうまく機能しないことも予想されるので,公的サービスも最大限活用したアプローチを考えないといけないと感じました.

◆ 引用文献

1）吉本 尚：家族ライフサイクル概論．JIM, 22：822-823, 2012
2）髙木 暢：ケアに参加してくれない家族．治療，97：179-182, 2015
3）「家族志向のプライマリ・ケア」(McDaniel SH, 他／著, 松下 明／監訳), 丸善出版, 2006
4）Milton JC, et al：Prescribing for older people. BMJ, 336：606-609, 2008

Profile

野口　愛　Ai Noguchi
大阪家庭医療センター（OCFP）／西淀病院 地域総合内科
日本プライマリ・ケア連合学会 家庭医療専門医・指導医．2007年 琉球大学医学部卒業．2児の母（学童保育・保育所活動でも大忙し）．病院と5つの関連診療所で初期研修医の指導や外来診療・訪問診療をしています．今年から2つの診療所で認知症外来をはじめました．家庭医療の幅広さ奥深さを痛感している毎日です．

蓮間英希　Hideki Hasuma
大阪家庭医療センター（OCFP）／ファミリークリニックなごみ
日本プライマリ・ケア連合学会 家庭医療専門医．都市部で病棟や診療所などのセッティングでニーズに合わせて働いています．地域活動に興味があり，進めている途中です．多職種・非医療関係者も巻き込んだカフェの開催を考えています．

大島民旗　Tamiki Oshima
西淀病院 院長
日本プライマリ・ケア連合学会認定医・指導医，日本内科学会 総合内科専門医．現在は病院のマネジメントが中心になっていますが，患者さん・ご家族とのコミュニケーションの在り方，「いい塩梅（あんばい）」の診療に関心があります．

第2章 ご家族の問題に対するレシピ集

オーダー

親族内の意見がまとまらないご家族

山本由布, 吉本 尚

事例の概要

87歳, 男性. 長年妻と2人暮らしであった. 約4年前に診断されたレビー小体型認知症が急激に進行し, 自宅での生活が困難となり環境調整のため入院となった. 退院後施設に入所し過ごしていたが全身状態は徐々に悪化し, 食事の摂取量が目に見えて減少してきた. 市内に住む娘, 隣県に住む息子とはあまり会うことができていなかったが, 今後の栄養管理の方針を決定する必要が出てきた.

レシピ
① 家族の情報収集
② ケアマネジャーとの情報交換
③ 家族面談の開催

1 事例の詳細

　井端孝さん（仮名）は87歳の男性です. 息子, 娘が結婚して家を出てからは, 長年妻と2人暮らしでした. 高血圧, 高尿酸血症で20年以上前からS病院に通院していましたが, 約4年前に記銘力の低下や安静時振戦, 歯車様固縮などが出現し, 徐々に進行しました. 症状からはレビー小体型認知症（dementia with Lewy bodies：DLB）が疑われ, コリンエステラーゼ阻害薬を開始し, その後しばらくは穏やかに暮らしていました. 8カ月前, 急激に振戦の悪化や歩行困難をきたし, 精査目的で入院となりました. 血液検査, 画像検査などを行いましたが明らかな異常は認められず, DLBの悪化と診断されました. その後は小規模多機能型居宅介護施設に入所し, 訪問診療を受けることとなりました.

　しばらくの間は何とか食事も摂れていましたが, 1カ月後に誤嚥性肺炎を起こし, 再度入院となりました. 入院中, 遠方のためめったに会うことのできない息子さんを交え急変時の対応や今後の方針の確認を行ったところ（このとき, 娘さんは不参加）,「急変時は, 院内でできることはやってほしい」「どんなことをしても生きていてほしい」という返事が返ってきました.

　退院後も食事量は低下し, 誤嚥による発熱も頻繁に認められるようになりました. 栄養摂取の方法を中心に, 今後の方針をきちんと決める必要性が出てきました. 高度な認知機能障害や寝たきり状態, 嚥下機能障害の進行などから, DLBとしては末期の状態と予想され, 主治医としては胃瘻や中心静脈栄養は行わずに, 施設での看取りを勧める方針が最良であると考えまし

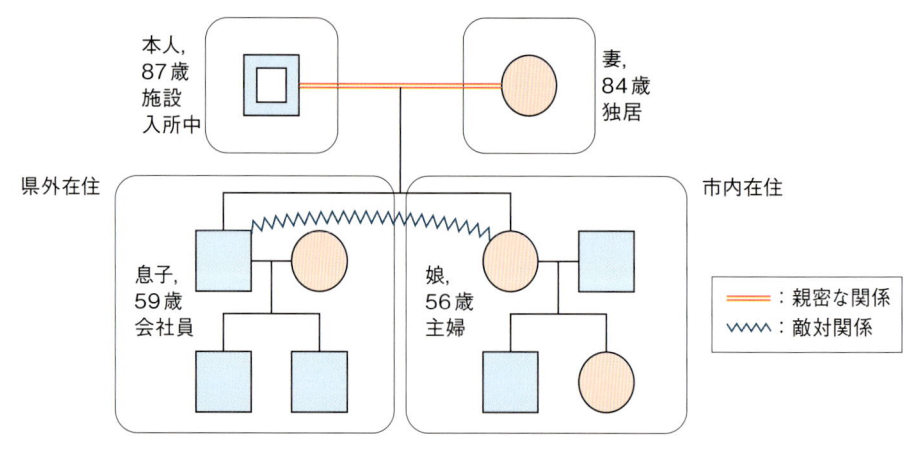

図 ◆ 本事例の家族図

た[1]．まずは訪問診療の際に，最も関係性が深い妻との話を試みましたが，妻は病状説明を聞くことも避けがちでした．担当ケアマネジャー（ケアマネ）によると，妻は「病状が悪い」と聞いただけでも涙ぐんでしまうということでした．また，娘と息子も仲が悪く，こちらがお呼びしない限りは一緒にいるところを見る機会は一度もありませんでした．このように話が進まないまま時間が過ぎていきました．

❷ レシピ詳細

レシピ① 家族の情報収集

病状の話になると口をつぐんでしまう妻にどのようにアプローチしてよいか悩みましたが，まずはこの家族の関係を知ろうと，外来看護師や担当ケアマネに知っている情報を教えてもらいました．それによると，妻はとにかく孝さんを大切に思っており，今までほとんど1人で介護をしてきたこと，娘や息子に対しては遠慮の気持ちがあり，自分の気持ちを言えないことがわかりました．また，娘と息子にとって孝さん夫妻は良き父親，良き母親であり，だからこそ長く生きていてほしいが，母親の気持ちは大切にしたいと思っていること，などもわかりました．さらに3人とも，長生きしてほしいという気持ちと同じくらい，この施設でずっと看てほしいという気持ちが強かったようでした．これらの話から，やはり妻の本当の気持ちを知ることが方針を決める糸口となることと，また，その一方この施設で最期まで看られるよう，サポートをしていくことも重要と考えました．

> **ここがミソ！**
> 面談の前に家族図（図）の再確認をし，家族の情報をまとめよう[2]．情報収集には多職種の力を借りるとさまざまな視点から家族が見える．

レシピ②　ケアマネジャーとの情報交換

　改まった面談の場ではなかなか話ができない妻に対して，施設の職員に話を聞いてもらうのもよい方法だと考えました．担当ケアマネは孝さんが入所中の施設の職員であったため，面会のたびにこまめに声かけをし，妻をサポートしてもらうようにお願いをしました．また，私がケアマネに説明した病状に関しては，息子を介して妻へ話してもらうと，直接的でなく，しかしきちんと伝えてくれていました．また施設に対しては，胃瘻を造らないことを選択しても最期まで看ていただくことや，そのために職員の教育を行うことも了承していただきました．

> **ここがミソ！**
> ケアマネはもう1人の家族．こまめに連絡をとって情報交換をしよう．

レシピ③　家族面談の開催

　家族全員での面談を計画していましたが，その前に，ケアマネから娘，息子，妻の気持ちをそれとなく聞いてもらうようお願いしていました．すると驚いたことに，妻は「管がついている姿は見たくない」と言って，胃瘻や中心静脈栄養などは希望しないという考えであることがわかりました．それをふまえて家族3人を外来に呼び，家族面談を行いました．しかし面談の当日，外来に来たのは息子と娘だけでした．妻は，息子の判断で呼ばなかったとのことでした．私はこのとき，妻が来ないことによって，胃瘻を造る方針で話が進むのではないかと懸念しました．現状を説明したうえで娘と息子に今後どうしたいかを聞くと，やはり「胃瘻を造って少しでも寿命が延びるのであればそうしてほしい」と答えました．次にこの日は不在の妻の気持ちについて尋ねると，実は胃瘻は希望していないのだという言葉が，息子の口から出ました．そこで，息子，娘に対し，孝さんの疾患についてと現在の全身状態，胃瘻を造ることのメリットとデメリット，特に，進行した認知症患者へ胃瘻造設を行うことについて説明を行いました．そして，妻が希望するように管を付けずに見守りたいのであれば，自分たちは施設の職員と協力をしてできる限りのサポートをする旨もお伝えしました．すると，最後に息子，娘が「長生きしてほしい気持ちには変わりはないが，母親の気持ちを尊重したい」と言い，胃瘻を造らずにこのまま看取りの体制に入るという決断を下しました．

　そして面談を行った1カ月後，孝さんは家族と施設職員に見守られながら静かに亡くなられました．

> **ここがミソ！**
> 家族面談は，必ずしも全員集まるわけではない．その家族の関係や状況に合わせて，臨機応変に最適な方法を考える．

❸ こんなチームで一緒につくりました

病院のベテラン外来看護師には，今までの外来での情報収集や方針決定の際に助言をいただきました．また，今回は途中から施設に入所したということもあり，施設に所属している担当のケアマネやヘルパーの力を借りました．特にケアマネは，生活の情報提供や，普段は別々の生活をしている家族のとりまとめなど，家族をつなぐ重要な役割をはたしてくれました．

❹ 特にうまくできた工程

家族の関係や個々の事情に合わせて個別に対応したことで結果的によい方向へ向かったのではないかと思います．また，施設の場合は家族と同じように，スタッフのケアも重要と考えます．スタッフが安心して患者さんを見守れるよう，ケアマネを通じてサポートできた点もうまくいったところだと思います．

❺ 失敗しちゃった／こうすればもっとうまくなる工程

家族がばらばらに暮らしていたため，なかなか面談の機会がありませんでした．最終的な方針を決めることができたのは亡くなる1カ月前だったので，少しバタバタしてしまった印象が残っています．元気に外来通院していた頃から本人や妻の希望を聞いたり，もう少し早く，特に県外で暮らしている息子さんにアプローチをしたりしていれば，スムーズに方針が決められたのではないかと感じました．

認知症ケアの極意

- まずは家族それぞれの考えや，関係性を知ることが第一歩である
- 患者さんのことを第一に考えてケアや目標設定を行う[2]
- 家族の意見が異なる場合や，家族が離れていて意見がまとまらない場合は，個別の面談を行うことも選択肢の1つである
- 情報収集やアプローチには多職種の力を借りよう

そのまま使える説明・決め台詞レシピ！

▶ ご家族へ

「もし，○○さんが自分のことを判断できる状態だとしたら，胃瘻を造ることについて，どう感じると思いますか？」

「私は，今いないご家族の意見や希望も大切にしたい[3]と思っています．お母さんは今日こられない方がいらっしゃいますが，どうお考えか，ご存じでしょうか？」

▶ 施設職員へ

「いつもサポートしていただいてありがとうございます！ 今度は家族の意見をそれとなく聞いてもらえませんか？」

❻ まとめに代えて ～事例の振り返り

　外来に通院していた頃は，ほかの人に頼らず1人で介護をする妻のたくましい姿が印象的でした．しかし孝さんの体調が悪化し，息子や娘とかかわるようになると，生活の場が異なることや家族内の関係性によって，家族の意見がうまくまとまらない現状が見えてきました．はじめは，妻は「胃瘻を造ってでも生きていてほしい」と言うと思っていたので，妻の選択は意外に思えました．この，妻が夫を思う気持ちと，子どもが親を尊重したいという気持ちがきちんと共有されたことで，皆が納得できる選択をできたのではないかと思います．

◆ 引用文献

1）「医療と看護の質を向上させる認知症ステージアプローチ入門—早期診断，BPSDの対応から緩和ケアまで」（平原佐斗司/編著），中央法規出版，2013
　▶ 早期～末期の緩和ケアまでのケア方法が具体的にわかりやすく書かれています．
2）「家族志向のプライマリ・ケア」（McDaniel SH, 他/著，松下 明/監訳），丸善出版，2012
　▶ 言わずと知れた家族志向性アプローチの教科書です．
3）「新・総合診療医学 家庭医療学編」（藤沼康樹/編），カイ書林，2015
　▶ 家庭医療に関する代表的な教科書の1つです．

Profile

山本由布 Yu Yamamoto
筑波大学附属病院 総合診療科
かさま地域医療教育ステーション（笠間市立病院）担当．普段は30床の小さな病院で，特に在宅診療に興味をもって取り組んでいます．病院内にいては感じられない小さな季節の変化や，退院して家に帰ったときの患者さんの笑顔にほっとする日々です．

吉本　尚 Hisashi Yoshimoto
筑波大学附属病院 総合診療科
文部科学省の総合診療医育成事業のコーディネートを行いながら，大学病院や北茨城市民病院附属家庭医療センターで外来・訪問・救急診療を担っています．認知機能障害をもちながらも，その人らしい暮らしが少しでも長くできるようにご本人・家族を皆で支援していくとともに，そういった支援のできる医師を育てていきたいです．

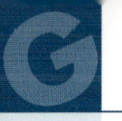

第2章 ご家族の問題に対するレシピ集

オーダー9 患者さんに関心のないご家族

朝倉健太郎

事例の概要

83歳，女性．息子と2人暮らし．高血圧で通院中であるが，認知症が進行し身なりも不潔感が漂い，臭いがする．最近，「薬が残っている」と処方を拒まれる．診療所までは息子が送迎しているようだが，患者である母を玄関で降ろした後はすぐに帰宅，診察室には一切入ろうとしない．

レシピ

① ネガティブな感情を抱いていることを自覚し，中立的になる！
② さまざまな角度から観察してかかわり続け，状況を把握する！
③ 家族の要望のなかから最も困っていることを突き止め，それを援助する！
④ チームのモヤモヤをケアする！

1 事例の詳細

　83歳，女性．息子と2人暮らし．高血圧のため数年前から当診療所への通院がはじまりました．両上肢の血圧に左右差があることがわかり，精査のため病院への紹介を提案しましたが，付き添いが得られないため受診が難しいと，それ以上話が進まないことがありました．診察室ではペットの犬の話ばかりしたり，自分自身の生活に困ることはないと何度も強調されることが印象的でした．もともとプライドが高い方で，徐々に進行する認知症の症状に対して不安を拭いきれなかったからかもしれません．数年の経過で認知症の症状は悪化していきました．同じことを何度もくり返すようになり，身なりも不潔感が漂い，臭いがすることも少なくありませんでした．通院の間隔が予定より延びているのに，「その薬は余っていますから…」と処方を拒むこともたびたび見られ，スタッフも口々におかしいと訴えるようになりました．診療所までは息子が送迎しているようでしたが，患者である母を玄関で降ろした後はすぐに帰宅，診察室には一切入ろうとしませんでした．

　迎えに来る息子に対して看護師が介護認定手続きを勧めたり，日常生活の話を聞き出そうとしましたが，それ以上話が進むことはありませんでした．またときには看護師に促され，しぶしぶ診察室に入ることもありましたが，認知症の説明や行うべき準備についての説明を受けるとそのときは「わかりました」と返事はするものの，表面的な対応のみで何も変わりませんでした．

ある日，診療所を訪れた患者さんは見るも無残な姿でした．髪は部分的に刈り込まれた虎刈り状態，あくけになった上下の服装，片方だけ靴下を履いてその姿は誰が見ても見張るいいでした．見かねた看護師が息子を捕まえ診察室に入れましたが，息子は「本人が勝手にやりましたから…．何度言っても同じです．聞きませんから」と無表情で答え，その後，診察室には沈黙が続きました…．

❷ レシピ詳細

レシピ① ネガティブな感情を抱いていることを自覚し，中立的になる！

「患者さんに関心のないご家族」というこの稿を，皆さんはどのような印象で読まれているでしょうか．「ひどい家族だ」「このような状況なのに，どうして？」といったネガティブな感情が引き起こされていませんか？ しかし，そういった**ネガティブな感情は，患者さんや家族を知らず知らずのうちに傷つけ，追い込んでいるかもしれないのです**．患者さんや家族にはさまざまな背景，経過，価値観があります．私たちには互いを尊重し合う姿勢が必要です．まずはニュートラルな姿勢に立ち戻るよう心がけ，何が生じているのか，どういった背景で起こっているのか，それぞれの関係者はどう思っているのか，その点を少しずつ明らかにすることを心がけてみましょう．

> 🍲 **ここがミソ！**
> このレシピは医療者自身に処方すべし！

レシピ② さまざまな角度から観察してかかわり続け，状況を把握する！

「無関心」と表現するより，「"関心がない"という態度でかかわっている」と感じさせる相応の歴史や関係性があるのだと考えてみることで，何か別のとらえ方ができるかもしれません．

この事例においては，もちろん本人の状態も気になりましたが，むしろ息子がどうしてそう無関心を装いうまく援助できないのか，その点が大変気になりました．私たちに直接訴えることはされませんでしたが，息子こそ「苦悩を抱く患者さん」であったのかもしれません．私たちは，改めて本人と息子，そのほかの家族も含めたこれまでの経緯についてフォーカスすることをめざしました．本人からもう少し詳しく聴取しておきたかったのですが，残念ながらうまく聴き取ることはできませんでした．息子にも話を伺いたいとお伝えしてみました．この際，できるだけ息子に批判的な印象を与えないよう努め，「大変な状況にあるお母さん（と息子自身）を助けるためパートナーシップを組んで一緒にやっていきませんか？」とメッセージを送りました．しかしながら，冷えきってしまった関係性を修復するのは簡単ではなく，状況は大きくは変わりませんでした．

それでも，切り口を変え，ほかの家族とコンタクトをとってみたり，ケアマネジャーに連絡したり，診察室以外で看護師がアプローチしたり…，じっくりとさまざまな方法を駆使してかかわり続けることが重要です．

> **ここがミソ！**
> うまくいかない状況にあっても，じっくりとチャンスを待つことも重要です．

レシピ③ 家族の要望のなかから最も困っていることを突き止め，援助する！

違和感を抱きながらもレシピ①②を継続的に実践するなかで，家族が「無関心」である理由の背景に相応の歴史や関係性があることが実感できるかもしれません．新たに見えてきた状況をふまえレバレッジ・ポイント（小さな力で大きな結果を生み出す問題構造のツボ）を探し出し，そこにアプローチすることをめざしましょう．

息子は，日々悪化する母の姿にどうすることもできず，ただただ呆然と日常を過ごしていたようでした．そうせざるをえなかったのかもしれません．息子なりに工夫を試みようとしていたようですが，そのたびに母の協力を得られず失敗が続いていました．何を提案しても母は受け入れることなく，ペットの犬だけに心を開いていたようでした．加えて，姉や親戚からは「病院に連れて行け」「入院させろ」と批判めいた対応を受け続けていたようでした．「口は出すのに手は出さない」ほかの家族は，ストレス以外の何者でもありません．最も困っていたことは，途方に暮れる状況に孤立無援で耐え続けなくてはならないことでした．息子は「無関心」というよりは「無気力」になってしまっていたのかもしれません．それらの事情を十分に理解し息子の想いに共感したうえで次の一手を考えていくことこそが本事例に求められることでした．

とはいえ，現実はシビアで，理想的には進みません．とうとう限界を迎えた息子は母を入院させようと，紹介状の持参なしに近隣の基幹病院を受診させました．それは息子が望む解決方法とは異なっていたようなのですが，しばらくした後，施設入所が決まったと風の便りで知りました．少し複雑な心境ではありましたが，本人の新しい生活，息子の決断がいい結果になるよう願うほかありません．

> **ここがミソ！**
> 残念ながら，私たちがすべてを解決できるわけではありません…．しかし，「無関心」の背景にある問題構造を探り続ける姿勢はきわめて重要です．

レシピ④ チームのモヤモヤをケアする！

残念ながら，十分なケアが行き届かなかったと反省せざるをえないケースとなりました．このモヤモヤ感は，担当医をはじめかかわるスタッフ全体に連鎖的に広がるものです．ではどうすればよかったのでしょうか？ こういう場合，事後の振り返りを行いスタッフ間で思いを共有し合える機会が必要です．当診療所では，毎週月曜日の昼食時に「気になる患者さんカンファ

レンス」を行い，振り返りを行っています．そこでは「もう少し突っ込んだかかわりをした方がよかったのでは」「これは致し方なかったのでは」「しかたないところもあるのでは」といった意見が出ました．

　まずは意識的に振り返りを行う時間を創り出すことが重要です．またカンファレンスのための周到な準備はするに越したことはありませんが，そのために敷居を上げてしまうのであれば，むしろ準備をせずに開催するのも一手かもしれません．なるべく気軽に行えることが長続きするコツと言えます．

❸ こんなチームで一緒につくりました

　本来，認知症ケアは多職種で取り組むことが理想的ですが，病初期には一部の医師，看護師のみしか状況を把握できていないことも少なくありません．介護保険申請さえうまく進まなかった本事例は，頼れるケアマネジャーもなく，まさにそうでした．ここで最初の突破口となったのはベテラン看護師です．患者さんの昔を知る看護師がうまく間合いをとりながら，診察室の外で聴取する内容はとても貴重な情報源になりました．

❹ 特にうまくできた工程

　結局，期待されるようなハッピーエンドには至ることができなかった本事例でしたが，単に「関心のない家族」として匙を投げるのではなく，息子の苦悩を理解しようと粘り強くかかわれた点はよかったと思います．

❺ 失敗しちゃった / こうすればもっとうまくなる工程

　診察室の中だけでは認知症の進行に気づきにくく，必要な準備，家族へのアプローチが後回しになってしまうことは少なくありません．ですが，もう少し早く手を打つことができれば，このまま経過が異なったかもしれません．診察室を越えた問題で困ったときには地域包括支援センターに相談することも考えられます．また，基幹病院との風通しをよくしておくことも重要です．

認知症ケアの極意

- 認知症が引き起こす家族のもつれは，これまでの人生同様に複雑である
- 認知症のケアに「家族」は欠かせないが，家族機能が十分に発揮されない家族もある
- ときに「家族」や「スタッフ」もケアの対象である

📞 そのまま使える説明・決め台詞レシピ！

▶ **ご家族へ**

「今のような状況であれば，○○さんとしてもどうしてよいかわからない状況にあるとよく理解できます．そのことを，私たちスタッフもとても気にしていますが，よろしければこれから一緒に考えていきませんか？」

▶ **スタッフへ**

「このような状況にあるにもかかわらずご家族がうまく援助できないのであれば，きっとそれ相応の背景が何かあるはずですよね．どう思いますか？」

❻ まとめに代えて ～事例の振り返り

「家族単位として，生活が破綻せず，安定した生活を送ることができる状態が認知症ケアの1つのゴール」[1] とのことですが，患者本人と家族全体を視野に入れつつ，日常のケアと問題の解決にあたることは，まさに家族志向型のアプローチの基本です．とはいえ，本事例の根底には，認知症への理解がまだまだ不足していることや，誰にも生じえる認知症の問題を，家族だけではなく地域のなかでケアしていこうという視点が不十分であることも否めません．反省続きのこの事例でしたが，現在，当診療所では地域へのアウトリーチの一貫として，地域ケア会議に積極的に参加しています．診察室の中だけでは解決しえない本事例のような教訓から，地域へのアプローチの重要性を感じているからです．地域の住民たちと議論しつつ，新しい展開につながりつつあるこのケア会議の構築は，このような事例の積み重ねがあってこそなのかもしれません．引き続き地域への働きかけを模索し，ケアし合える地域社会構築をめざしていきたいと思いました．

◆ **引用文献**

1）「医療と看護の質を向上させる 認知症ステージアプローチ入門―早期診断，BPSDの対応から緩和ケアまで」（平原佐斗司/編著），中央法規出版，2013

◆ **参考文献**

・「家族志向のプライマリ・ケア」（McDaniel SH，他/著，松下 明/監訳），丸善出版，2006

朝倉健太郎 Kentaro Asakura **Profile**

健生会 大福診療所

家庭医療指導医，在宅医療専門医，京都大学医学部 臨床講師，日本プライマリ・ケア連合学会 理事，桜井地区医師会 理事
地域で何でも診ることを心がける外来診療，訪問診療を続けながら，学生，初期研修医，後期研修医らを指導．家庭医療を通して「地域をよりよくすること」を模索しつつ，今後はPractice based researchにも取り組んでいきたい．奈良のさまざまなセッティングで働くジェネラリストをつなぐ「万葉衆」にも所属．三児の父，子育てにも奮闘中．

第3章 地域の問題に対するレシピ集

オーダー 1 多職種連携が不十分な地域

松村真司

事例の概要

東京の西南部の古くからの住宅地．医療資源は潤沢で，大学病院・教育病院などの三次医療機関や，療養型・回復期病院，診療所などの医療機関も豊富にあり，個々の医療機関単位での連携は比較的良好である．介護施設や居宅介護支援事業所をはじめとした介護事業所も豊富に存在している．地域の高齢化率は20％前後とそれほど高くはないものの，近年急速に進展しており，それに伴い認知症の問題が顕在化してきている．行政，地域包括支援センター，地区医師会をはじめ関連団体における問題意識はあり，それぞれ独自に活動があるものの，個別の対応が主体となっている．

レシピ

① サービス担当者会議，退院前カンファレンス等を通じたネットワークづくり
② 市民講演会などを通じた連携の場づくり
③ 多職種勉強会への参加，勉強会の開催を通じた連携の拡大
④ 地域ケア会議の開催を通じた地域全体の連携の輪づくり

1 事例の詳細

　東京の西南部に位置する古くからの住宅地で，内科・小児科クリニックを開設しています．この地域の医療資源は潤沢で，大学附属病院，教育病院等の三次医療機関，二次医療を担う地域の病院，各科の診療所など多くの医療機関があるとともに，在宅医療を支える介護事業所も豊富に存在しています．地域の高齢化率は20％前後とそれほど高くはないものの，近年急速に進展しており，それに伴い認知症の問題が顕在化してきています．行政，医師会をはじめとした医療職団体，ケアマネジャー（ケアマネ）などの介護職団体はそれぞれ活動を行っており，各医療機関や1つの事業所単位での多職種の連携はなされていました．しかし，これらの枠組みを超えた横のつながりはそれほど密ではなく，行政主催の講演会や医師会・各医療機関がそれぞれで行う連携の会などは行われているものの小規模で，これらの枠組みを超えた多職種連携までには至っていません．

❷ レシピ詳細

レシピ① サービス担当者会議，退院前カンファレンス等を通じたネットワークづくり

　当初，連携を深めようと各事業所に挨拶に行ったり，診療所の案内パンフレットを置いたりするなどしましたが，認知はされてもそれ以上の連携にはつながりませんでした．そこで個別の事例を通じて，その事例に関連する職種と適切に連携をしていくことからはじめました．手間はかかりましたが，当初はなるべくこちらから出向き，個別に発生する問題について直接やりとりしながら関係をつくっていきました．このときに**問い合わせや相談といったこともできる限りオープンにして，コミュニケーションを図っていくことが重要**です．また文書のやりとりだけではなく，電話や電子メール，最近ではICTなどを利用した連携ツールが地域に整備されていることも多くなってきましたので，あらゆるチャンネルを利用して，まずは相手方に認知されると同時に，信頼を得ていくことが第一歩です．特に多職種間の連携が不十分な地域では，どうしても単一の職種のなかでの連携にとどまっていることが多く，これらの連携が横に広がっていきにくいことが多いようです．**認知症には限りませんが，問題がある事例などで相談が必要な場合にはできる限りこちらから直接相談しに行く，相談を積極的に受け容れる**などにより職種を超えた接触の機会を増やし，信頼を少しずつ醸成していきました．

　さらに，認知症事例においては，要介護認定がなされていれば必ずサービス担当者会議が行われることになっていますので，時間の都合をつけてできる限り参加して，まずは自分の診療所のことについて知ってもらうと同時に，関係している担当者の顔・名前・事業所名・職種を把握することも重要でした．このような機会としてもう1つ重要なのは退院前カンファレンスです．これらの会議やカンファレンスに出席して鍵となる職種とメンバーを確認し，地域におけるこれらのネットワークをつくっていくことが最初の作業でした．このようにして少しずつ事例を重ねていくことで，地域で積極的に活動している医師・歯科医師・訪問看護師・ケアマネ・事業所などと連携を深めるとともに，診療所の活動に対する理解を得ていきました．

> 🍙 **ココがミソ！**
> 　なるべく手間を惜しまず，相談にはこちらから出向くこと，どんな相談もなるべく対応して信頼を得ることが第一歩！　サービス担当者会議，退院前カンファレンスは一気に地域の関連職種の人たちと知り合うチャンスです！

レシピ② 市民講演会などを通じた連携の場づくり

　事例を通じたネットワークづくりでは，かかわることが多い職種との連携は深まっていくのですが，それぞれが地域における職種全体のネットワークへ発展するとは限りません．特に医療職（医師・歯科医師・看護師・セラピスト・薬剤師）と介護職の間には専門性の壁があるので，この2つの連携はなかなか深まっていきません．また地域の行政職や警察・消防，学校な

との公的機関との連携も重要なのですが，これらとの連携はそもそも接点が少ないので通常の診療活動だけではなかなか深まっていきません．さらに地域の町内会や商店会などの協力も得ていくには一般的な診療活動の延長線上では難しいのです．

それを解決するには地域における一般市民対象の講演会などへの参加が有用でした．多くの場合，地域では認知症に関するさまざまな講演会などが定期的に行われています．それらを主催しているのは行政だったり，医師会だったりとさまざまですが，あらゆる機会を利用して参加し，積極的に質問をしたりすることで多くの人たちと関係を深めていきました．さらに半年程度経ったところで，認知症について，地域の多職種および患者さんの家族へ向けた「在宅で診療する認知症」というテーマの研修会を企画し開催しました．これまで連携をとってきた事業所を中心に声をかけたところ，20名程度ではありましたが参加者がありました．これらの参加者を中心として，次々連携は深まっていきました．

ここがミソ！

市民講演会などへ積極的に参加することにより，地域のさまざまな関連職の人，住民のなかで鍵となる人たちと知己を得ることができます．これらに参加する人たちはもともと関心領域が共通していることが多く，重要な役割をはたしてくれる人が多いのです．

さらに自分たちで講演会を企画・運営するのは大変ですが，ターゲットを絞って連携を深めることができるので，一気にネットワークを広げることができます！

レシピ③ 多職種勉強会への参加，勉強会の開催を通じた連携の拡大

レシピ①，②を実践してしばらくした頃，地域包括支援センターが主催する多職種勉強会への参加依頼がありました．平日の夜間に行われたにもかかわらず，基幹病院の医師，地域医療連携室職員，ケアマネ，診療所医師，訪問看護師，薬剤師，栄養士，セラピスト，通所介護施設職員，訪問介護事業所職員，患者家族会の当事者など多くの人たちが集まりました．勉強会は，地域の独居認知症高齢者の救急対応という具体的な事例を題材に，小グループのワークショップ形式で行われ，問題意識を共有することでさらに連携は深まりました．また，勉強会の後に行われた懇親会でこのような勉強会を定期的に行いたい，というニーズが参加者のなかから自発的にあがりました．有志数名で引き続き多職種勉強会を開催することが決定し，翌年度から2カ月に一度，地区公民館の会議室でそれぞれの参加者によって設定されたテーマのミニレクチャーと多職種による事例検討会を行うことになりました．また勉強会の後には懇親会を開くようにして，さらに連携の輪を広げていきました．

ここがミソ！

多職種勉強会もさまざまな機関が主催して行われています．これらの機会は決して逃さずに！特に，懇親会や情報交換会はフランクに話をすることができるので，さらに重要!!なるべく参加して，自分から積極的に横のつながりを深める触媒になりましょう！

レシピ④ 地域ケア会議の開催を通じた地域全体の連携の輪づくり

ある日，地域包括支援センターから地域ケア会議を行いたいとの連絡がありました．なるべく多くの住民を巻き込むために，テーマは「地域の高齢者の買い物支援をどうするか」としました．そして，地域の医療・福祉・介護職だけではなく，町内会役員，民生委員，地域の商店会，スーパー・コンビニエンスストアの店長，公共交通機関の職員，行政職などさまざまな分野の方に声をかけ，これらの参加者とともに高齢者の買い物支援をどのようにしていくかについての小グループディスカッションを行いました．買い物支援のボランティア活動や，商品配送サービスなどの情報提供も含めさまざまな提案が出されると同時に，医療・介護の枠を超えた新たな連携が生まれました．その後も年1回，多くの地域住民が参加できるように「高齢者の熱中症対策」「高齢者の町歩き」などの住民にも身近なテーマを設定した地域ケア会議を開き，地域全体の連携を深める道を模索しています．

> ここがミソ！
> ・地域包括支援センターの活動のなかでも，地域ケア会議は住民全体を対象にできるので特に重要！
> ・できる限り活動を支援すると同時に，適切なテーマの設定など専門職として適時助言をしていくことも大事！ただし，あくまで一参加者としての支援にとどめ，出しゃばりすぎないのがコツ！

❸ こんなチームで一緒につくりました

地域の診療所医師（内科，整形外科，皮膚科など），基幹病院の地域医療連携室に所属する医療ソーシャルワーカー，歯科医師，薬剤師，訪問看護師，セラピスト，ケアマネ，地域包括支援センター職員，介護福祉施設職員，行政関連職員，民生委員，自助グループはじめ地域住民全体を巻き込んで，地域全体で高齢者や認知症に関する問題に取り組んできました．

❹ 特にうまくできた工程

当初より地域包括支援センターや医師会の組織的な理解と支援があったことで，勉強会などを公的機関の主催で行うことができました．また，これらの連携のなかで，問題意識を共有し，連携を深めることに積極的にかかわってくれる人がそれぞれの職種ごとにいたために，このような人たちを通じた多職種連携の輪が加速度的に広がっていきました．

失敗しちゃった！こうすればもっとうまくなる工程

勉強会などはどうしても参加者が固定してしまいます．連携が深まる人たちはどんどん深まるのですが，これらに参加しない人たちをいかに巻き込んでいくかが大きな課題です．またICTを利用した連携ツールは有用ですが，これらを使いこなせない人への対応も考えていかなければなりません．加えて地域の課題を医療・福祉・介護職にとどめず多くの人々と幅広く共有するうえでは，プライバシーの問題をどのように解決するかが今後大きな課題になってくると思われます．

認知症ケアの極意

- 個別の事例での連携がはじめの一歩！ できる限り手間を惜しまず，こちらから出向き，オープンに対応する！
- 機会を見つけて市民講演会や多職種勉強会に積極的に参加！ 機会がなければ自分から企画・開催！ 勉強会後の懇親会・情報交換会はとっても重要！
- 地域住民全体の視点を忘れず，自分も地域で暮らす住民の1人であることを決して忘れない！

そのまま使える説明・決め台詞レシピ！

▶ **個別事例のケースで**
「何かあったらいつでも気軽にご相談ください！ お電話でもいいですから！」

▶ **勉強会立ち上げのときに**
「お手伝いできそうなことがあったら，とりあえず言ってください．私にできることがあれば何でもします！」

▶ **地域ケア会議で**
「私たちはお互い地域で暮らす仲間です！ 一緒に頑張っていきましょう！」

❻ まとめに代えて ～事例の振り返り

最初はそれぞれの職種ごとに個別に活動していたのが，事例を通じた個々の連携から，市民講演会や多職種勉強会を経て連携の輪が広がり，今では医療・福祉・介護職にとどまらず，さまざまな職種の連携にも広がってきています．さらに，これらは地域ケア会議を通じて地域住民全体の連携へと発展しはじめています．認知症の問題は私たち自身の地域の問題として，専門職任せにせず，認知症になっても暮らしやすい地域づくりにかかわっていきたいと思います．

◆ 参考文献

- 地域ケア会議運営マニュアル：http://www.nenrin.or.jp/regional/pdf/manual/kaigimanual00.pdf
  ▶ 介護保険法のなかに努力義務として開催が求められている地域ケア会議についてのマニュアル．実践例も数多く載っているためとても参考になります．
- 「ご飯が食べられなくなったらどうしますか？ 永源寺の地域まるごとケア」（花戸貴司/著），農山漁村文化協会，2015
  ▶ 滋賀県永源寺地区で医療・介護の連携だけではなく，多くの住民全体を巻き込んだ地域まるごとケアを推進している花戸先生の実践の書．今必要なのは地方，都会にかかわらず，すべての人々が支え合う「小さなコミュニティ」である，との花戸先生の主張は正しいと思います．

Profile

松村真司　Shinji Matsumura
松村医院 院長
生まれ故郷である東京都世田谷区で町医者になり16年目．目の前の課題を何とかしようとフル回転している間にいつの間にかいろんなことが自然と前に進むようになってきました．そんなわけで，フル回転に関してはもう若い人たちに任せて，次に自分は何をすべきか，思いを馳せているところです．

第3章 地域の問題に対するレシピ集

オーダー2 病診連携が不十分な地域

西村康裕,川島篤志

事例の概要

81歳,男性.当院初診で,かかりつけ医からの紹介状なしに受診.認知機能低下に対し抗認知症薬の処方を受けている.ADLの軽度低下のある妻と2人暮らしで,遠方に長女が暮らしている.

悪寒戦慄を伴う発熱を主訴に当院救急外来を受診し,腎膿瘍の疑いにて入院の方針となったが,救急外来では意思決定能力の有無の判断に難渋して入院までに時間がかかった.

入院後,夜間頻尿の訴えが強く,不眠・不穏状態となった.

レシピ

① 紹介状でくり返し言及

② 院内認知症ケアチームの発足

③ せん妄の原因検索

1 事例の詳細

ADLの自立した81歳男性が,悪寒戦慄を伴う発熱を主訴に救急外来に来院されました.当院初診で,かかりつけ医からの紹介状はありませんでしたので,背景の確認のためかかりつけ医に診療情報の提供をお願いしたところ,糖尿病,慢性腎臓病などがあるほか,認知機能低下に対し抗認知症薬の処方を受けていることがわかりました.しかし,ご家族は以前より認知機能の低下を心配されていたにもかかわらず,抗認知症薬の処方を受けていることは認識されていませんでした.

救急外来では腎膿瘍の疑いで入院の方針となりましたが,造影CTを施行するかどうかや,入院するかどうかなどの意思決定能力の有無の判断に難渋しました.結果として遠方の長女に来院をお願いし,ようやく入院となりました.

入院後は夜間の尿意により頻回にコールがあり,不眠・不穏の状態となりました.トラゾドン・ハロペリドールなどで夜間の就眠を図りましたが効果が乏しく,完全な昼夜逆転状態となってしまいました.排尿障害の原因検索を行ったところ,排尿後にも多量の残尿を認め,尿閉状態による溢流性尿失禁の状態であることがわかりました.確認すると,数年前まで当院泌尿器科にて前立腺肥大症(BPH)による排尿障害の治療が行われていたにもかかわらず,現在は近医で蓄尿障害の治療薬(イミダフェナシン)が処方されており,これが尿閉の原因と考えられ

ました．バルーンカテーテル留置を行い，尿意の消失とともにせん妄もすみやかに落ち着きました．

❷ レシピ詳細

レシピ① 紹介状でくり返し言及

　　紹介状は直接顔合わせをすることの少ない病診連携において，重要なコミュニケーションツールになります．当科では，病状を正確に伝えるだけでなく，家族背景や入院中に感じとったご家族の思いなどについても，紹介状でできるだけ詳細に触れるようにしています．特にadvance care planning（ACP）については重要視しており，くり返しくり返し言及することで，地域に浸透することを狙っています．ACPを詰めるには入院中だけでは時間が足りないことも多いですが，"入院"という非日常的なイベントが，**ACPをぐっと詰めるチャンスにもなる**と考えています．一方で，人生経験の少ない若手医師にとって，初対面の患者さんのACPを詰めることはなかなかハードルの高い行いであるとも感じています．

　　また，特に認知機能の低下がみられる患者さんでは，治療を受けるかどうか以前に，そもそも侵襲的な検査（造影CTや胃カメラ/大腸カメラなど）を希望されるかどうかなど，本人（＋ご家族）の意向をかかりつけ医より提供いただくことが，病院での診療をスムーズに進める鍵となります．また，入院による認知症進行のリスクやせん妄発症のリスクなどについても，あらかじめかかりつけ医より説明いただくと，ご家族の受け入れもよりスムーズになると思います．

　　入院を契機として，こうした**ACPに関する情報を収集して整理し，かかりつけ医に発信していくことは，互いにとってのメリットになる**と思いますし，また再入院となった際にも非常に役立つ情報になると確信しています．紹介状を通して，こうした問題をかかりつけの先生方へ発信していくことは，病院勤務医の使命と考えています．

> **ここがミソ！**
> 　"地域を変える"ためには，粘り強い戦略が必要です．そのためには，① 時間がかかってもひたすら同じ内容をくり返すこと，② 紹介状だけでなく，勉強会など直接病診連携が図れる場所を利用すること，③ 実際の変化に敏感になることが重要です．

レシピ② 院内認知症ケアチームの発足

　　認知症患者の対応，特にBPSDやせん妄に対する対応は，どこの病院でも悩みごとの1つと思います．場合によっては医療行為そのものが困難であったり，思わぬ転倒や抑制のためにADLが急激に低下したりといったことも日常的に経験されます．

　　"認知症診療が得意""病棟でのせん妄なら任せろ"という医療者を見たことがありますでしょうか？ 少なくとも自分はそうではありません．当院ではこの問題に皆で対応するため，2015年に認知症ケアチームを立ち上げ，精神科医・神経内科医・看護師・理学療法士・作業療法士・薬剤師・医療ソーシャルワーカー（MSW），そして総合内科医をメンバーとして活動をは

じめていきます．まだまだ力不足なところもありますが，ユマニチュードなどを含めた認知症に関する院内勉強会を開催し，今後も認知症に関する問題や症例を取り上げていく予定です．そのなかで，かかりつけ医や地域の認知症サポート医との連携も計画していきます．

> **ここがミソ！**
> - 認知症に関する問題は，特に看護師やご家族に隠れたニーズがあります．ここをうまく拾い上げていくことが，認知症ケアチームの重要な役割になるでしょう
> - 「ユマニチュード入門」[1]やJ-DECS発行の「認知症の人への医療行為の意思決定支援ガイド」[2]などは，今後重要な認知症診療のツールになると考え，チームで取り上げて，院内院外に広める活動を進めています

レシピ③ せん妄の原因検索

不穏患者を見たときに，"まず原因を考えて取り除く"のは基本とわかりつつ忘れがちです．本事例でも，当初"頻回の尿意"によって不眠，不穏状態となっていることに気づかず，結果として尿閉へのアプローチが遅れてしまいました．せん妄に対しては，薬物療法よりも非薬物療法がより重要であることや，抗精神病薬の投与が予後を悪化させるというデータもあります[3]．"まず薬"ではなく，"まず原因検索，まず環境整備"という文化を浸透させることが重要です．

また，そもそも尿閉になった原因として以前の診療情報が適切に診療所に引き継がれていなかった（BPH患者に抗コリン薬が処方されていた）ことも隠れた問題だとわかりました．本事例では退院時に診療所に上記のエピソードについて紹介状で言及し，別患者での再発予防を呼びかけました．

❸ こんなチームで一緒につくりました

本事例では，ご家族になるべく本人に付き添っていただくよう協力いただき，また病棟スタッフやMSWにも面談への同席や自宅環境の調整などで協力いただきました．

認知症ケアチームでは精神科医が中心となり，多職種が連携を取り合っています．当院には認知症看護認定看護師は在籍していませんが，リハビリテーション病棟の看護師が中心となって，認知症ケアに興味のある看護師のネットワークもできています．

❹ 特にうまくできた工程

本事例では，不眠の原因に目を向け，かかりつけ医の処方を見直すことがせん妄治療につながりました．入院は原因疾患の治療だけでなく，患者さんの身体的・社会的背景の整理をする重要なチャンスになります．処方薬の見直しも，その1つです．特に認知症診療においては，進行した認知症患者に漫然と抗認知症薬が処方されていたり，ご家族が抗認知症薬を処方されていることを認識できていない場合があり，意思決定を誰がするのかなどを含めて，患者さん

やご家族と話し合う貴重な機会ととらえています．

　また，粘り強い病診連携のやりとりの成果が少しずつ出てきていると実感しています．地域の診療所とACPについてやりとりするのは当たり前になりつつありますし，少しずつ地域がよい方向に変わってきています．診療所だけでなく，今後は介護施設や行政を巻き込んで，地域医療をよくしていければと思います．

❺ 失敗しちゃった / こうすればもっとうまくなる工程

　原因検索と原因解除によってせん妄が改善されたことは本事例でのうまくいった点であるとともに，そこまでの時間的ロスは反省すべき点でもありました．病診連携を重視するなかで，取り寄せた診療情報をしっかり吟味すること，特に処方薬のチェックに関しては，今後ポリファーマシーの観点からも重要であると再認識しました．せん妄は，特に病棟で最前線に立つ看護師や若手医師（研修医や専攻医）にとっては，切実な問題となっています．当院ではこうした人たちを対象に，せん妄対策の院内シンポジウムを企画しています．このシンポジウムでは薬剤師も巻き込んで，非薬物療法から薬物療法に至るまで，幅広いせん妄診療のレベルアップをめざしています．

　認知症ケアチームに関しては，2016年度の診療報酬改定でも評価されています．当院ではもともと総合内科を主体として，非がん患者の終末期医療を含めた認知症診療に興味をもっていたところに看護師を主体とした認知症ケアチームの発足があり，筆者も参加させていただいて，ユマニチュードについて院内講演で紹介したりと活動しています．

　京都府では京都式オレンジプランという認知症対策の推進プランがありますが，さらに福知山地域では"認知症ケアパス"という地域ぐるみでの取り組みが開始されており，時代の後押しを感じています．地域基幹病院として地域包括ケアの一端を担い，より地域に密着した形での取り組みが期待されているものと感じます．

認知症ケアの極意

- 紹介状は病診連携の重要なコミュニケーションツール！内容は十分に吟味を！
- 地域を変えるには，粘り強い戦略が必要！くり返しくり返し言及を！
- せん妄対策の基本は原因検索から！

そのまま使える説明・決め台詞レシピ！

▶ **かかりつけ医へ**（紹介状で）

「advance care planningについては，現在のところ○○です．今後とも，かかりつけ医の先生からACPについて詰めていただけると幸いです」

▶ ご家族へ

「せん妄は，起きながらにして悪夢を見ているような状態です．ご本人は環境の変化に混乱してしまいます．一番大事なことは，薬を使うことではなく，ご家族がいつもと同じように近くにいてあげることなんです」

▶ 地域の診療所へ

「抗認知症薬を出すということは，その方の判断能力が低下している／低下してくると判断したということですので，ACPについてご留意ください」

（筆者らは研究会や勉強会でくり返し言及しています）

❻ まとめに代えて ～事例の振り返り

　せん妄に対するアプローチの基本を改めて実感するとともに，病診連携での情報のやり取りの重要性にも気づいた事例でした．本稿では自宅から入院した事例を取り上げましたが，施設入所の認知症患者の対応は，より難渋することが想像に難くありません．嘱託医の先生には，認知機能の低下がみられる，または抗認知症薬処方を行う患者さんでは，早くからACPについて意識的に情報収集をしていただけると，病院勤務医としては非常にありがたいです．

　認知症は地域全体で取り組んでいく必要があると思います．そのなかで，地域基幹病院の役割を再認識していきたいです．

◆ 引用文献

1）「ユマニチュード入門」（イヴ・ジネスト，他／著），医学書院，2014
　▶ ユマニチュードはフランス生まれの哲学に基づいた認知症ケアの技術です．非常に実践的で，日本でも少しずつ広まってきています．

2）認知症の人への医療行為の意思決定支援ガイド（最終版）：http://j-decs.org/result/2015/10/01/
　▶ J-DECSという団体が公表しているものです．医療従事者，在宅支援チーム，認知症患者とその家族向けとそれぞれに公表されており，とても役立つ内容になっています．

3）Inouye SK, et al：Delirium in elderly people. Lancet, 383：911-922, 2014
　▶ 高齢者のせん妄に関する総説．診断／評価から治療までよくまとまっています．

西村康裕 Yasuhiro Nishimura
市立福知山市民病院 総合内科 専攻医（卒後4年目）
一人前の病院総合医をめざして，精進の日々です．新専門医制度が検討されるなか，新しい時代の内科診療とはどういったものなのか，皆さんと模索していきたいです．

川島篤志 Atsushi Kawashima
市立福知山市民病院 総合内科
1997年 筑波大学卒業．米国Johns Hopkins大学にて公衆衛生学修士取得．2008年秋より当院に赴任し，総合内科臨床・研修医教育に従事．2015年春からは大江分院も含めて「研修機能をもつ地域基幹病院の総合内科からの地域医療への貢献」を，ワークライフバランスを大切にしつつ興味（臨床研究）を共有する仲間と全国に発信しています！（Blogもご笑覧ください！）

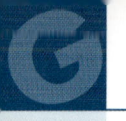

第3章　地域の問題に対するレシピ集

オーダー3　多職種のメンバーが不足している地域

吉村　学

事例の概要

83歳，女性，独居．要介護1．A1レベル．中山間地域に位置する高齢化率40％の地区に住んでおり，高血圧，変形性膝関節症，アルツハイマー型認知症で月に1回かかりつけの当院に通院している．通院に際しては，離れた町に住んでいる長男が送迎している．現在デイサービスを利用しており，訪問看護や訪問介護を利用したいがこの地区では利用できない．将来的にはグループホームなどへの入所を家族は考えているが，近くにはない．当院で後期研修中の研修医と一緒にかかわっている．

レシピ

① まずは地域内の保健・医療・福祉関係者を確認し，情報交換を呼びかける
② 近隣地域で事業展開している事業者や専門職種との接点を創出して，勉強会を開催・継続する
③ 各職能団体や医療機関が提供している専門的サービスを活用する
④ 成功事例をチームのなかで共有，祝福する機会をプロデュースする

1　事例の詳細

　　83歳，女性．長男夫婦は車で1時間ほど離れた町に住んでいます．この地域の生まれで20歳で夫と結婚後，農業に従事し，10年前に夫と死別した後は独居．高血圧，変形性膝関節症のため，当院に定期通院しています．1年ほど前から記銘力低下，物盗られ妄想が目立つようになり，半年前に精査の結果アルツハイマー型認知症と診断されました．ときどき徘徊がみられるようになって，帰宅できなくなり，地域総出で捜索活動をして見つかったこともありました．介護申請して要介護1．A1レベル（屋内での生活はおおむね自立）．
　　中山間地域に位置する高齢化率40％の地区で，現在週2回デイサービスを利用しています．配食サービスはありますが，平日のみで週末は利用できません．訪問看護や訪問介護は隣町にありますが，この地区はエリア外になっており利用できません．将来的にはグループホームなどへの入所を家族は考えていますが，近くにはありません．地域のつながりは以前から強く，お互いに見守りや声かけは積極的にできています．ただ症状の進んだ認知症患者への対応は十

分ではなく，やや排他的な感情などがあるのも事実です．高齢化が急速に進行し，家族介護力も乏しく，介護保険で利用できるフォーマルなサービスも関係する多職種の種類および量も限られている地域です．

❷ レシピ詳細

レシピ① まずは地域内の保健・医療・福祉関係者を確認し，情報交換を呼びかける

　独居の高齢者，とりわけ認知症を有する患者さんをどのようにして地域で支えていくかは大きなチャレンジです．そのことに現在この地域でかかわっている専門職種を自分で書き出してみる，同僚やほかの関係者に聞いてみる，まずはここからはじめてみましょう．また地域のなかにすでに存在するネットワーク（医療と介護の連携事業，各職能団体の連絡会等）も確認します．近々にそうした集まりがあるなら参加してみましょう．もちろん窓口になる方を通じてつながることが重要です．なかなかそうしたネットワークがない場合には，自らが発案者となり集まりを呼びかけてみることも重要です．呼びかける対象としては，地域内の事業所，行政担当者（高齢福祉課・介護保険担当），社会福祉協議会，民生委員，住民団体などがあります．ライセンスをもったフォーマルな職種だけに限らず，インフォーマルな関係者にも呼びかけるのがポイントです．呼びかけのプロセスや関係者に会うことも後期研修医と共有することで学びの機会にもなります．

> **ココがミソ！**
> 　地域で認知症の患者さんにかかわるには，インフォーマルなサービス関係者との連携が欠かせない．専門職種とセットで実態把握することが出発点．

レシピ② 近隣地域で事業展開している事業者や専門職種との接点を創出して，勉強会を開催・継続する

　認知症の患者さんを地域で支えるために必要な各種サービスを実際にこの地域周辺で展開している事業者とつながることで，将来的にサービスエリアの拡大やサテライト事業所の設置などの戦略が得られることを期待できるかもしれません．当該地域を含めた広域で開催されている関係者の勉強会や集まりに積極的に参加して意見交換を行います．また自ら勤務している医療機関で認知症や在宅医療に関する勉強会を立ち上げて継続的に開催することにより，専門職種同士の結びつきが生まれてくる可能性があります．実際の事例の相談をすることで，「もし○○のサービスが利用できれば，いい状態になるかもしれない．いかがでしょうか？」と意見を振ってみるのもよいでしょう．実際の患者さんのケアプランを立案するのは担当ケアマネジャー（ケアマネ）なので，できればそうした会合に一緒に参加して事業所担当者や関係者と直接意見交換ができるのが望ましいです．

> **ここがミソ！**
> 　まずはつながることが重要．役場など行政担当者とも話ができるとよい．ただ，すぐに問題解決できるほど簡単ではないので，粘り強く働きかけることが大切．

レシピ③　各職能団体や医療機関が提供している専門的サービスを活用する

　専門的な職種が不足している地域を対象とした派遣事業を行っている団体や医療機関があります．例えば地域リハビリテーション支援事業[1]は，理学療法士，作業療法士，言語聴覚士などが不足している地域へ派遣要請に基づいて病院から支援に行くシステムで，頻度は限定的ではあるもののこうした人的資源が不足している地域では1つの有効な解決策です．

> **ここがミソ！**
> 　これらのサービスは全国一律に提供されているものではないので，自分たちの地域ではこうした事業が提供されているかについても積極的な情報収集活動が求められます．

レシピ④　成功事例をチームのなかで共有，祝福する機会をプロデュースする

　上述したいくつかの方法により，一時的にせよサービスの幅が広がってかかわる職種も増えた暁には，ぜひともそのことをかかわった人全員で共有する機会が演出できるとよいでしょう．その際には，それぞれのもち味をうまく引き出してポジティブフィードバックをお互いに得られるような場をつくれるとよく，司会をする際のファシリテーション技術が求められます．その際の症例のプレゼンはぜひとも後期研修医にやってもらうとよいでしょう．

　冒頭の事例では，認知症の症状の進行に伴いデイサービスの回数増加やショートステイの利用で対応しました．近隣の訪問看護ステーションと訪問介護事業所に依頼して，エリアの拡大とサービス導入を何とか試行してもらい，服薬管理や状態のアセスメントをお願いしたところ，受け入れていただけました．週末の訪問介護も利用できるようになりました．そのかいもあって状態が何とか落ち着いていき，現在も地域での生活が継続できています．このとき担当者会議を新規サービス導入後に早めに行いました．さらにご家族の了承を得て，地域内の関係者の月例勉強会でこの事例についての意見交換を行いました．

❸ こんなチームで一緒につくりました

　近隣に住む民生委員や区長さん，住民の方々にも協力いただき見守りかたの実践方法や，認知症全般についての座談会を開催したところ多数の参加がありました．それにより住民の不安の解消にも役立ち，また困ったときの連携先として医療機関や地域包括支援センター職員とも顔の見える関係になったことがよかったと多くの声が聞かれました．この患者さんに以前からかかわっていた職種のみならず，今回新たにかかわっていただいた訪問看護ステーションや訪

間介護事業所ともつながることができました．患者さんにかかわるチームはケアマネを中心としたチームになりますが，患者さんをきっかけとして地域全体をケアするチームの創出には，地域をケアする能力とマインドをもった総合診療医がリーダーシップを発揮して活躍できると確信しています．まずはこのチームのなかに後期研修医も入ってもらい，学んでもらいましょう．

❹ 特にうまくできた工程

　医療資源が脆弱な地域においてはつい愚痴をこぼすことが多くなりますが，それだけでは問題は解決しません．近隣の事業者，関係者との接点やつながりをさまざまなチャンネルを通じて貪欲に模索していく姿勢が重要です．不足しているサービスや職種をプラスできた一例を何とかひねり出すことが欠かせません．その際にはケアマネ，医師自身のコラボレーションはもちろんですが，1つの事例に限らず**この地域全体を気にかけてケアするという志あるいは価値観を関係者と共有できるかどうか**が鍵となります．今回の事例では地域の文化や価値観を従来の排他的な価値観から新しい価値観である「認知症になっても住み続けられる地域づくり」に変えていくことを理解してもらうように皆で尽力できたことが大きいと言えます．

❺ 失敗しちゃった／こうすればもっとうまくなる工程

　サービスや専門職種が少ない地域では，固定のメンバーでそれなりに連携ができており，そこに新しい事業所や専門職種が入り込むと緊張が発生するし，不安を抱えることがあります．排他的な姿勢を示すメンバーもいるかもしれません．連携相手でもある分，利害関係の対立が発生するかもしれません．そうした部分に十分に配慮しながらも，お互いにとってwin-winの関係になるようなコミュニケーションの場をきめ細かくつくっていく手間もかけないとうまくいきません．

認知症ケアの極意

- 目の前の患者さんについてベストを尽くす
- かかわる人皆でチームを編成し，不足している職種やサービスについて諦めずに意見交換を十分に行う
- あの手この手で専門職種・サービスの獲得（エリア延伸等）を探る
- 何とかできた事例を成功体験としてチーム皆で共有する
- 患者さん，家族，地域住民を含めて医療文化や価値観を変えることができると信じて活動することが肝要である

> **そのまま使える説明・決め台詞レシピ！**
>
> ▶ **担当ケアマネジャーへ**
> 「この患者さん，訪問看護とか使えるといいと思うけどどうかな？ 今度隣町の事業所の責任者の方に会合で会うので，話を聞いてみますね．どうですかね？」
>
> ▶ **地域の関係者が集まった会合の席で**
> 「お疲れさまです．皆さんご存知のようにこの地域ではなかなか各種サービスや専門職種が十分ではありません．何かいい知恵はないでしょうか？ ご意見をざっくばらんにお願いします」
>
> ▶ **新規参入してくれた訪問看護ステーション所長さんへ**
> 「先日からお世話になっている患者さんのことですが，とてもいい感じです．ありがとうございます．今度ぜひ地域で開催される連携勉強会で取り上げて皆さんで共有できるとありがたいのですが，ご協力をお願いします」

6 まとめに代えて 〜事例の振り返り

　この事例では独居，周辺住民の無理解，サービス・職種不足の「ナイナイづくし」からはじまりました．しかし，医療者の側で「この事例無理だよね」と諦めてしまうとその先が展開しません．患者さんの視点に立ち，認知症になってもここに住み続けられるようにするにはどうすればいいのかを教わった事例でした．時間はかかりましたが，事例への対応のみならず地域の抱える構造的な課題についてもさまざまなレベルから切り込んでいきました．地域医療の場では，バリエーションが大きくて一般化がしにくいとよく言われますが，この事例から学んだことは「認知症を諦めない」，この一点と地域をケアする総合診療医としてこの地域への愛情というかキモチをもつことが何より大事で，それはどの地域にも共通ではないかと考えています．

◆ **引用文献**

1) 全国国民健康保険診療施設協議会：新しい総合事業（地域リハビリテーション活動支援事業）にリハビリ専門職の技術を活かすためのメニューリスト及び参考事例集．2014
http://www.kokushinkyo.or.jp/Portals/0/リハビリ%E3%80%80メニューリスト及び事例集.pdf

吉村　学 Manabu Yoshimura　**Profile**

宮崎大学医学部 地域医療・総合診療医学講座 教授
総合診療医（家庭医）．0歳から106歳まで，骨の折れた人からココロの折れた人まで診ます．宮崎県の地域医療充実のために，地域医療の現場からアカデミアに転身して1年半が経ちます．「宮崎を家庭医療のメッカに」を合言葉に全力投球中．日本プライマリ・ケア連合学会理事．

第3章　地域の問題に対するレシピ集

オーダー4 行政・地域包括支援センターとの連携が不十分な地域

長　純一

事例の概要

75歳，女性．数年前より記銘力低下が出現，徐々に易怒などBPSDを認めていたが本人は認知症であることを認めておらず，かかりつけ医もなかった．医療への拒否が顕著で家族の介護負担が大きく，介護保険サービス利用が必要と判断するも，医療へのつなぎに苦慮しており，支援に難渋していた．

レシピ

① 認知症サポート医の取得
② 地域包括ケアシステムにおける認知症総合アセスメント（DASC-21）による認知症評価の実施
③ 認知症初期集中支援チーム員会議
④ 認知症サポート医によるアウトリーチの実施，認知症の評価と医療への誘導
⑤ 行政の事業への協力，地域への介入

1 事例の詳細

　現在75歳で数年前より記銘力低下が出現，最近は徐々に易怒などBPSDを認めていましたが，本人は認知症であることを認めていませんでした．かかりつけ医もなく，医療機関受診を拒否していました．3年前何とか説得し，認知症疾患センターでもある精神科病院に受診し，アルツハイマー型認知症の初期の疑いと診断されましたが，その後継続通院にはつながらず，むしろ医療への拒否が顕著となりました．家族の介護負担が大きく，険悪な状態になることも少なくなく，地域包括支援センターも介護保険サービス利用が必要と判断するも，医療へのつなぎに苦慮しており，支援に難渋していました．

2 レシピ詳細

レシピ① 認知症サポート医の取得

　認知症サポート医は2017年度末に5,000人を養成することを目標に講習が行われており，かかりつけ医の認知症対応能力の向上を図るための研修立案や，かかりつけ医の認知症に関する相談役・アドバイザーであるほか，特に医師会と地域包括支援センター（以下，地域包括）との連

表 ◆ 認知症初期集中支援チームに加わる医師の要件

日本老年精神医学会もしくは日本認知症学会の定める専門医または認知症疾患の鑑別診断等の専門医療を主たる業務とした5年以上の臨床経験を有する医師のいずれかに該当し、かつ認知症サポート医である医師1名とする
ただし、上記医師の確保が困難な場合には、当分の間、以下の医師も認めることとする ・日本老年精神医学会若しくは日本認知症学会の定める専門医又は認知症疾患の鑑別診断等の専門医療を主たる業務とした5年以上の臨床経験を有する医師であって、今後5年間で認知症サポート医研修を受講する予定のあるもの ・認知症サポート医であって、認知症疾患の診断・治療に5年以上従事した経験を有するもの（認知症疾患医療センター等の専門医と連携を図っている場合に限る）

携づくりの推進役としての機能が期待されています[1]．実際筆者が受講した2014年度の研修では認知症疾患の講義以上に、政策の流れ（新オレンジプランや介護保険制度、地域包括の役目、医療・介護連携など）が重視されており、その面からも認知症サポート医に期待される役割が医療連携、医療・介護連携の促進に力点がおかれていることがわかります[2]．実際に認知症初期集中支援チームに加わる医師の要件が表のように変更され、暫定的な認知症初期集中支援チームがつくれることとなったため、今後各市町村で重要な役目を担うことになると思われます．

レシピ② 地域包括ケアシステムにおける認知症総合アセスメント（DASC-21）による認知症評価の実施

地域包括ケアシステムにおける認知症総合アセスメント（dementia assessment sheet in community-based integrated care system-21items：DASC-21）は、研修を受けた専門職が高齢者の「認知機能障害」と「生活障害」を把握し、認知症を検出し、重症度を評価するアセスメントツールで、石巻市のアドバイザーであり、現在の認知症施策をリードしている粟田主一先生により開発されたものです．DASC-21は本人に聞き取ることなく、認知症の評価と生活課題を把握できるツールで、本事例では地域包括が家族に聞き取る形で実施し、手段的ADLの低下ほかが認められ中等度の認知症が疑われました．

レシピ③ 認知症初期集中支援チーム員会議

地域包括より市の担当課に依頼があり、認知症初期集中支援チーム員会議（以下、チーム員会議）が開かれました．参加者は事例を抱える地域包括のケアマネジャー（ケアマネ）、介護保険課と健康推進課の保健師、福祉部の認知症担当者、（生活保護であったため）生活保護課、認知症疾患センター相談員、包括ケアセンター※医師（筆者）と保健師・社会福祉士、そしてアドバイザーの粟田先生で、新規事例は約1時間かけて議論をします．まず地域包括より高齢者実態把握表およびDASC-21が配布され、それを参考に事例の提示があり、参加者より質問などを受けることで、問題点や状況の確認を行います．そのうえで各人より今後のアプローチについて意見交換し、方針を決めます．この事例の場合、介護保険サービスの導入のためにも、また認知症が3年前より進んでいると考えられること、他疾患の有無の評価がないことなどから、まず医療への誘導が重要と考えられ、今までの経緯より、認知症サポート医であり行政職でもある筆者がアウトリーチして評価を行い、医療と介護サービスにつなげることをめざすこととなりました．

※ 地域包括ケアが石巻市の看板政策となり、その推進のために市立病院の医師である筆者が兼務でセンター長として新設された機関であり、地域包括支援センターをサポート・スーパーバイズすることを当初より目的としている[3〜6]．

レシピ④ 認知症サポート医によるアウトリーチの実施，認知症の評価と医療への誘導

チーム員会議の方針に基づき，後日筆者と介護保険課の保健師が地域包括とともにご自宅を訪問し，1時間ほど本人・家族と面談しました．中等度のアルツハイマー型認知症が疑われ，BPSDで家族が大変であることと家族の認知症への理解・対応が不十分であることが確認されました．血圧が高いことを理由に医療機関受診を促したところ受診を納得され，認知症の診療が可能な総合診療医への誘導が行えました．介護申請から通所サービスの利用，また家族のストレスへのケアと対応方法への指導も含めて訪問看護を導入することとなりました．2カ月後に開かれたチーム員会議では，このような経過で医療につながり薬物療法の開始などで患者さんの睡眠の確保ができるようになったこと，医師意見書を作成できたため介護保険サービス利用につながったこと，また家族のストレス軽減とともに認知症への対応が改善されたことによるものか，以前に比しBPSDも穏やかになってきたということで，この事例のチーム員会議での検討は終了としました．課題が残る事例の場合，半年をめどにチーム員会議で継続検討していきます．その場合の会議は1例につき1回20〜30分です．このようなチーム員会議を月1回数例まとめて実施しています．

レシピ⑤ 行政の事業への協力，地域への介入

筆者は認知症初期集中支援チームだけではなく，市の介護保険課事業の物忘れ相談（後述）に協力しています．その他，包括ケアセンターの活動として，被災者の認知症状況の調査と認知症予防のための地域への介入，認知症サポーター養成への協力，地域住民への啓発などを行っています．

❸ こんなチームで一緒につくりました

通常チーム員会議での医療面でのアドバイスが認知症サポート医の役割であり，適切な医療への誘導，医療機関への情報提供などを行うことが求められます．チーム員会議の後は，再度関係者〔保健師や認知症疾患センターの精神保健福祉士（PSW）など〕が患者さん宅を訪問し，多職種で問題解決を図ることが想定されています．当市では，筆者の診療所は厚生労働省から在宅医療連携拠点のモデルに指定されており，かつ筆者が行政職であるため，そのままアウトリーチすることが可能であるという特殊な状況ですが，この事例のように医師が出向くこと（当市ではおよそ事例の1/3程度を筆者が訪問しました）がより困難な事例だけでも医師が協力することが可能（診療報酬で往診が算定できれば不可能ではないかも）ならば，より効果が高まる可能性があります．

❹ 特にうまくできた工程

1つは，当市で認知症疾患センターが訪問にあまり積極的ではないという事情もあり，チーム員会議において（精神科につなぐという制度をつくった）粟田先生が，認知症サポート医で在宅の経験豊富な総合診療医の活動を高く評価し，積極的に総合診療医の関与を勧めてくださ

ていることです．そのことで総合診療医が認知症にかかわることが徐々に地域包括やケアマネに浸透してきている印象です．

　もう1つは，介護保険制度の改正など政策の流れを理解し，積極的に行政へ働きかけていくことです．筆者の場合，在宅医療連携拠点モデル事業の受託，認知症サポート医の取得，認知症相談事業（物忘れ相談として市報などで公示し，月1回1事例1時間かけ筆者が市民の物忘れ相談に乗る事業）を介護保険課の事業として行うなどの協力をすることで，（市の機関でありながら，あまり連携がなかった）市立病院・市包括ケアセンターと介護保険課他の連携が進んできました．このように，間違いなく今後医療・介護連携，包括ケアシステム構築のため，行政・地域包括との連携が進むことが必然ですが，より政策の流れを理解し，行政の動きに協力していくことで良好な関係が構築されます．

> **ここがミソ！**
> - 地区医師会での日頃の活動（通常行政は，地区医師会と（地域に存在すれば）認知症疾患センターにまず相談すると思われます）に積極的に参加をしておくこと
> - 認知症サポート医を取得しておくと，行政から協力を求められる可能性が高いです．あまりに頼られすぎると大変ではありますが，地区医師会・行政・地域住民の総合診療医の認知にもつながり，何より地域に対して大きく貢献できます

❺ 失敗しちゃった／こうすればもっとうまくなる工程

　認知症初期集中支援チームですが，実際は認知症自体が初期ということではなく，医療につながらないようないわゆる困難事例が相談されてくることが多いのが実情です．事例によりますが，さまざまな意味で受診困難な状況から訪問診療につなげるような事例もありました．また本事例では認知症疾患センターから相談員（PSW）が参加されていますが，受診時にCTは必須であることなど病院の方針があり，受診困難な事例に対して特別な配慮をしていただくことなどへは至っておらず，結果的に専門医療にはつながりにくい状況があります．総合診療に力を入れ，訪問診療を含む地域包括ケアシステムの核として，被災から5年半となる2016年9月にようやく新市立病院が再建されることで，精神科を中心とした認知症専門医療機関につながりにくい認知症の方を，適切な医療とケアで支えていくことができるようになるのではと考えています．

認知症ケアの極意

　認知症を病であるというだけでなく，生活障害ととらえ生活とそれを支えるケアの重要性を認識すること．筆者は20年以上前から，海外を含む先駆的介護現場の視察を行ってきて，認知症は総合診療医とケアの質がカギと信じています．

そのまま使える説明・決め台詞レシピ！

▶ 行政の保健師へ

「国からさまざまな施策を行うことが要求され，大変ですよね．何か協力できることもあるかもしれないので，よければ相談してくださいね」

決め台詞というほどではありませんが，非常に限られた財源で地域包括ケアや認知症のさまざまな新しい施策に取り組まなければならない行政職（保健師が中心と思われます）は，頭を抱えているのが実情と思われます．このように言ってくれる医師がいれば百人力です．そのためには，現在行政に課せられてきている施策を知っておくことが重要です．

❻ まとめに代えて ～事例の振り返り

　　地域包括支援センター（行政直営もあるが全国の7割が委託されている，しかし本来行政がはたす役割を担っている）・行政との連携は，医療と介護の連携以上に容易ではない場合が少なくないと思われます．しかし地域包括ケアシステムの構築が市町村の役割となり，認知症がそのなかでも重要視されている現在，医療との連携はむしろ行政が望んでいるに違いない時代になっています．2018年を1つの目処として介護保険制度改正で示されているだけでも，行政には認知症初期集中支援推進事業や在宅医療介護相談窓口の設置ほか，医療との連携が必須の事業を行っていく責任が生じています．もしまだ行政が動いていない場合，どう医療との連携をとればいいのか？と思案に暮れている可能性が高いです．地区医師会と連携しながら，個別の認知症患者の診療にかかわることとともに，認知症ケアの仕組み（行政の施策）に協力していくことは，きわめて重要であると思われます．

◆ 引用文献

1）厚生労働省「認知症施策推進総合戦略～認知症高齢者等にやさしい地域づくりに向けて～（新オレンジプラン）」について：http://www.mhlw.go.jp/stf/houdou/0000072246.html
2）国立長寿医療研究センター 長寿医療研修センター 認知症初期集中支援チーム員研修 http://www.ncgg.go.jp/kenshu/kenshu/27-2.html
3）石巻市 地域包括ケア推進協議会：http://www.city.ishinomaki.lg.jp/d0010/d0040/d0050/d0020/
4）長 純一：すべての在宅支援が必要な市民を対象とした地域包括ケアシステム．月刊福祉，98：38-43, 2016
5）包括ケアセンターを設置 他職種が活動を展開．介護保険情報，16：12-19, 2015
6）長 純一：24時間医療を核にする地域包括ケア構想．「災害復興からの介護システム・イノベーション」，ミネルヴァ書房，2016

長　純一　Junichi Cho

石巻市立病院開成仮診療所 所長 / 石巻市包括ケアセンター センター長

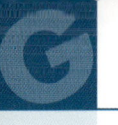

第3章 地域の問題に対するレシピ集

オーダー5 関係者のモチベーションが不足している地域

井階友貴

事例の概要

福井県最西端の高浜町は，認知症にかかわるどの医療介護系/行政サービス・事業所も人手不足であり，事業所数が限られていてすでに顔の見える関係（連携）ができていることから，スキルアップや連携促進に対してのモチベーションが決して高くない状況だった．何種類かの勉強会や事例検討会の企画が筆者の勤務していた診療所や病院を中心に発案され実現するも，企画の新奇性のなさや持ち回り制の負担の大きさ，担当者の交代などから参加人数が固定化・減少し，立ち消えになっていく状況だった．

レシピ

① 多職種研修会を地域ケア会議に位置づけ
② 住民主体の認知症フォーラム開催
③ 地域主体の健康カフェ開催
④ 健康のまちづくりの機運の醸成

1 事例の詳細

　福井県最西端に位置する高浜町は，人口約1万人，面積約72 km^{2}の小さな町です．町内の認知症にかかわる医療・介護関係施設や行政担当部署は限られており，筆者が赴任した2008年当時，病院1，診療所2，歯科診療所4，訪問看護ステーション2，居宅介護支援事業所6，訪問介護事業所2，通所介護事業所4，介護老人保健施設1，介護老人福祉施設1，有料老人ホーム1，地域包括支援センター1で，併設されているものも多く，それらを除くと全体では9つの事業所しか存在せず，どのサービスも人手不足でした．その代わりに，どの事業所にどんな専門職がいるのか，どの事業所からも非常に顔が見えやすく，患者さん・利用者さんにまつわる必要な連携についてはスムーズにできていました．
　ところが，この2点が仇となって，関係者のモチベーション，特にスキルアップや連携促進へのモチベーションについては，決して高いとは言えない状況でした．何種類かの勉強会や事例検討会の企画が筆者の勤務していた診療所や病院を中心に発案され実現するも，最初の勉強会は企画の新奇性が保てなくなり，参加人数が固定化・減少し，立ち消えてしまいました．次に在宅の連携を謳って郡内に対象を広げて実施した検討会は，会の持ち回り制による担当者の

負担の大きさにより消滅，感染防止を契機に発足した勉強会も，参加団体が非常に限られており，担当者の交代を契機に雲消してしまい，認知症ケアについて関係者が知識・技術を深めたり連携を促進したりできる場が継続しない状況でした．

❷ レシピ詳細

レシピ① 多職種研修会を地域ケア会議に位置づけ

　近年，高齢者個人に対する支援の充実と，それを支える社会基盤の整備とを同時に進めていく，地域包括ケアシステムの実現に向けた手法として，どの自治体でも「地域ケア会議」を実施することが国から義務づけられています[1]．そこで，地域包括支援センター，ケアマネ連絡会，病院および診療所で共同事務局を結成し，地域ケア会議の下位部署としての研修会・事例検討会として，まちぐるみで明確に位置づけていただきました．さらに，共同事務局で協議を進め，各部署に負担のないように開催は年4回とすることや，できるだけまんべんなく参加者を各部署で検討すること，事務局を強制的な持ち回りにせず，できるものが積極的に企画を提案することを決め，誰にどの程度の負担があるものなのかを明確に提示しました．これらにより，存続可能性が飛躍的に改善した研修会が実現しました．

> **ここがミソ！**
> ・地域に訪れるモチベーション向上の好機を逃さない！
> ・まちぐるみで研修会の明確な位置づけをして，負担感と義務感，効力感のバランスを！

レシピ② 住民主体の認知症フォーラム開催

　福井県高浜町には，2009年より活動する地域医療住民有志団体「たかはま地域医療サポーターの会」があります[2]．あるとき，この会が主催する年1回の地域医療フォーラムで，認知症がテーマに取り上げられました．フォーラムはフェア形式で行われ，メイン講演のほか，認知症予防体操コーナー，脳トレコーナー，介護用具展示コーナー，認知症予防のための食のコーナー，もの忘れ相談コーナーなどが企画されたのですが，それを町内の医療介護行政担当部署で共催したことで，見事に連携の促進につながりました．それぞれ役割をもって住民主催の会に出向いたことで，互いの尊敬と熟知につながる，よい機会だったと感じました．この後も地域のイベントなどに共同でブースを出展するなどの活動へつながっています．

> **ここがミソ！**
> 　多職種のなかからモチベーションが向上しないときには，住民側からアプローチして同一の事業に取り組むのも1つの手！

第3章　地域の問題に対するレシピ集

図 ◆ 健高カフェの様子

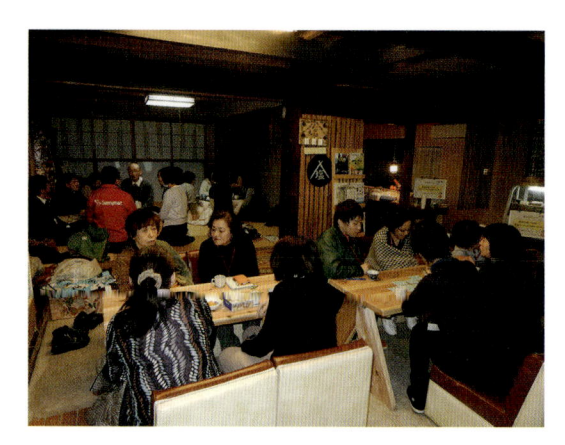

レシピ③ 地域主体の健康カフェ開催

　　住民の立場からのアプローチも非常に有効と感じますが，より町全体で機運を高めるために，健康分野のみならずまちづくりや政策，教育，商工観光などあらゆる分野の，医療介護専門職のみならず住民や行政担当者，議員などあらゆる立場の者が一堂に会し，決められたテーマをもとにワールドカフェ形式で町に思いを馳せ，出た意見を紡いで関係部署につなぎ，無理のない範囲でどんどん施策や協働が実現するしゃべり場，「けっこう健康！ 高浜☆わいわいカフェ」（通称「健高カフェ」，図）を開催しています[3]．ゆるい雰囲気の会ですが，効かせるところにパワフルに効かせる（筆者は"ゆるパワ"と呼ぶ）ために，町から"健康のまちづくりプロデューサー"の委嘱を受け，コーディネータとして効力をもたせていただいています．このカフェの発案で，認知症独居世帯への配食サービスや昼食会などが議論され実現しています．

> **ここがミソ！**
> ・市井会議は効力をもたせるために自治体の取り組みとして位置づけてもらう！
> ・コミュニティに問題を落とし込むことで，思いやモチベーションが洗練される！

レシピ④ 健康のまちづくりの機運の醸成

　　上記の取り組みに参加しない人も含めて，町全体の機運を高めるため，町として"健康のまちづくり"に取り組んでいく旨を，首長から「健康のまちづくり/新・地域包括ケアたかはまモデル」として公言・発案し，また，市区町村の対外的なつながりから機運を高めるべく，"健康のまちづくり友好都市連盟"として健康のまちづくりに取り組む市区町村仲間を募っています[4]．地域すみずみまで健康や地域包括ケアの機運が醸成されれば，自ずと関係者のモチベーションも高まります．

> **ここがミソ！**
> 地域のなかからモチベーションが向上しないときには，市区町村外からアプローチして同一の事業に取り組むのも1つの手！

❸ こんなチームで一緒につくりました

　医療介護にかかわる専門職のみならず，また，一般的な住民−行政−医療介護の連携のみならず，あらゆる分野のあらゆる立場の方と一緒にまちづくりにかかわっています．住民としては，まちづくりネットワーク，町議会，公民館長会なども，行政担当部署としては総合政策課や教育委員会までもがチームです．

❹ 特にうまくできた工程

　一般的に協働するのが難しいとされる行政の各部署に，コーディネータとして横串を刺せたところです[5]．地域の医師というコミュニティメンバーの立場と，大学の教員で町の"健康のまちづくり委嘱者"という有識者の立場の使い分けが重要と感じています．

❺ 失敗しちゃった / こうすればもっとうまくなる工程

　過去の研修会では，理想を追い求めすぎて現実的な状況を冷静に把握しきれていなかったように思います．また当初，多職種間の問題を内なる問題であるとしか考えられておらず，外部の視点に昇華することができませんでした．この観点にたどり着くまでに，何度も失敗をくり返してしまいました．もっと早く気づいていたら，地域の状況がもっとよくなっていたかもしれないと悔やまれます．

認知症ケアの極意

- モチベーションの高くない地域の多職種連携は，各施設への負担と効力の現実的なバランスを試みる！
- 関係者のモチベーションは，対内的にだけでなく対外的に（関係者外，地域外から）向上させる手立ても検討する！

そのまま使える説明・決め台詞レシピ！

▶ **関係専門職へ**

「非常にお忙しく大変ななかで，すばらしいケアを提供してくださり，ありがとうございま

す！ご負担のないシステムをまちぐるみで考えていきましょう」

▶ **行政担当者へ**

「いつも地域ケア会議の準備でお世話になりありがとうございます．おかげさまで関係者も盛り上がってまいりましたので，地域ケア会議の下位部署として関係者の勉強会を位置づけていただけませんか？企画などの実務の部分は，できる限り関係専門職有志で事務局をつくって遂行しますので」

▶ **首長へ**

「成果が見えにくい健康づくりにご理解をいただき，本当に尊敬しています．町内の機運を町のすみずみまで届けるために，町としての健康にまつわる町長からの宣言が効果的と考えたのですが，いかがでしょうか？」

❻ まとめに代えて ～事例の振り返り

　筆者が高浜町にかかわりはじめて8年半が経とうとしています．いつも試行錯誤の連続で，認知症ケアのように正解の用意されていない地域ケアでしたが，それでも取り組んでいるとより広い視点で物事を見られるようになり，1つの取り組みが複数の分野で成果を出せるようになってきていると感じています．物事の上流は1つの水源だったりしますよね．全国各地の取り組みに今日も勇気づけられ，明日からも頑張れると思う日常です．

◆ **引用文献**

1) 厚生労働省 地域包括ケアシステム 3．地域ケア会議について 地域ケア会議の概要：http://www.mhlw.go.jp/seisakunitsuite/bunya/hukushi_kaigo/kaigo_koureisha/chiiki-houkatsu/dl/link3-1.pdf
    ▶ 地域ケア会議に言及する，厚生労働省の正式文書です．
2) たかはま地域医療サポーターの会ホームページ：http://www.acahun.com/
    ▶ 老舗の地域医療住民団体．筆者はオブザーバとして参加させていただいています．結成7周年を迎えました！
3) けっこう健康！高浜☆わいわいカフェ facebookページ：https://www.facebook.com/kenkocafe.takahama/
    ▶ 地域参画型調査法（community-based participatory research：CBPR）の手法による取り組みの展開をめざしています．よろしければ遊びに来てくださいね☆
4) 健康のまちづくり友好都市連盟ホームページ：http://kenko-machizukuri.net/friendship/
    ▶ 加入条件なし，オンラインとオフラインから気持ちでつながる健康のまちづくり連盟．加盟自治体募集中です！
5) 「健康格差対策の7原則」（公益財団法人 医療科学研究所「健康の社会的決定要因（SDH）」プロジェクト），2015：http://www.iken.org/project/sdh/pdf/15SDHpj_part1_main.pdf
    ▶ 健康の格差対策のみならず，広く地域でのコラボレーションを生むために必要なエッセンス満載と考えています．

井階友貴　Tomoki Ikai

Profile

福井大学医学部 地域プライマリケア講座（高浜町国民健康保険 和田診療所）講師．福井県高浜町マスコットキャラクター「赤ふん坊や」健康部門マネージャー
プロフィールはp.104 参照

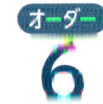

第3章 地域の問題に対するレシピ集

オーダー6 住民の活動が盛り上がらない地域
～認知症の人にやさしい地域づくりをしよう

阿波谷敏英，認知症の人等にやさしい地域づくり実行委員会

事例の概要

定期通院中の佐保田さん（仮名，60歳代，女性）．実は認知症サポーターで近所に気になる人がいるが，何もできていない，と打ち明けられた．

レシピ

① 地域包括支援センターと信頼関係を築こう
② 認知症サポーターの活動を盛り上げよう
③ その人らしい生き方（逝き方）を支援しよう

1 事例の詳細

ある日，高血圧で通院中の佐保田さん（仮名，60歳代，女性）の診察が終わり，いつものように降圧薬を処方して，次の予約をとろうとしていたときです．佐保田さんが，「ちょっと聞いてほしい」と前置きをして次のような話をはじめました．

佐保田「実は，うちの近所の奥さん，最近おかしいんです．たぶん，認知症だと思うんです．私，認知症サポーターの講座受けたから，わかるんですよ．この前もスーパーで買った物を持ってきて"あげる"って言うんです．そしたら，1時間も経たないうちにまた来て"さっきスーパーで買った物がなくなった"って言うんです．お返ししたんですけど，私が盗ったみたいなことを言うんです．私だけじゃなく，近所のほかの方でも同じような話があってね．一緒に住んでいるお嫁さんに話したんだけど"すみません"って謝るばっかりで…．病院にかかっているらしいけど，お嫁さんは知られるのが嫌みたいで，詳しいことも教えてくれないんですよ．嫌ねえ…あんなになったら…」

医師「なるほど．佐保田さん，認知症サポーターだったんですね」

佐保田「ええ，でも何もできていないんですよ．もらったオレンジリングも机の引き出しに入れっぱなしで（笑）」

医師「せっかく認知症サポーターなのですから，何かその方のお役に立つことができないでしょうか？」

佐保田「無理ですよぉ．だって，お嫁さんも何にも言わないし，こっちから言うのもねえ…．"こんなことを手伝ってほしい"って言ってくれれば，いいのにねえ…」

認知症の患者さんやご家族は，周囲とのトラブルを抱えていることが少なくありません．もちろん，医療機関で正しく診断され治療を受けたり，要介護認定を受け介護保険サービスを受けたりすることは大切です．しかし，認知症の方が地域で暮らしていくには，周囲の方々の理解や支えが不可欠です．認知症への理解が乏しければ，ご家族は「周囲に知られることが恥ずかしい」と感じてしまいます．知られないように，患者さんを外出させないようにしてしまうこともあります．このような事例を日常診療のなかで経験した方もあると思いますが，医師として「何もしてあげられない」と感じていないでしょうか？

国は認知症になっても住み慣れた地域で暮らし続けるために認知症施策推進総合戦略（新オレンジプラン）[1]を推進しています．この新オレンジプランでは7つの柱を具体的な取り組みとして数値目標を定めています．1つめの柱である「認知症への理解を深めるための普及・啓発の推進」では，認知症サポーターを養成し，地域のなかでさまざまな活動をしてもらうことが掲げられています．行政，職域団体が実施主体となり，自治会，老人クラブ，民生委員，企業，消防，警察，学校などさまざまな団体において，研修会が行われており，約713万人（2015年12月現在）の認知症サポーターが養成されています．

しかし，全国国民健康保健診療施設協議会（国診協）が行った調査[2]によると，95.5％の自治体が「認知症サポーターの養成講座を行っている」と回答したにもかかわらず，佐保田さんのようにサポーターの39.3％が「特に活動を行っていない」，22.2％が「現在，活動の場の検討を行っている」と，実際の活動に結びついていないことが明らかになっています．

自分の暮らしている地域を見てみてください．いかがでしょう？あなたの住む地域は認知症になっても安心して暮らし続けられる地域でしょうか？

❷ レシピ詳細

レシピ① 地域包括支援センターと信頼関係を築こう

地域包括支援センターのケアマネジャーや保健師と仲よくしましょう．主治医として担当している方のケアカンファレンスに呼ばれたり，定期的な情報交換を行ったりしている方もあることでしょう．介護・福祉にかかわる職種は，医師に遠慮があります．「忙しそうなので気安く声をかけられない」「そんなことも知らないのか，と言わんばかりの高圧的な態度の医師がいる」のような残念な話をよく耳にします．認知症ケアに限らず，多職種と良好な信頼関係を築く医師でありたいものです．

地域包括支援センターのスタッフと話をしていると，事例にあげたような「地域のなかでの困りごと」は日常茶飯事であることがわかります．「何か，お手伝いできることはないでしょうか？」とこちらから歩み寄ってみる，また，もう一歩進んで「この地域の認知症サポーターの活動って，うまくいっています？」と聞いてみてはいかがでしょう．「はい，私たちも悩んでいて…」という話になるかもしれません．

> **ここがミソ！**
> （判読困難）

レシピ② 認知症サポーターの活動を盛り上げよう

　そうなんです．多くの地域が悩んでいるのです．市区町村で認知症サポーターを養成したものの，実際の活動に結び付けられていないことが多いのが現実です．認知症の方やご家族への見守り，声かけ，話し相手，ちょっとしたお手伝いなど，期待される仕事はあるのですが，行政からサポーターに逐一依頼するようなものではないのです．

　サポーターも決してやる気がないわけではありません．しかし，自分ひとりで取り組むことは難しいものです．自分だけで行動するのではなく，**一緒に行動する仲間**や，**集まる場が必要**なのです．しかも，受動的ではなく，**能動的に自分たちも楽しみながら活動できることが長続きの秘訣**なのです．そこに地域づくりのヒントがあります．

　私たちは，独立行政法人福祉医療機構（WAM）の社会福祉振興助成事業として，「認知症サポータースキルアップ研修会」のプログラムを開発しました．これらは全国の地域包括支援センターに配布したほか，ウェブサイトからプログラム，講演用スライド，ビデオをダウンロードできます[3]．こうした素材をまだご存知でない地域包括支援センターにもご紹介いただき，そして，可能ならば企画，実施の支援をしていただければと思います．

　このプログラムでは，サポーター20～50人にお集まりいただいて2時間のグループワークをしていただきます（図）．簡単なアイスブレークの後，認知症についての知識やサポーターに求められている役割を確認します．認知症の事例のマンガを見ていただいて，自分たちの経験をふまえて想いを語り合っていただきます．さらに認知症になっても安心して暮らせるためには何が必要であるかをグループで考え，自分たちができることを決定していきます．先進的な取り組みをしている地域の事例のビデオをご覧いただき，成功ビジョンを共有していただきます．ビデオでは，サポーターが自主的にサロンを開いたり，資源マップをつくったり，認知症

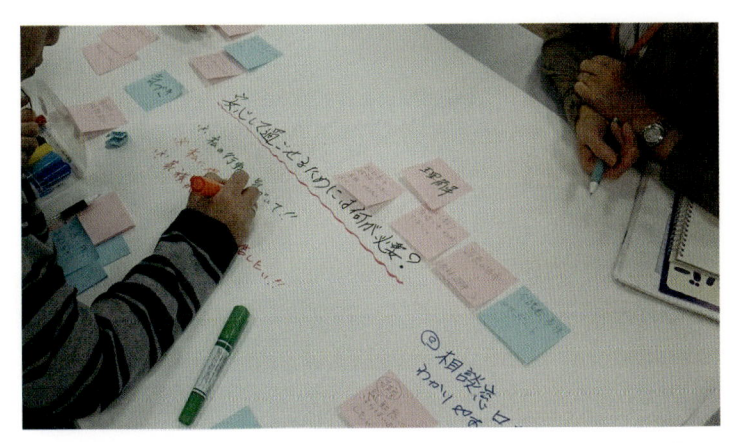

図 ● 認知症サポータースキルアップ研修会でのグループワークの様子

の方の話し相手になったりしている様子が，多くの笑顔とともに紹介されています．

こうしたグループワークに参加してもらうことで，サポーター同士のつながりもでき，自分たちも何かやりたい，という気持ちになっていただけます．自分たちの地域の事情に合った活動ができるように支援しましょう．最初から多くを求めずに明日からでもできる活動からはじめてもらうことで十分です．次回のスキルアップ研修会の日までに取り組んだことを紙に書いてきてもらうとよいでしょう．

> **ここがミソ！**
> 認知症サポーターが仲間をつくり，自分たちも楽しんで活動ができるような支援をしよう！

レシピ③ その人らしい生き方（逝き方）を支援しよう

患者さんから認知症になることを心配しているという相談を受けたことのある方も多いと思います．認知症になることで何が心配なのか質問すると，「家族や周囲の人に迷惑をかける」との答えが多いようです．

認知症は誰もがなる可能性のある病気であり，「お互いさま」です．正しい知識をもって，自分が認知症になったときのことを考えることで不安の軽減にもなると思います．日常診療のなかで折に触れて患者さんとお話しすることや，地域包括支援センターと協働で一般向けの講演会など啓発活動を行うことも有効でしょう．

こうした活動では，終末期のあり方について考えることも避けて通れないものです．「逝き方」を考えることは，今後の「生き方」を考えることになります．同じくWAMの社会福祉振興助成事業で作成したエンディングノート「いきいきと生きて逝くために－自分の最期を考えること－」[4]をぜひご活用ください．不安を煽るのではなく，前向きな気持ちになってもらうことが重要です．

> **ここがミソ！**
> 認知症を含め「老い」への不安を否定的に捉えるのではなく，正しい知識をもって「自分らしく生きる」気持ちになるよう支援することが大切です．

❸ こんなチームで一緒につくりました

レシピで紹介したWAMの助成事業は，国診協で実施しました．会員施設である医療機関の医師，理学療法士，看護師，保健師，ケアマネジャー，医療ソーシャルワーカーなど，普段から認知症ケアにかかわっている多職種で実施しました．そして全国3カ所の地域で実際に認知症サポータースキルアップ研修会を開催し，その効果を検証しました．詳しくは活動報告書[3]をご参照ください．

❹ 特にうまくできた工程

　認知症の地域ケアは，行政からの上意下達ではなく，認知症サポーターのやる気を引き出し，住民協働で行うことがうまくいく鍵だと感じました．医師も含め専門職は黒子に徹して出しゃばらないことが一番です．

❺ 失敗しちゃった／こうすればもっとうまくなる工程

　認知症サポーターは認知症に関心のある中高年の方が多く，グループワークに慣れておらず戸惑う方もいらっしゃいました．説明の時間をゆっくりとったり，具体例をあげて説明したりすることも必要です．また，中高年の方だけではなく，職域や学校でも養成されたサポーターのスキルアップにも取り組むと地域全体の理解はさらに進みます．

認知症ケアの極意

- 診察室の中にいるだけではなく，地域に働きかける！
- 地域包括支援センター，認知症サポーターの仲間を増やす！
- 住民主導の活動を支援し，自分たちは黒子に徹する！

そのまま使える説明・決め台詞レシピ！

▶ **地域包括支援センターへ**

「何か，お手伝いできることはないでしょうか？」
「この地域の認知症サポーターの活動って，うまくいっていますか？」

▶ **認知症サポーターへ**

「もし，あなたが認知症になったら，どんな地域で暮らしたいですか？ そのためにできることは何でしょうか？」

▶ **一般住民へ**

「認知症になっても，あなたらしく暮らし続けることを一緒に考えませんか？」

❻ まとめに代えて ～事例の振り返り

　佐保田さんはスキルアップ研修会に参加したことをきっかけに，ときどきご近所の奥さんの話相手をするようになりました．今度は佐保田さんの勧めでデイサービスに行ってみることになったそうです．お嫁さんにも笑顔が戻ってきました．医師が日常診療で行う医学的なアプロー

チは認知症ケアのごく一部にすぎません．認知症ケアは，地域包括ケアシステムを構築していくことで充実していきます．医師が一歩を踏み出すことで地域のあらゆる力が集まり，総力戦で闘いやすくなります．その際は，医師が唯一無二のヒーローになる（ウルトラマン型）ではなく，多くの職種や住民などと一緒につくる（アンパンマン型）が成功の秘訣だと感じています．

◆ 引用文献

1）「認知症施策推進総合戦略～認知症高齢者等にやさしい地域づくりに向けて～（新オレンジプラン）」について：http://www.mhlw.go.jp/stf/houdou/0000072246.html
2）平成26年度 老人保健事業推進費等補助金 老人保健健康増進等事業 認知症高齢者等にやさしい地域づくりの推進に関する調査研究事業 報告書：http://www.kokushinkyo.or.jp/Portals/0/認知症予防_報告書.pdf
3）全国国民健康保険診療施設協議会 主要調査研究事業一覧（認知症の人等にやさしい地域づくり推進事業）：http://www.kokushinkyo.or.jp/index/principalresearch/principalresearch_detail/tabid/169/Default.aspx?ItemId=298
4）全国国民健康保険診療施設協議会 主要調査研究事業一覧（終末期にある者とその家族支援に関する事業）：http://www.kokushinkyo.or.jp/index/principalresearch/principalresearch_detail/tabid/169/Default.aspx?ItemId=227

認知症の人等にやさしい地域づくり実行委員会

委員長　：阿波谷敏英（高知大学医学部医学科家庭医療学講座 教授）
副委員長：平野浩彦（東京都健康長寿医療センター 研究所社会科学系専門 副部長）
委員　　：赤木重典（京都府：京丹後市立久美浜病院 院長）
　　　　　小野　剛（秋田県：市立大森病院 院長）
　　　　　田辺大起（鳥取県：日南町国保日南病院 主任理学療法士）
　　　　　大原昌樹（香川県：綾川町国保陶病院 院長）
　　　　　松本康博（長崎県：国保平戸市民病院 居宅介護支援事業所管理者）
　　　　　飯山明美（北海道：本別町地域包括支援センター 所長）
　　　　　佐々木 敦（宮城県：涌谷町町民医療福祉センター地域医療連携室 MSW）
　　　　　山脇みつ子（滋賀県：公立甲賀病院訪問看護ステーション 所長）
　　　　　齋藤洋平（富山県：南砺市民病院 主任作業療法士）
　　　　　東條環樹（広島県：北広島町雄鹿原診療所 所長）

Profile

阿波谷敏英　Toshihide Awatani

高知大学医療学系医学教育部門/医学部家庭医療学講座 教授
全国地域医療教育協議会世話人．日本プライマリ・ケア連合学会理事，同四国ブロック支部長．高知県の中山間地域の町立病院の院長を務めた経験から，「アンパンマン型地域医療」を提唱．現在はジャムおじさんをめざし，卒前・卒後地域医療教育の充実に取り組んでいます．

第3章 地域の問題に対するレシピ集

オーダー7 認知症に対する理解のない地域

孫　大輔

> **事例の概要**
>
> あなたは人口8万人の地方都市A市でクリニックを開業する医師で，医師会活動などを通して地域の保健行政にも協力している．A市の高齢化は今後急速に進むと予想されており，A市では行政が中心となり，認知症に対する啓発活動や体制づくりを進めようとしている．あなたも，A市の「認知症対策チーム」の一員に任命され，健康講座などを企画し開催した．しかし，住民の意識が低いためか，あまり人が集まらない….

レシピ
① 地域住民の意識啓発のためのカフェ型コミュニケーション
② ゲートキーパーを巻き込むための民間団体・企業との連携

1　事例の詳細

あなたが開業しているA市の高齢化率は現在23.0％であり，全国平均並みですが，将来の人口推計によると，今後10〜20年間に急速な高齢化が進むと予測されています．A市では行政が中心となり，「認知症対策チーム」をつくり，住民に対する啓発活動やサポート体制を充実させる方針です．あなたもこのチームの一員に任命され，認知症啓発のための健康講座など，いくつか企画を開催しました．しかし，住民の意識が低いためか，あまり人が集まりません．住民にヒアリングしてみたところ，「認知症の人に具体的にどう接していいかわからない」「徘徊している人がいても警察に連絡するしかない」「認知症の家族がいても近隣に知られたくないので，あまり話さない」などの意見が聞かれました．あなたは，今後どのように取り組みを進めるべきか悩んでいます….

2　レシピ詳細

レシピ① 地域住民の意識啓発のためのカフェ型コミュニケーション

ある課題に関して地域住民の意識が低い場合，まずは住民に「自分ごと」として関心をもってもらったり，危機意識をもってもらったりする必要があります．A市では，多くの住民は認知症に対する漠然とした知識はあっても，「自分ごと」としての危機意識は低いようです．この

ような場合，気軽に参加できるカフェのような場で，専門的知識を学びつつ，意識啓発を行うことができる仕掛けとして**カフェ型コミュニケーション**があります．カフェ型コミュニケーションとは，少人数での対話をベースとした学びとコミュニケーションの場であり，具体的には「ワールドカフェ」や「みんくるカフェ」のような手法があります[1]．

ワールドカフェは，あるテーマについてまず専門家や当事者によるミニトーク（基調講演）を行った後，4〜6人の人がテーブルを囲んで15〜20分の対話を行います．次にメンバーをシャッフルして，新たに対話を行います．2〜3セッションの対話をくり返した後，最初のテーブルに戻り，対話を振り返ります．ワールドカフェは全体が100人以上というような大人数でも行えるのが特徴で，1つのテーマについてブレインストーミングするのに適しています．このとき，テーブルごとにファシリテーターがつき，対話の交通整理役を担います．また，対話が「見える化」されるよう，テーブルに模造紙を敷いて，そこにキーワードを記入しながら対話を進めます．

みんくるカフェは，ワールドカフェと同様，最初のミニトークの後に，少人数（4〜6人）でテーブルを囲み，ファシリテーターの司会のもと対話を進める手法ですが，メンバーをシャッフルせず，最初の対話セッションの後に「中間振り返り」を行います．ここでは各人，「対話で得られた気づき」と「新たに生まれた疑問」をシートに書いて共有し，この新たに生まれた疑問のなかから次のテーマを決め，再び対話セッションをはじめます．みんくるカフェはメンバーをシャッフルしないため，1つのテーマについてじっくり掘り下げたいときに適しています[2]．

こうした対話をベースとした学びの場では，従来の健康講座に比べて，参加者も主体的に話をしたり，考えたりするため，意識や態度の変容が起きやすいことがわかっています[3,4]．実際，認知症をテーマとして，地域の住民と医療・福祉・介護専門職を対象にカフェ型コミュニケーションを実施している「みんくるカフェAkita」（秋田県由利本荘市，図），「みんくるカフェ梅のさと」（神奈川県小田原市），「みんくるカフェひめじ」（兵庫県姫路市）などでは，地

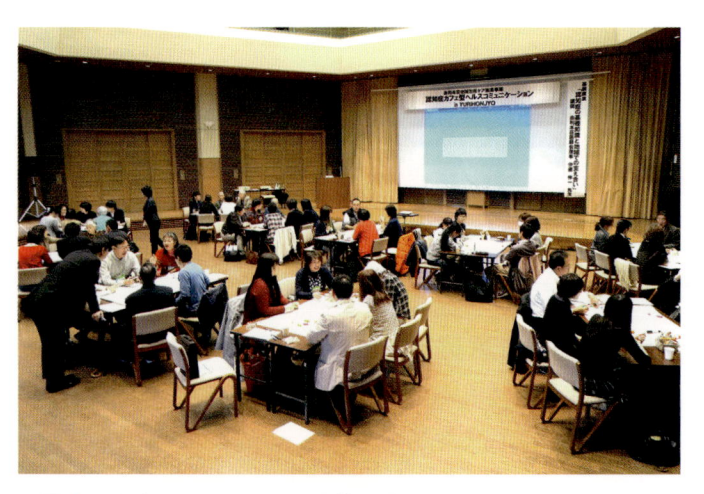

図 ◆ みんくるカフェAkitaの開催風景

域住民の意識向上や，地域の専門職間の連携が進みはじめています[5]．2016年5月に開催された「みんくるカフェ梅のさと」の参加者35名を対象にした調査では，参加前後でヘルスリテラシー尺度の向上（19.1 → 20.6，p＝0.033）と，認知症の人に対する態度尺度の向上（45.7 → 49.0，p＝0.056）が認められました[6]．

ちなみに，国が推進している「認知症カフェ（オレンジカフェ）」も普及してきていますが，こちらは主に「認知症の人と介護者のための休息の場」という目的で運営されており，ファシリテーションされた対話をベースに，住民と専門職が互いに学びを深めるカフェ型コミュニケーションとは異なるものと言えるでしょう．

> **ここがミソ！**
> カフェ型コミュニケーションでは，参加者が気軽に対話できるような場づくりと対話のファシリテーション（促進，円滑化）を行う「ファシリテーター」の役割が重要！

レシピ② ゲートキーパーを巻き込むための民間団体・企業との連携

認知症の人が専門機関に早期につながるためには，「ゲートキーパー」という存在が重要であることが知られています．ゲートキーパーとは，地域や組織のなかにおいて，ケアを必要とする人を早い段階で発見し，適切な専門機関につなげる役割を担う人のことです．具体的には，薬局薬剤師，警察官，教職員，民生委員，各種相談窓口担当者などがあげられますが，潜在的には，金融機関職員，マンション管理人，スーパーマーケットやコンビニエンスストア（コンビニ）店員，宅配業者，タクシー運転手など，地域の生活関連の企業・団体に携わる人は，認知症の人を早期に発見する機会が多いでしょう．このような民間のゲートキーパーを巻き込む取り組みが，今注目を集めています．

東京大学・高齢者在宅長期ケア／緩和ケア看護学教室の五十嵐歩 講師を代表とする研究グループは，東京都練馬区のコンビニと協働して，地域の高齢者を支える新たなプロジェクトを進めています[7]．全国の高齢者の38％（1,200万人）はコンビニから300 m以内に居住していること，コンビニ店内で徘徊・認知症が疑われる問題行動を理由とした高齢者保護・対応が年間5,800件以上あることなどから，コンビニの店員を，認知症見守りのゲートキーパーとして巻き込む取り組みです．聞き取りをすると，実際に独居高齢者や軽度認知症の方がコンビニを利用する機会は多く，効果は高いと考えられました．現在，コンビニ店員を対象にシミュレーションゲームを用いて認知症対応について学んでもらったりしています．これにより，ゲートキーパーによる早期発見機能だけでなく，コンビニと公的サービスが協働した緩やかな見守り・支援を行う地域のネットワークづくりを進めています．

> **ここがミソ！**
> 専門家が直接，地域住民を教育・啓発するモデルは効果が低い．むしろ「つなぐ」役割をするゲートキーパーとなる民間団体・企業と連携しよう！

❸ こんなチームで一緒につくりました

　地域でさまざまな取り組みを進める運営チームには，できるだけ多様な職種を巻き込むと，多角的な視点やアイデアを募ることができ，チームが活性化します．医師・看護師・薬剤師・リハビリ職など医療職のみならず，社会福祉士・民生委員などの福祉職，ケアマネジャー・ヘルパーなどの介護職，また行政関係者，住民代表の方，民間企業の方，そして研究者など，関心のある人をどんどん巻き込むとよいでしょう．

❹ 特にうまくできた工程

　最初のミニトークの講師は，認知症に関する専門家だけではなく，認知症の方を介護したことのある住民など「当事者」の方にも話をしてもらう方がよいでしょう．例えば，ミニトークの前半は医療職が認知症の基礎知識について話し，後半は介護経験のある住民が個人的な経験から感じたことを話す，という形です．自分の立場に近い人が話をすることで，参加者は問題を「自分ごと」と感じやすくなります．

❺ 失敗しちゃった / こうすればもっとうまくなる工程

　カフェ型コミュニケーションを開催するにあたって，ワールドカフェ方式は比較的普及していますが，やり方を間違えると「対話がうまくいかずモヤモヤした」という不満感が残ってしまうこともあります．成功させるためのポイントは，対話全体のデザインや場づくり，また対話を円滑に進めるためのファシリテーションにあります．可能ならファシリテーター役の人を事前に集めて，ファシリテーションについての研修を行うとよいでしょう．

認知症ケアの極意

- 住民の意識啓発のために従来の健康講座ではなく，カフェ型コミュニケーションを活用しよう！
- 認知症の早期発見対策の鍵はゲートキーパーにある．民間の団体・企業と連携し，取り組みを進めよう！

そのまま使える説明・決め台詞レシピ！

▶ **カフェ型コミュニケーション参加者へ**（「対話」の意義を説明するとき）

　"対話"というのは，テーマに関して，ルールのもとにお互いの意見・考えを聴き合うことで，気づきや相互理解を深めるものです．課題に関して意見をぶつけあい，結論・答えを出す"議論"や，目的やテーマを設定せず自由に話す"雑談"とは違い，"聴き合う""お

いを理解する" ことが主眼となります」

▶ カフェ型コミュニケーション参加者へ（グランドルール"を説明する例）

「今日この場に参加した方はお互いに対等な立場です．ですので，○○先生など肩書ではなく，○○さん，あるいはニックネームなどで呼び合いましょう．対話のときは相手の意見を尊重して，よく聴きましょう．1人の人が長く話しすぎないようにしましょう．"対話"とは結論を出す場ではなく，"意見の違い""視点の違い" を楽しむ場であることを忘れないようにしましょう」

❻ まとめに代えて 〜事例の振り返り

　A市の場合，まずは認知症に関するカフェ型コミュニケーションの開催からはじめてみることにしました．実際に周りに声をかけてみると「カフェっていいですよね！」と言う仲間が現れて，複数のスタッフと協力して無事にワールドカフェを開催することができ，多くの住民にも参加してもらうことができました．参加した住民からは「認知症に関して自分にもできることがあると感じた」「今後もこのような会を開いてほしい」との感想が聞かれました．また，カフェを見学に来た市の行政職の方にも「こんな場づくりがしたかったんですよ！」と言ってもらえました．

　全国的にも認知症対策のさまざまな取り組みが進むなか，住民の意識啓発や気軽な意見交換の場として，カフェ型コミュニケーションの場が活用されることを期待します．

◆ 引用文献

1) 孫 大輔：新しい患者−医療者関係の構築に向けて−カフェ型ヘルスコミュニケーションの可能性−．日本ヘルスコミュニケーション学会雑誌，4：13-17, 2013
2) 孫 大輔：対話の場作りをすすめるファシリテーターと省察的実践．日本プライマリ・ケア連合学会誌，36：124-126, 2013
3) 孫 大輔, 他：カフェ型ヘルスコミュニケーション「みんくるカフェ」における医療系専門職と市民・患者の学び．日本ヘルスコミュニケーション学会雑誌，5：37-45, 2015
4) 孫 大輔：医療者と非医療者のコミュニケーション．治療，98：269-272, 2016
5) 孫 大輔：カフェ型ヘルスコミュニケーションによる市民参加型の健康づくり：対話が可能にする変容的学習．臨床作業療法，12：15-19, 2015
6) 孫 大輔, 富田さつき, 密山要用：認知症をテーマとしたワールドカフェによる地域住民および医療福祉専門職の認知症に対する態度変化（会議録）．第48回日本医学教育学会大会．大阪．2016.7.29-30
7) コンビニ協働プロジェクト：東京大学医学系研究科健康科学・看護学専攻高齢者在宅長期ケア看護学／緩和ケア看護学分野：http://cvs4community.tumblr.com/（2016年7月閲覧）

孫　大輔　Daisuke Son

Profile

東京大学大学院医学系研究科 医学教育国際研究センター
2000年 東京大学医学部卒業．腎臓内科，総合診療（家庭医療）を専門として勤務を続けた後，2012年より東京大学大学院医学系研究科医学教育国際研究センター講師．学生の医療コミュニケーション教育および医学教育研究に従事する傍ら，家庭医としての勤務を続けている．研究テーマはヘルスコミュニケーション，医学教育における「共感」，など．2010年より市民・患者と医療者がフラットに対話できる場「みんくるカフェ」を主宰．一般社団法人みんくるプロデュース代表理事．現在，「健康・医療みんくるファシリテーター講座」を定期開催しており，全国30カ所以上にみんくるカフェが誕生している．

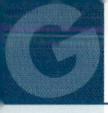

第4章　専門家のレシピを見てみよう！

スペシャリスト 1

愛こそはすべて
～認知症専門医のレシピ

田中志子

事例の概要

79歳，男性．妻と息子夫婦，孫娘とその子どもの10人暮らし．家業は農家．本人の主訴は「今はどこも悪くない」ということであったが，妻の介護負担が強く説得されて受診に来た．妻の話からは被害妄想がひどく，気分の波が激しい．気が狂ったのではないかと思う行動が出てきて，どんどん悪くなるとのことだった．

レシピ

① 接し方　　：まず状況を確認し，患者さん・家族との関係を築く
② おくすり　：現在の状態が本当に悪いとしたら，薬の影響ではないかと疑う
③ 接し方　　：まずは，通院してもらう関係性を築く
④ 接し方　　：本音を聞き出し，治療へアプローチする
⑤ おくすり　：症状をみながら一剤ずつ処方する
⑥ サービス　：患者さんと家族がよい状態でいる時間を増やす

1 事例の詳細

【初診時病名】#1 行動障害　#2 高血圧　#3 狭心症　#4 便秘
【本人の主訴】悪いところはどこもない．
【家族の訴え】5歳のひ孫の顔に向かって物を投げつける．偏食が強く，ラーメン，カレーなど決まったものしか食べない．毎朝決まって6時に決まった道を散歩に行く．1日座椅子にいて，妻の姿が見えなくなると必ず探しに行く．毎日「電話が来たぞ」と言う．お昼は決まって12時に食べる．夜は必ず7時に寝るが，途中で起きて戸を開けたり閉めたりしている．決まって朝4時過ぎにうるさくする．
【生活歴】中学校を卒業後，建築業をしていた．結婚して一女二男をもうける．もともと仕事嫌いな人だった．60歳で仕事も辞めてしまう．趣味がカラオケとパチンコで，酒を飲んで威張る人だった．1年前から偏食となり決まったものしか食べなくなった．
【既往歴・家族歴】精神疾患はない．家族に特記することはない．
【身体所見】身体所見ならびに，血液検査に異常なし．診察時には礼節が保たれ，同時に見当識

は保たれている．言葉には，流暢性がなく指示に従えない，常に肯きながら指からふくろをずらすような儀式的な常同行動がある．

【心理検査】HDS-R：15点，MMSE：15点，ADAS：29.7点，RBMT論理記憶Ⅰ：0点/Ⅱ：0点，パレイドリアテスト・エラー数11個/見逃し数2個，GDS：1点，NPI：重症度28点/負担度28点，BEHAVE-AD：A妄想観念5点，B幻覚2点，C行動障害3点，D攻撃性5点，E日内リズム障害1点，F感情障害1点，G不安および恐怖2点．

スクリーニング検査においてはいずれもカットオフ値を割っており，ADAS（Alzheimer's disease assessment scale）においては中等度から高度の認知機能障害の得点圏にあることが示された．高度の難聴があり，口頭による教示・指示が聞き取れず，失点につながっているものも多い．記憶，視空間認知，注意・集中，言語流暢性，口頭による言語機能，文字に関する言語機能に障害が示された．GDS（geriatric depression scale，高齢者うつ評価）においては，抑うつ状態はなし．BPSDは多様に示された．

【画像所見】

　　頭部MRI：び漫性の軽度の脳萎縮，軽度の慢性虚血性変化を認めるのみ．

　　VSRAD（早期アルツハイマー型認知症診断支援システム）：Z＝2.81と有意な海馬傍回萎縮を認める．萎縮には左右差があり，右側優位．

　　両側側頭葉外側部（特に右側），両側後頭葉内側部，両側前頭前野で萎縮あり．

【前医からの処方】メフルシド（バイカロン®），ロラタジン（クラリチン®），ドネペジル（アリセプト®），オルメサルタン（オルメテック®），カルバマゼピン（テグレトール®），ロキソプロフェン（ロキソニン®），酸化マグネシウム，ニトログリセリン（ニトロダーム®）

❷ レシピ詳細

　　私たちが認知症の方をはじめて診察するときには，まず相談員が家族から日頃の様子を聴き取ります．その間に患者さんは臨床心理士により心理検査を受けたり，画像検査を受けたりします．その後に，私がそれらの情報をふまえて診察を行います．このような事例が来たときに主治医としてどのようにかかわっていくかが，私の認知症ケア・レシピになります．多くの事例も同じように考えて進めていきますが，この事例を通じて，私のレシピを紹介します．

レシピ① 接し方：まず状況を確認し，患者さん・家族との関係を築く

a）患者さんの日々の様子は，家族の言葉通りかどうかを確認する

　　認知症や軽度認知機能障害の患者さんを抱える家族は，大変疲れていることが多く，誰かに苦労を聞いてほしい，自分の大変さを共感して認めてほしいと思っていることが多いようです．そのため，自分たちの大変さを中心に症状を表現しています．意図せず，やや大げさに伝えてしまったり，実際のBPSDの頻度が家族の訴えよりも少ないことに後から気づかされることもよくみられます．老々世帯では，妻（夫）の訴えも記憶があいまいであったり，妻（夫）の接し方から大きく症状が発現してしまうような事例もあり，初回の聴き取りは慎重に，聞き逃し

や見落としがないように聞き込んでいきます．

　私の診察方法は，まず，患者さんを診察する間は家族には患者さんの真後ろに少し離れて座ってもらいます．患者さんが家族の存在を忘れるくらいの距離をとります．私が患者さんと話をしている間は，家族には「間違えていることがあったりしても訂正するといった口を挟まず，ただ後ろで見ていてください」と事前に看護師から依頼します．そして診察が終了した後に，家族からゆっくり事情を聴いたり，診察のやりとりを見てどう感じたかなどを聴き取ります．この事例では，ほかの事例と同じように妻から見て問題だと思っている行動を患者さんがとるのは，理由があってのことでした．妻からの聴き取りで患者さんには「鏡に向かって怒る」「カラスがビームを放つなどと言い出す」「隣の親戚の顔がわからなかったりもする」という幻視や人物誤認などの症状がありました．患者さんがひ孫の顔に物をぶつけたのは，ひ孫の顔が黒っぽい化け物のように見えていたからでした．

b）家族，特に妻との関係を修復し，医師との信頼関係を築く

　この事例も，多くの初診事例と同様に，初診時にはすでに家族の関係がぎくしゃくしている状況でした．奥さんは，非常によく面倒をみながらも「顔も見たくない，苦痛でしかたない」と話されました．認知症のBPSDに対して，非薬物療法が効果的であることが知られてきましたが，私は非薬物療法のなかでも「環境はケアである」ということを重要視しています．介護者（家族）を環境の1つと位置づけて，そのかかわり方や理解のあり方でBPSDは大きく減らすことができるからです．そのためには，家族が患者さんの変化や病気を理解し，家族のつらさも取り除き，双方が笑顔になる関係性を再構築することが専門医としての仕事の1つであると考えています．家族に認知症の種類などについて医学的な説明をし，患者さんの画像を見せ，どういう状況にあるか，これからどのようなことが想定できるかなどを丁寧に説明します．手間がかかるようですが，初診時にこういった道筋をつけ，家族の負担をこちらがともに背負うことをしっかりと理解してもらい，信頼関係を構築することで，その後の医師と患者さん・家族の関係だけでなく，家族と患者さんの関係にも好影響を与えると感じています．事例によっては，家族のかかわり方が変わっただけで，BPSDが消失することも少なくありません．

レシピ② おくすり：現在の状態が本当に悪いとしたら，薬の影響ではないかと疑う

　もう1つ忘れてはならないことが薬物による影響です．**前医がいた場合には，必ずどんな薬を飲んでいるかを確認します**．高齢者では，複数の病院から同様な薬効の薬をもらっていたり，飲んだことを忘れて指示されたものよりも多く飲んでしまっている，あるいは，飲むことを忘れて飲めていないというようなことがあります．今後処方をすることを考えても，薬をちゃんと飲めるかどうか，飲めていなければ飲める環境をつくることが可能かどうかを確認する必要があります．レビー小体型認知症では，向精神薬などに過剰に反応することがあります．前医で不眠を訴えて，睡眠薬を処方されたため翌日には動けなくなって当院へ入院した事例もあります．また，慢性疾患を多く抱えている事例では，症状が何年もみられなくなっても漫然と以前の処方を引き継がれていることもあります．高齢者は6剤以上の内服では，薬物の悪影響が

強くなるということも知られています．水分が摂れなくなっているのにもかかわらず利尿薬が処方され続けている，壮年期と比べて体重が減って，血圧が下がってきているのに降圧薬を飲み続けてふらついているなどの経験はありませんか？ もう1つ大切にしていることは，**いきなり当方からの薬を処方しないことです**．激しいBPSDで薬物療法が必要な場合は別ですが，基本的には，薬がちゃんと飲めているかどうかを確認することもあり，前医の処方をいったん引き継ぎます．明らかに薬効が重複しているときには，減薬や休薬をします．

レシピ③ 接し方：まずは，通院してもらう関係性を築く

薬の影響や家族の対応について手がついたとしても，通ってもらわなければ話になりません．私はいつも，「好きになってもらう，また来ようと思ってもらえる医師のイメージ」をまず印象づけることに注力します．したがって，次の約束をし，必要に応じて，自宅血圧の記録など次の受診までに書いてきてほしいものを依頼します．血圧の値が見たいだけではなく，通院・内服の意思や認知機能・実行能力もこういったやりとりのなかで観察します．初診時から2カ月くらいまでは，介護保険も未申請で通所サービスの経験がない方や，通院する習慣がない方も多いので，まずは病院に慣れてもらう，外部の人とのつながりを取り戻してもらう．こうすることで，孤独な負担感を感じていた家族の気持ちもずいぶんと楽になるようです．

> **ここがミソ！**
> 通院の習慣がついたらそのままその頻度で，介護サービスにも移行しやすいという点もポイントです．そのためにもはじめは2週間ごとに来てもらいます．

レシピ④ 接し方：本音を聞き出し，治療へアプローチする

この患者さんも3回ほど通ってくると，「実は…」と言いながら実際の体験を話してくれました．彼が感じていたものは，「床から泡が出たり，黒っぽい色がついているものがむくむくと大きくなってそのうち蛇のようになる．人の顔はだんだん真っ黒になってそのうちに唇がビローンと伸びておかしくなる．目をつぶると治るがまたすぐ現れる」というようなリアルな幻視でした．このように，幻が見えていることに気づいて自分でも「変だ」と思っているが人に言えないというのがレビー小体型認知症の幻視の特徴でもあります．

この事例は当初，妻の「偏食がひどい」「嫌なことばかりする」「ひ孫に物を投げつける」「毎日決まった行動をとる」などの訴えから，前頭側頭葉型認知症を疑っていました．しかしながら，しっかりと問診を進めていくうちに，変動する認知機能障害，リアルな幻視，夜間行動障害，誤認妄想といった症状があることがわかりました．

また，症状の答え合わせとも言える画像診断からも総合的に鑑みて「レビー小体型認知症」と診断し，治療をはじめました．

> **ここがミソ！**
> 認知症のタイプをみるには「患者さんの話をよく聞く」「思い込みをしないでみる」こ

> とが大切だといつも自分に言い聞かせています．さらに，高齢になるといくつかの認知症が合併してくるケースもあるので，さまざまな症状を呈することがあります．

いよいよ「この先生は大好きだ」と思ってもらえたら，次のステップとして薬を勧めたり，介護保険の申請を勧めたりします．

レシピ⑤ おくすり：症状をみながら一剤ずつ処方する

この事例は，はじめに夜間の行動障害に対してクロナゼパム（リボトリール®）（1回0.5 mg，1日1回，寝る前）を処方しました．

この処方により夜間起き出すような症状は著しく減り，妻の介護負担が減りました．次に明らかな幻が続いたので，ドネペジル（アリセプト®OD）（1回3 mg，1日1回，朝食後）を投与しました．

この処方により，いったん幻視の頻度が減りました．しかしその後再び幻視が激しくなることがありその際には，アリピプラゾール（エビリファイ®）（1回3 mg，1日1回，寝る前）を追加しました．

しかしひと月飲んだところでパーキンソン症状が強く出現したため中止しました．

> **ここがミソ！**
> 副作用が出た際に，どの薬が原因か想定しやすいように1剤ずつ増やすようにしています．

レシピ⑥ サービス：患者さんと家族がよい状態でいる時間を増やす

薬物療法に先がけて，介護保険の申請を勧めました．介護保険を利用できる人はできるだけ何らかのサービスに誘導します．それは，介護サービスを使うことによって家族の負担を減らせるだけでなく，患者さんが「大切にされる居場所」を増やすことによって，よい状態でいる時間を増やすためです．介護保険申請後は薬物療法と同時進行で通所サービスにつなげていくケアプランを患者さん・家族と一緒に考えました．私が最も得意とすることは，診断やBPSDの治療よりも「ケアプランを一緒に考えてよりよい時間をつくる支援をする」ことです．

この事例では，もともとあまり外出の機会がない方だったので認知症のケアが得意な小規模な事業所への通所サービスを勧めました．はじめ妻は，「言うことを聞かない頑固じじいが病院に通えるのか」と心配していましたが，わずか2カ月の間に週2回も通所サービスに行けるまでに状態は落ち着きました．3カ月経った頃にはすっかり幻視も消失し，通所サービスを楽しむことができるようになりました．

認知症という病は，生活に障害をきたすことがその定義です．だからこそ，医師は医療と介護の両手を使ってバランスよく，患者さんを取り巻く生活と生活環境を改善する必要があると思います．たとえ医師自らが行わなくとも，患者さんを取り巻くサポートチームがそれぞれの

専門性をもってその改善にあたれることが大切であり、医師はチームのコンダクターとしてかかわる力が問われるわけです．

❸ もっと知りたい！ 専門家のこと

Q1 「認知症専門医」のコンピテンシー（能力・強み）をひとことで言うと？

ひとこと：家族と患者さんの希望に折り合いをつけること

理由・説明：認知症患者に対して，とても一生懸命な家族，逆に無関心な家族，さらに怒ってしまう家族—など，さまざまな事例があります．こうした事例に対峙したとき，認知症専門医は認知症患者を「特別な存在」と考えずにフラットな関係を心がけます．そして，家族の思いをすくいあげながら，患者さん・家族の間に入って，それぞれの希望に折り合いをつけてあげる．これが私たち認知症専門医の重要な役割です．認知症の専門医は，なぜそのようなことができるかというと，患者さんと家族の両方が見えるからです．認知症ケアの勉強をしている人は，認知症患者の気持ちは理解できます．しかし，家族がどのような気持ちでいるのか，どう思っているのかということは，日頃から家族の話を聴いていなければわかりません．認知症の専門医は，日々の診療などを通じてこれらを一定程度まで想定できる経験値をもっているので，それぞれの希望の折り合いをつけることができるのです．

　認知症専門医の強みはそれだけではありません．現在の症状に対してどのように対処すればいいのか，どれくらいの期間まで続くのか，予後予測も含めて説明したり，いくつかのパターンを提示して考えてあげたり，一緒に悩んだりしてあげられる．これも認知症専門医ならではと言えるでしょう．

Q2 あなたが認知症ケアで一番大事にしていることは？

ひとこと：「愛こそはすべて」という気持ち

理由・説明：愛をもって接していると，相手の気持ちや苦しみが見えてきます．ほんの小さな一言で大きく変わることがあります．

　私は経験上，BPSDがあり大変な患者さんのご家族が対応に困っているときは，「神様からの預かりものなので，亡くなって神様にお返しするまでは大事にしてくださいね」と伝えるようにしています．

Q3 どのタイミングで相談・紹介してほしい？

理由・説明：認知症の重症化を予防するとともに，認知症患者や家族との調整をスムーズに進めるためには，早期の介入が不可欠です．特に，家族との調整を円滑に進めるために，信頼関係をしっかりと築く必要がありますので，悩む前に早く相談・紹介をしてほしいと思っています．

Q4 認知症ケアをしていて難しいと感じること・とき

理由・説明：患者さんや家族との調整が思うように進まないときに感じます．そのようなときは，ただ闇雲に介入していくのはよくありません．どのくらいのスピードで親しみの距離を縮めていけばいいかを常に意識します．その判断は，疾患特性や年齢，性別，生活背景，生い立ちなどによって異なります．

これは経験による判断なのかもしれません．マニュアル通りにはいかない難しさがあります．トライ＆トライ，サクセスで，「こっちがだめならこっちかな」とあきらめない心がけも必要です．

Q5 総合診療医に求めること

ひとこと：「愛こそはすべて」という気持ちを忘れずに

理由・説明：認知症への対応に限らず，ほかのさまざまな領域でもいろいろな問題があると思います．その対処法について多くの専門書があり，技術的な側面から対応していくことも可能ですが，何よりも大切なのは，愛する気持ちです．目の前の患者さんを思う気持ち，家族の悩みに共感する気持ち，日々奮闘しているスタッフへの思いやり．医学や医療技術が進歩するなかで，常に忘れてはならないのは「愛こそはすべて」という気持ちであると思っています．

◆ 参考文献

- 「第二の認知症―増えるレビー小体型認知症の今」（小阪憲司/著），紀伊國屋書店，2012
- 「認知症―臨床の最前線」（池田 学/編），医歯薬出版，2012
  ▶ トピックを含む医学的理解ならこちら．
- 「認知症の正しい理解と包括的医療・ケアのポイント第2版―快一徹！脳活性化リハビリテーションで進行を防ごう」（山口晴保/編著），協同医書出版社，2010
- 「楽になる認知症ケアのコツ」（山口晴保，田中志子/編，大誠会認知症サポートチーム/著），技術評論社，2015
  ▶ 家族，スタッフに向けたわかりやすい説明なら，ぜひこの1冊．
- 「スーパー総合医 地域医療連携・多職種連携」（岡田晋吾，田城孝雄/専門編集），pp88-94，中山書店，2015
- 「施設におけるエンドオブライフ・ケア―介護職が知っておくべき基礎知識」（内田陽子，島内 節/編著），pp79-82，ミネルヴァ書房，2015
- 後藤理恵，田中志子：高齢者施設における認知症治療，ケア，リハビリテーション．日本老年医学会雑誌，53：108-114，2016

田中志子 Yukiko Tanaka

Profile

医療法人大誠会 理事長/社会福祉法人久仁会 理事長/群馬県認知症疾患医療センター 内田病院 センター長 医学博士．1991年 群馬大学医学部附属病院 第一内科，2004年 介護老人保健施設大誠苑 施設長，07年 社会福祉法人久仁会 理事長，10年 医療法人大誠会 副理事長，11年 同理事長．

日本内科学会 総合内科専門医，日本老年医学会 老年病専門医，日本認知症学会 認知症専門医・指導医，認知症サポート医，認知症介護指導者，日本医師会 認定産業医，介護支援専門員，日本慢性期医療協会 常任理事，日本リハビリテーション病院・施設協会 理事・認知症対策検討委員会 委員長，日本認知症学会 評議員，全国老人保健施設協会 研修委員，群馬県慢性期医療協会 支部長，特定非営利活動法人 人手をつなごう 理事長，特定非営利活動法人シルバー総合研究所 理事．

著書（共編，分担執筆）に
「楽になる認知症ケアのコツ」（技術評論社，2015）
「高齢者栄養ケアUPDATE」（医歯薬出版，2015）
「施設におけるエンドオブライフ・ケア」（ミネルヴァ書房，2015）
「スーパー総合医 地域利用連携・多職種連携」（中山書店，2015）
「介護福祉のための医学」（弘文堂，2007）
「介護福祉士講座 こころとからだのしくみ」（建帛社，2009）
「医療介護福祉士認定講座テキスト」（厚生科学研究所，2010）など．

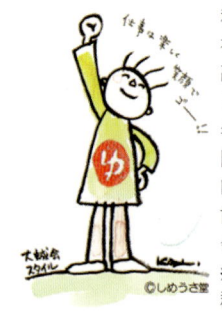

第4章 専門家のレシピを見てみよう！

スペシャリスト 2

認知症を鑑別し，糖尿病との悪循環を防ぐ
～老年内科専門医のレシピ

里　直行

> **事例1の概要**
>
> 90歳，女性．4年前に物忘れを主訴に来院．現在，物忘れはあるがあまり進行せず．定期通院を継続中．

> **事例2の概要**
>
> 80歳，女性．糖尿病に認知症が合併した症例．最近HbA1cの値が上がっており，薬の管理もままならない様子．

> **レシピ**
> ① 接し方　：認知症を鑑別する
> ② おくすり：糖尿病をもつ認知症の患者さんに注意する
> ③ 接し方　：運動・食事・認知トレーニング・血管リスクの管理を勧める

1 事例の詳細

・事例1

90歳，女性．ご家族と一緒に受診しました．4年前にはじめて物忘れで受診してから，通院を続けていらっしゃいます．本人，ご家族とも物忘れに関して，あまり進行していないと感じています．

・事例2

80歳，女性．娘さんと来院．糖尿病に認知症が合併しています．前回の血液検査でHbA1cが悪化していたため，朝昼晩の食事以外に何か食べていないかを聞いてみると，娘さんより「そう言えば，よく苺などを何個も食べていますわ」とのこと．服薬状況についても確認してみたところ，「そう言えば，結構，薬が余っているようです…」ということで，きちんと薬を飲めていないようです．

❷ レシピ詳細

レシピ① 接し方：認知症を鑑別する

　加齢による認知機能障害には生理的物忘れ，神経原線維変化型認知症，アルツハイマー型認知症（Alzheimer's disease：AD）やレビー小体型認知症，嗜銀顆粒性認知症などがあります．また，高齢者では薬剤性認知症も鑑別しておく必要があります．事例1の患者さんは下記のいずれが考えられるでしょうか？

◆ **生理的物忘れ**：加齢すると「人の名前がすぐに出てこない」などの生理的な物忘れが生じます．しかし，遅延再生などの短期記憶に問題なく，日常生活に支障はありません．またADのような海馬を初発部位とする病的な萎縮を認めません．

◆ **神経原線維変化型認知症**：本疾患はADと同様に海馬領域を中心に多数の神経原線維変化と神経細胞脱落を有するものの老人斑をほとんど認めません．発症年齢はADに比し，さらに高齢です．神経原線維変化は老人斑よりも脳の老化過程を見ているのではないかと考えられています．

◆ **アルツハイマー型認知症**：ADは認知症症例の半数以上を占めます．ADでは記銘力障害のみを示す軽度認知機能障害（mild cognitive impairment：MCI）の時期を経て，失行，失認，失語，遂行機能障害のうち少なくとも1つを示す認知症の段階に至ります．さらにBPSD（behavior psychological symptom of dementia）を示す中期の時期を経て，やがて進行期になると寝たきりとなります．海馬・側頭葉を中心とした脳萎縮を認め，顕微鏡的には老人斑，神経原線維変化，神経細胞死を呈します．

◆ **レビー小体型認知症**：パーキンソン病患者の脳幹に認められるレビー小体が大脳皮質にもあることが注目されて，病気の発見に至りました．このレビー小体が，視覚にとって重要な後頭葉に蓄積すると，視覚が障害されます．このため，幻視（いるはずのないものが見える）や誤認（あるものを誤って別のものと認識する，例えばセーターの丸まったものを子犬と間違える）が症状として出てきます．また認知機能が日によって増悪したり（日間変動），パーキンソン病のように動作緩慢や筋強剛が認められたりします．

◆ **嗜銀顆粒性認知症**：健忘症状で高齢発症し，易怒性の性格変化などの精神症状を伴い，画像上は内側側頭葉の萎縮（特に前方に優位）を認めます．

◆ **薬剤性認知症**：最近では，いくつかの医療機関に並行して通院され，たくさんの薬を内服されている患者さんもおられます．認知機能障害を起こす可能性のある薬剤（ベンゾジアゼピン系薬剤，抗精神病薬，抗コリン薬，ある種の抗菌薬，強心薬，H_2受容体遮断薬など）が入っていないか，確認する必要があります．

　事例1の患者さんは発症年齢が遅く，経過が比較的緩やかであることから神経原線維変化型認知症が最も疑わしいです．ただし，鑑別をするには経過を見ていく必要があります．

> **ここがポイント！**
> 認知症の鑑別は治療の観点から大事！

レシピ② おくすり：糖尿病をもつ認知症の患者さんに注意する

　加齢に伴い増加してくる生活習慣病による認知機能の修飾も高齢者の認知症を考えるうえで重要になってきます．糖尿病や中年期の高血圧，脂質異常症は認知症の危険因子です．特に糖尿病とADの間には悪循環の存在が指摘されています．

◆ **糖尿病とアルツハイマー型認知症**：The Rotterdam studyにおいて糖尿病はADの発症リスクを2倍に増加させることが報告されており[1]，久山町研究[2]においても耐糖能異常はADの発症を2〜4倍に増加させることが報告されています．

◆ **糖尿病とアルツハイマー型認知症の脳MRI・病理像**：臨床画像からも糖尿病が単純に血管性認知症あるいはADのどちらかを促進するのではないであろうと考えられます[3]．糖尿病患者の脳においては，前頭葉や側頭葉の萎縮が見られます．前頭葉は主に，注意力や判断力，遂行能力にかかわっています．糖尿病患者ではこの前頭葉も萎縮しますので，記銘力（側頭葉の機能）に加え，注意力が低下し[4,5]，遂行機能や情報処理能力が低下します[6,7]．

◆ **4つの因子**：これらのことから糖尿病がAD患者における認知機能を修飾する機序は血管因子と代謝因子に分けられ，さらに可逆的，不可逆的なものに分けられると考えられます（図）．可逆的な血管因子として①脳血管反応性の障害が，不可逆的なものとして②脳血管病変があります．一方，可逆的な代謝因子として③低血糖・高血糖によるもの，不可逆的なものとして④AD病理への影響があります．さらに因子間での相互作用も存在すると考えられます．

◆ **アルツハイマー型認知症が糖尿病病態を修飾する可能性**：糖尿病があるとADが増悪することについて述べましたが，逆にADが糖尿病の病態を悪化させることがモデルを用いて見出さ

	血管因子	代謝因子
可逆的 （短期）	① 脳血管反応性の障害	③ 低血糖・高血糖
不可逆的 （長期）	② 脳血管病変	④ AD病理への影響

図 ◆ アルツハイマー型認知症（AD）における認知機能に対する糖尿病による修飾機序
糖尿病がADの認知機能を修飾する機序は血管因子と代謝因子に分けられ，それぞれ可逆的と不可逆的な作用に分けられる．それらの因子の病態への寄与は患者によりさまざまである．
（文献8を参考に作成）

れました[9〜11]．事例2の患者さんのように認知症による過食や糖尿病治療薬の飲み忘れが糖尿病コントロールを悪化させます．

◆ 低血糖と認知症：一方で糖尿病の治療がはじまると低血糖が問題となってきます．低血糖があると認知症になりやすく，認知症があると低血糖を起こしやすいことが示されています[12]．

> **ここがミソ！**
> 糖尿病と認知症の間には悪循環がある！

◆ 高血圧：AD患者では血圧の調節を行う脳の部位に障害がすでに起こっているため，むしろ血圧は下がっているとの報告がありますが，中年期の高血圧はADの発症リスクを高めるとの報告が複数あります[13〜15]．また高血圧は血管病変・白質病変を増加させ，認知機能を修飾すると考えられるため，中年期からの降圧療法は認知症発症を遅らせる可能性があります．ただ，MCI患者や認知症患者において降圧薬による過度の降圧は認知機能障害と相関することが示されていること[16]は，注意すべき点です．

◆ 脂質異常症：脂質異常症がADの発症危険因子であるかは見解が一致していません．その理由として脂質異常症が心血管・脳血管イベントを増加させることにより，認知機能の修飾作用が隠されている可能性もあると考えられます．逆に，70歳以降の高齢者において，高コレステロール血症はその後の認知症の発症リスクを減らすとの報告もあります[17]．さらに2012年春，米国では75歳以降にスタチン服用を開始した患者に可逆的な認知障害が発症しているという報告があり，FDAからの注意が促されました．しかし日本においては今のところそのような症例報告はなく，また米国に比し投与量が低用量であるためそれほど心配の必要はないのかもしれませんが，頭の片隅においておく必要があります．とはいえ，中年期の脂質異常症は認知症の危険因子であると考えておく方がよく[18]，十分なコントロールが必要と考えられます．

レシピ③ 接し方：運動・食事・認知トレーニング・血管リスクの管理を勧める

認知症発症リスクのある患者を対象に運動・食事・認知トレーニング・血管リスク管理の少なくともいずれか1つを介入した（9割強は3つ以上の介入に成功）2年間の大規模ランダム化比較試験（FINGER試験）が行われました[19]．その結果，コントロール群に比し，介入群において認知機能障害の進行抑制に有意な有効性が認められました．認知機能のなかでは，記憶には効果が認められなかったものの遂行機能や処理能力に効果が認められました．この結果は運動や食事や血管リスク管理による後天的危険因子の予防・コントロールが認知機能障害の進行抑制に重要であることを示唆しています．

> **ここがミソ！**
> 認知症リスクのある人に「運動・食事・認知トレーニング・血管リスク管理」は認知機能障害の進行抑制に有効の可能性！

❸ もっと知りたい！ 専門家のこと

Q1 「老年内科専門医」のコンピテンシー（能力・強み）をひとことで言うと？

ひとこと：認知症および全身疾患が診られること

理由・説明：認知症の患者さんは高齢なのでいろいろな全身疾患を合併します．その全身疾患と認知症のケアをトータルにできることが強みです．

Q2 あなたが認知症ケアで一番大事にしていることは？

ひとこと：認知症ケアは全人的医療が大切である

理由・説明：認知症の症状を診るだけでなく，血圧を測ったり，聴診することにより，患者さんとコミュニケーションをとり，信頼関係を築くことを大切にしています．

Q3 どのタイミングで相談・紹介してほしい？

診断に自信がもてないとき．患者さんの物忘れの訴えだけで抗認知症薬を投与するのは避けてください．

Q4 認知症ケアをしていて難しいと感じること・とき

患者さんの内面まで理解してあげて患者さんに安心感をもってもらうこと．患者さんの家族の気持ちを汲んで，患者さんとその周りの人たちも含めてケアを行うこと．

Q5 総合診療医に求めること

ひとこと：認知症を全身疾患としてとらえる

理由・説明：認知症の患者さんは非常に多いので総合診療医の先生方に研鑽を積んでいただき，認知症を全身疾患としてとらえて診療していただきたいと思います．

◆ 引用文献

1) Ott A, et al：Diabetes mellitus and the risk of dementia: The Rotterdam Study. Neurology, 53：1937-1942, 1999
2) Ohara T, et al：Glucose tolerance status and risk of dementia in the community : the Hisayama study. Neurology, 77：1126-1134, 2011
3) Sato N & Morishita R：Brain alterations and clinical symptoms of dementia in diabetes: aβ/tau-dependent and independent mechanisms. Front Endocrinol (Lausanne), 5：143, 2014
4) Goh DA, et al：A pilot study to examine the correlation between cognition and blood biomarkers in a Singapore Chinese male cohort with type 2 diabetes mellitus. PLoS One, 9：e96874, 2014
5) Holmes CS, et al：A survey of cognitive functioning at difference glucose levels in diabetic persons. Diabetes Care, 6：180-185, 1983

6）Nazaribadie M, et al：Executive functions and information processing in patients with type 2 diabetes in comparison to pre-diabetic patients. J Diabetes Metab Disord, 13：27, 2014

7）Watari K, et al：Cognitive function in adults with type 2 diabetes and major depression. Arch Clin Neuropsychol, 21：787-796, 2006

8）Sato N & Morishita R：Roles of vascular and metabolic components in cognitive dysfunction of Alzheimer disease: short- and long-term modification by non-genetic risk factors. Front Aging Neurosci, 5：64, 2013

9）Sato N & Morishita R：Plasma aβ: a possible missing link between Alzheimer disease and diabetes. Diabetes, 62：1005-1006, 2013

10）Sato N, et al：Role of insulin signaling in the interaction between Alzheimer disease and diabetes mellitus: a missing link to therapeutic potential. Curr Aging Sci, 4：118-127, 2011

11）Takeda S, et al：Diabetes-accelerated memory dysfunction via cerebrovascular inflammation and Abeta deposition in an Alzheimer mouse model with diabetes. Proc Natl Acad Sci U S A, 107：7036-7041, 2010

12）Yaffe K, et al：Association between hypoglycemia and dementia in a biracial cohort of older adults with diabetes mellitus. JAMA Intern Med, 173：1300-1306, 2013

13）Launer LJ, et al：The association between midlife blood pressure levels and late-life cognitive function. The Honolulu-Asia Aging Study. JAMA, 274：1846-1851, 1995

14）Skoog I, et al：15-year longitudinal study of blood pressure and dementia. Lancet, 347：1141-1145, 1996

15）Takeda S, et al：The renin-angiotensin system, hypertension and cognitive dysfunction in Alzheimer's disease: new therapeutic potential. Front Biosci, 13：2253-2265, 2008

16）Mossello E, et al：Effects of low blood pressure in cognitively impaired elderly patients treated with antihypertensive drugs. JAMA Intern Med, 175：578-585, 2015

17）Mielke MM, et al：High total cholesterol levels in late life associated with a reduced risk of dementia. Neurology, 64：1689-1695, 2005

18）Kivipelto M, et al：Midlife vascular risk factors and Alzheimer's disease in later life: longitudinal, population based study. BMJ, 322：1447-1451, 2001

19）Ngandu T, et al：A 2 year multidomain intervention of diet, exercise, cognitive training, and vascular risk monitoring versus control to prevent cognitive decline in at-risk elderly people (FINGER): a randomised controlled trial. Lancet, 385：2255-2263, 2015

◆ 参考文献

- Kopf D & Frölich L：Risk of incident Alzheimer's disease in diabetic patients: a systematic review of prospective trials. J Alzheimers Dis, 16：677-685, 2009
- Matsuzaki T, et al：Insulin resistance is associated with the pathology of Alzheimer disease: the Hisayama study. Neurology, 75：764-770, 2010
- Kalaria RN：Neurodegenerative disease: Diabetes, microvascular pathology and Alzheimer disease. Nat Rev Neurol, 5：305-306, 2009

里 直行　Naoyuki Sato

大阪大学大学院医学系研究科 臨床遺伝子治療学講座，老年・高血圧内科．寄附講座准教授

1992年 大阪大学医学部卒業．大阪大学医学部附属病院加齢医学講座．1993～1995年 大阪府立成人病センター 内科研修医．1999～2001年 日本学術振興会特別研究員（PD）．1999～2001年 シカゴ大学神経薬理生理学教室．2002年 大阪大学大学院医学系研究科 臨床遺伝子治療学講座（寄附講座）助手（老年・高血圧内科併任）．2007年 同准教授．現在に至る．

第4章　専門家のレシピを見てみよう！

スペシャリスト
3 BPSDの精神症状を適切に見極め，対応する
〜精神科専門医のレシピ

上村恵一

事例の概要

78歳，男性．肺がんにて手術予定．

近医神経内科にて認知症の精査を行いレビー小体型認知症を疑われた．しかしその際に撮像した頭部MRIでたまたま転移性脳腫瘍が見つかり，肺がんが原発であると判明した．呼吸器内科での治療を優先するよう提案され，同院ではドネペジル（アリセプト®）3 mg/日を処方されて終診となっていた．脳萎縮についてはそれほど目立たなかったと説明を受けたとのことで，その後在宅療養になったがイライラした様子で怒りっぽく妻や訪問看護師のケアにも拒否的だった．妻の話では元来はとても穏やかな方とのこと．ドネペジル内服後から不眠とイライラが出現しており，夜間の対応に困っているとのことだった．

レシピ

① サービス：訪問看護師と連携し抗認知症薬の投与前後の様子を観察する
② おくすり：抗認知症薬を見直し，中止・変更する
③ 接し方：BPSDは「心の表現」として解釈し，本人の立場で対応する
④ 家族：本人の立場で対応することに協力してもらえるように依頼する
⑤ 地域：抗認知症薬と認知症ケアについて理解を深めてもらう

1 事例の概要

78歳，男性．地方公務員として課長職を務められ定年まで勤勉に仕事をされていた方です．8年前（70歳頃）から頑固な便秘，口渇などの自律神経障害や，振戦，突進歩行といったパーキンソニズムが，3年前（75歳頃）から日付や場所を間違える，運転して道に迷うという症状が出現してきました．先月受診した近医神経内科にて認知症の精査をした際に，撮像した頭部MRIでたまたま転移性脳腫瘍が見つかり，肺がんが原発であると判明しました．レビー小体型認知症が疑われましたが，呼吸器内科での治療を優先するよう提案され，同院ではドネペジル（アリセプト®）3 mg/日を処方されて終診となっていたそうです．脳萎縮についてはそれほど目立たなかったと説明を受けたとのこと．肺がんのために治療が開始され在宅療養となりましたが，イライラした様子で怒りっぽく妻や訪問看護師のケアにも著しく拒否的です．妻の話では元来はとても穏やかな方とのこと．ドネペジル内服後から不眠も出現しているとのことでした．

❷ レシピ詳細

レシピ① サービス：訪問看護師と連携し抗認知症薬の投与前後の様子を観察する

　もともと身近に患者さんのことを知っている妻，訪問看護師に，今回の不眠とイライラについて思いつくことを話してもらいました．加えて，抗認知症薬の投与前後における訪問報告書を持参してもらい，一緒に確認してみました．報告書を見るとドネペジルが投与された数日後から不眠が出現していましたが，がんが判明した不安からくるものと誤解され十分なアセスメントがされていませんでした．

> **ここがミソ！**
> 　精神症状のアセスメントのためには，訪問看護師，家族からの情報収集が何よりも重要です．外的要因（身体症状の変化と薬剤）が精神症状の要因となることが高頻度にあります．

レシピ② おくすり：抗認知症薬を見直し，中止・変更する

　訪問看護師，訪問薬剤師などが，家族の困っている不眠とイライラがいつからどのような状況ではじまったかをアセスメントします．そのうえで本事例では不眠や易怒性が出現した時期と抗認知症薬の開始時期の因果関係が濃厚と判断され，ドネペジルを中止しました．また肺がんの脳転移に伴うせん妄の出現も疑われ，ドネペジルの中止のみでは夜間の落ち着きのなさに対しての対応が不十分であることが懸念され，メマンチン（メマリー®）1回5 mg，1日1回（眠前）を開始することとしました．

　抗認知症薬であるコリンエステラーゼ阻害薬の投与がせん妄を増悪させるという報告は複数散見されます[1, 2]．また同薬剤は投与によりイライラ，焦燥感を惹起するという副作用も報告されており，特にレビー小体型認知症では頻度が高いと思われます．**投与開始と，イライラ・焦燥感の出現に因果関係があることが疑われた場合は中止を躊躇しない方がよいと思います．**

　前述の通り本事例は，脳転移に伴うせん妄の併存も懸念されました．可能性としては抗認知症薬の中止で易怒性が改善することが大いに期待されますが，せん妄であれば，家族への負担が強く，睡眠覚醒リズム障害に対して早期介入が必要なため，認知症におけるBPSDのせん妄に有効とされるメマンチン[3]を開始することとしました．**せん妄の確定診断がない場合に抗精神病薬を投与することは自重されるべきです．**

> **ここがミソ！**
> 　怒りっぽい認知症患者に投与されている抗認知症薬（コリンエステラーゼ阻害薬）の中止を躊躇しない！

表 ● BPSDに対する行動心理学的アプローチ

聴覚・視覚障害を補正する	受容
対立しないこと	自主性を尊重
平易化	構造化
選択肢をあげた話しかけ	くり返し
指導とデモンストレーション	補強，強化
選択肢を減らす	刺激の最適化
新規学習の回避	不安の最小化
以前に獲得した技能を使用し決定すること	再指示

BPSDに対するときの心構えと，その目的．
（文献4を参考に作成）

レシピ③ 接し方：BPSDは「心の表現」として解釈し，本人の立場で対応する

イライラとして怒りっぽいなどのBPSDを問題行動としてとらえるのではなく，「心の表現」として解釈し，本人の訴えたいことを把握し，本人の立場で対応することが重要です[4]（表）．

> **ここがミソ！**
> どんな精神症状も心の表現となっていることを忘れない．

レシピ④ 家族：本人の立場で対応することに協力してもらえるように依頼する

精神症状の原因がかなり明らかな場合でも，期待される結果が得られないことも考え，家族の負担軽減が確実に図れる方法を複数模索します．本事例でも，コリンエステラーゼ阻害薬の中止で易怒性が改善する可能性は高いと判断しましたが，イライラや不眠の軽減に数日時間を要する場合もあります．脳転移に伴うせん妄の関与も懸念され，家族の負担を軽減することを加味しメマンチンを開始しました．

レシピ③にあるように家族に対しても，**本人の行動から訴えたいことを想定し，本人の立場で対応することに協力してもらえるように依頼**します．

> **ここがミソ！**
> 家族の負担に配慮し，対応の選択肢を1つに絞って提案しない！

レシピ⑤ 地域：抗認知症薬と認知症ケアについて理解を深めてもらう

認知症ケアの基本はパーソンフッド（personhood，その人らしさ）を維持することを大切にすることだと理解してもらう必要があります．認知症患者への尊厳的配慮に加えて，市民に対しては抗認知症薬のリスクとベネフィットについて理解いただく必要があると思います．認

知症について，社会的には早期診断と早期介入が強調される傾向にありますが，それは必ずしも早期からの薬物療法だけを意味しているのではないことを理解してもらう必要があります．

> **ここがミソ！**
> 地域で支える認知症ケアの基本を浸透させることと，抗認知症薬のリスクとベネフィットについて理解してもらうことが重要です！

❸ もっと知りたい！専門家のこと

Q1 「精神科専門医」のコンピテンシー（能力・強み）をひとことで言うと？

ひとこと：認知症の鑑別診断，BPSDの原因アセスメント，向精神薬の使い分け

理由・説明：精神症状のアセスメントとマネジメントを専門としているため，精神症状の評価，特にせん妄とBPSDの鑑別に長けています．また向精神薬の使い分けや副作用についての研修に時間を割いているため得意分野であると言えます．

Q2 あなたが認知症ケアで一番大事にしていることは？

ひとこと：パーソンフッド（personhood，その人らしさ）を維持すること

理由・説明：薬物療法の適応も含めて，「その人らしさ」を維持しながらケアを行うことが必要かと思います．キュアをめざす疾患ではないため，その人らしさをいかに亡くなるまで維持してもらうかを目標にしています．

Q3 どのタイミングで相談・紹介してほしい？

患者さんに元気のなさ，怒りっぽさが目立つとき．家族は元気のない認知症患者，怒りっぽい認知症患者を支えるとき大きな負担を感じています．**レビー小体型認知症では抑うつからの自殺企図の頻度も高く，特に紹介を急ぎます**．認知症患者の活動性の低下は，低活動型せん妄，抑うつなどとの鑑別が必要であり介入できる選択肢が多数あります．怒りっぽい場合もBPSDと決めつけず，せん妄や睡眠覚醒リズムの問題であることもあります．家族負担が強いだけに，早期に相談してもらえればありがたいです．

Q4 認知症ケアをしていて難しいと感じること・とき

忘れていくという喪失感を支えること．認知症の認知機能障害は抗認知症薬で進行を緩徐にできることがあるものの，完全に防ぐことはできません．患者さん本人も認知機能低下を「記憶喪失，思い出の喪失」として強い悲嘆に駆られています．家族もここまで一緒に暮らしてきたにもかかわらず，忘れられてしまう，家族であると認識されなくなるという喪失は計り知れない辛さがあります．そこにどのように寄り添っていくかは難しいケアと感じます．

Q5 総合診療医に求めること

ひとこと：精神症状のアセスメントをしっかりと！

理由・説明：抗認知症薬，向精神薬を投与する前に必ず精神症状のアセスメントをしてほしいと思います．不十分なアセスメントから何気なく投与された抗精神病薬により過鎮静やパーキンソニズムが長期間継続し，家族もケアに支障をきたしたり，本事例のように不用意なコリンエステラーゼ阻害薬の投与が易怒性を出現させたりすることも稀ではありません．身体症状からの包括的なアセスメントが必要です．レビー小体型認知症は向精神薬全般に過敏性を有する可能性があるため，特に抗精神病薬を投与する際にはレビー小体型認知症の十分な除外診断が必要です．

◆ 引用文献

1) van Eijk MM, et al：Effect of rivastigmine as an adjunct to usual care with haloperidol on duration of delirium and mortality in critically ill patients: a multicentre, double-blind, placebo-controlled randomised trial. Lancet, 376：1829-1837, 2010
2) Friedman JI, et al：Pharmacological treatments of non-substance-withdrawal delirium: a systematic review of prospective trials. Am J Psychiatry, 171：151-159, 2014
3) Wilcock GK, et al：Memantine for agitation/aggression and psychosis in moderately severe to severe Alzheimer's disease: a pooled analysis of 3 studies. J Clin Psychiatry, 69：341-348, 2008
4) Ⅲ章 認知症の治療原則と選択肢　A. 認知症状への対応・治療．「認知症疾患治療ガイドライン2010 コンパクト版2012」（日本神経学会/監，「認知症疾患治療ガイドライン」作成合同委員会/編），pp50-51，医学書院，2012
　　https://www.neurology-jp.org/guidelinem/degl/sinkei_degl_c_2012_04.pdf

◆ 参考文献

・「認知症の緩和ケア―診断時から始まる患者と家族の支援」（武田雅俊/監，小川朝生，篠崎和弘/編著），pp247-251，265-274，新興医学出版社，2015
・「認知症疾患治療ガイドライン2010 コンパクト版2012」（日本神経学会/監，「認知症疾患治療ガイドライン」作成合同委員会/編），pp50-51，医学書院，2012
・「がん患者の精神症状はこう診る 向精神薬はこう使う」（上村恵一，他/編），じほう，2015

上村恵一 Keiichi Uemura　**Profile**
市立札幌病院 精神医療センター
市立札幌病院（798床，地域がん診療連携拠点病院）において常勤精神科医師として勤務しております．がん患者のメンタルヘルスにかかわるサイコオンコロジーを専門に，臨床精神神経薬理学会指導医・専門医として活動しています．現在は，38床の精神科救急合併症入院病棟の運営と，緩和ケアチームにて精神症状にかかわる担当医師として主にリエゾンコンサルテーションを行っています．

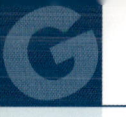

第4章 専門家のレシピを見てみよう！

スペシャリスト 4 GP-精神科医-多職種訪問チームモデル
～在宅医療専門医のレシピ

北田志郎，川越正平

事例の概要

82歳，女性．診断は認知症・ANCA関連血管炎で，BPSD（認知症の心理行動症状），ANCA関連血管炎によると推測される諸症状が見られた．介入時の問題点は多彩な心身の症状とそれに起因する家族介護の破綻，施設入所後の不適応．

レシピ

① おくすり　：向精神薬の適切な処方
② サービス　：精神科医と身体科医が状態・ステージに応じて協働
③ 家族　　　：ケア担当者も交え節目節目で面接
④ 地域　　　：住み慣れた地域で最期まで暮らすことを支援

1 事例の詳細

　大島敦子さん（仮名）は三世代同居の8人暮らしで，夫はすでに逝去されています．同居の長男は自宅を店舗として自営業を営んでいます．
　(X-8) 年に腎不全の急速な進行により人工透析導入．(X-3) 年に間質性肺炎の発症を機にANCA関連血管炎と診断され，腎不全も同疾患の部分症と推定されるに至ります．X年に記銘力・見当識障害の進行とともに易怒性，暴言を示すようになり，同年11月に隣市の精神科病院で認知症の診断を受けています．翌12月に認知症グループホームに入居，筆者らの診療所（以下当院）による訪問診療が開始されました．

2 レシピ詳細

レシピ① おくすり：向精神薬の適切な処方

　X年12月の初診時は当院の身体科医（精神科医に対し，身体症状を診る医師を指します）が診療し，暴言，不眠に対しクエチアピン，抑肝散を処方しました．2週間後の第2診は筆者の1人（精神科医・北田，以下筆者）が訪問診療を行いました．BPSDは全く治まっておらず，ホーム職員を罵倒し続け，性的な抑制もとれていて筆者に体をすり寄せてきます．昨夜も眠れていませんが，訪室の際には眠気でベッドから転落しそうになっていました．そこでクエチアピン

を半減，抑肝散は中止し，ブロナンセリン（ロナセン®）1回2mg，1日2回（朝夕食後）14日分を処方しました．

第3診は（X＋1）年1月でしたが，この間に敦子さんの病状は劇的に落ち着いていました．すみやかにクエチアピンを中止し，2月にはブロナンセリンも漸減中止としましたが，その後もBPSDは再燃することなく経過しました．

> **ここがミソ！**
>
> 敦子さんには間質性肺炎に対しプレドニゾロンが長期継続処方されていたこともあり，糖・脂質代謝に影響を与えるクエチアピンの重用は避けたいところでした．ブロナンセリンは糖・脂質代謝への作用はなく，激しいBPSDに対し効果を示す報告[1]があったため用いたのですが，敦子さんにも著効し，しかも必要最小限の使用ですみました．

レシピ② サービス：精神科医と身体科医が状態・ステージに応じて協働

BPSDが一段落してからは，筆者と身体科医がおよそ半々の割合で訪問しました．当院には膠原病科出身と腎臓内科出身の医師も在籍しており，血管炎の活動性（MPO-ANCAの定期フォロー）や腎機能をはじめとした全身状態の評価，および予後予測を行い，それを診療所の全スタッフが共有していきました．

3月と5月には胸部不快感と悪心が出現．5月のエピソード時には緊急往診にて心電図検査を行い狭心症と診断，ニトログリセリン製剤の処方を追加しました．以降は臨時往診も含め身体科医の訪問の割合が増えていきました．呼吸器症状は比較的軽度で感染症の合併もありませんでしたが，敦子さんは次第に倦怠感が増し，活動性も食事量も落ちていきました．9月には一過性脳虚血発作をきたし，緊急往診をしています．

ほどなく透析中に血圧が急落するエピソードがあり，透析クリニックと相談のうえ，維持透析の継続を断念しました．敦子さんの意識は次第に混濁していき，関節痛や褥瘡も出現しましたが，いずれも適切に対処され，大きな苦痛は生じませんでした．敦子さんは透析中止後も約1カ月経口摂取を続け，10月の下旬にホームで静かにご臨終を迎えました．筆者が敦子さんに最後にお会いしたのは10月上旬でしたが，「皆によくしてもらった，先生ありがとう」と声をかけていただきました．

認知症は単独でも死に至る病と言えますが，認知症があることで身体疾患は「見つけにくく，治しにくい」度合いを増し，機能的予後，生命予後を不良にさせます．また，BPSDは認知症が軽度〜中等度の時期に活発化する傾向がありますが，重度の時期からは消褪して身体症状が前景に立つようになっていきます[2]．認知症をもつ方に対する訪問診療は，一般にBPSDもしくは身体症状のため通院困難である時期，すなわち中等度〜重度の時期にはじまります．敦子さんの場合も，訪問開始当初は精神科医が濃厚にかかわり，ANCA関連血管炎による多彩な身体合併症に対しては主に身体科医が対応し，スタッフ全員が密に情報を共有することで，ご臨終まで切れ目ない診療を続けることができました．

> **ここがミソ！**
> 認知症のステージに合わせて各分野のスタッフが連携しながらアプローチしていきます．

レシピ③ 家族：ケア担当者も交え節目節目で面接

　敦子さんのBPSDがまだ激しかった第2診の2日後（年末），長男と認知症グループホームの施設長，ケアマネジャーに診療所にお越しいただき，改めて病歴の整理と病状説明を行いました．

　長男によると，敦子さんの物忘れは数年前からはじまり，これまでとは人が違ったようになったのはX年の夏からだったそうです．おばあちゃん子だった孫たちとの関係も破綻し，敦子さん自ら「入院させてくれ」と言って近隣の神経科クリニックを受診し「ステロイド精神病では」と言われるも，間質性肺炎を診療していた病院主治医には取り合ってもらえず，透析クリニックの紹介で隣市の精神科病院を受診したうえで現在のホームに入居してもらった，とのことでした．長男は家庭の崩壊と複数科の度重なる通院介助で仕事が大幅に滞りようやく年末に来院できたのです．ここで敦子さんが（X−6）年に隣県の精神科病院に医療保護入院となっていたことが判明します．病名は原因不明の一過性精神病とのことでした．

　筆者が腎不全，間質性肺炎だけでなく，脳梗塞既往や精神病様症状もANCA関連性血管炎の部分症である可能性について説明したところ，長男は今までこういう話は聞いたことがなかった，とだけおっしゃいましたが，このときにはっきりと物腰が変わったのはホームのお2人でした．このホームは透析クリニックの傘下であるため腎不全を合併した認知症患者の受け入れには慣れていましたが，敦子さんには他にも複数の重篤な身体合併症があること，BPSDの対応にスタッフが疲弊してしまったことから，退去してもらうことも考えていたそうです．しかし彼女たちは「すべてが1つの難病から来るものかもしれないと聞いて，ご本人の苦しみがよくわかったので新たな気持ちでお世話をしていく決意ができた」とおっしゃるのでした．

　狭心発作の出現した（X＋1）年5月には，ホームに長男，訪問薬剤師，筆者らが集まりました．精神的に落ち着いた敦子さんは家に帰りたがりましたが，お孫さんが敦子さんのBPSDにショックを受けていて到底会わせられない，と長男はおっしゃいます．敦子さんはその当時のことは忘れておられ，帰れないことに完全に納得できたわけではありませんでしたが，今後予測される身体合併症については何があっても病院には行かず，最期までホームで訪問診療を受けるという意向が表明されました．

　その後，病状の進展の折々でもこの意向は確認され，家族もそれに同意されました．終末期に入った9月，それまで一度も面会に来なかったお孫さんが敦子さんの元を訪れるようになり，10月のお看取りの際には家族，ホーム職員に囲まれてのご臨終でした．

　敦子さんは，望んでいた帰宅が叶わなかったにもかかわらず，周囲に感謝して最期を迎えられました．逆に言うと，家族のみで認知症をもつ方を最期までお世話するのは，誰にとっても簡単なことではありません．**家族という枠を超え，ある意味等しく「本人を取り巻く人々」として1つの場で情報を共有し，気持ちと力を合わせたことが多少とも寄与したのかもしれません．**

> **ここがポイント**
> - 認知症ケアでは家族へのアプローチがことのほか大事であることは言うまでもありません．特にBPSDについては，家族が病状を深く理解し，対応を会得していくことが薬物以上の効果をもたらすことが少なくありません
> - 筆者らは最も身近にお世話をする介護スタッフと密に連携し，家族面接にもできるだけ同席してもらうよう心がけています．敦子さんのBPSDのすみやかな消褪についても，介護スタッフの病状への深い理解と敦子さんの苦悩への共感が大きな役割をはたしたと推測されます

レシピ④ 地域：住み慣れた地域で最期まで暮らすことを支援

　敦子さんは透析クリニックに週3回通うほか，呼吸器科，整形外科と別々の医療機関に通院していましたが，それに精神症状も加わり介護破綻をきたしました．特に精神医療については市内に精神科をもつ総合病院はなきに等しく，実際敦子さんも入院は隣県，外来すら隣市に行かなければなりませんでした．在宅生活が困難になるような複合的な医療問題に対し，結局医療施設ではない認知症グループホームしか受け皿がなかったのです．

　本稿ではこのような事例でも在宅医療で最期まで診ることができる，ということをお示ししました．それには当院にもともとの専門性をもちつつもGP（general practitioner）としての指向性と能力を有する複数の医師が在籍していることが有効だったと思われますが，そのバリエーションの1つとして精神科医がスタッフの一員として加わり，心身両面の医療を一体的に提供していることも多少は役に立ったのではないか，と手前味噌ながら考えています．このようなサービスモデルを筆者らは**GP-精神科医-多職種訪問チームモデル**[3]と呼んでいます．もちろん"general"には"mental"も含まれており，メンタルケアへの指向性と能力をもつGPも決して少なくはありませんが，専門性の壁の高さと，メンタルケアの需要の多さから，このサービスモデルには一定の役割があると考えられます．

　このような診療形態に加え，当院が「在宅医療と介護の統合」をめざしていることも重要な要素だと言えます．在宅医療者は疾病を生活機能障害としてとらえる視点をもち，介護者・介護職のもつ膨大な生活情報をリアルタイムに医療介入へ反映させます．また介護者・介護職は，医療が治療方針や予後予測などの動的視点を提示することでケアの方向性をつかみ，最期までお世話をするための技術的・精神的支えを得ることができます[4]．

　斎藤[5]は，近年の認知症施策において，精神科医療の役割をBPSDへの対応に限定し，その関与を最小化しようとする意図があると批判しました．そしてそのほかの精神疾患の可能性を視野に入れた早期診断に加え，診断後の患者自身のニーズに応える適切な対応，合併症医療および終末期の医療に精神科医のはたすべき役割がある，と主張しています．正論ではありますが，斎藤はそれを行う場として総合病院精神科，もしくは複数の身体科医の関与する大規模精神科病院を念頭においています．本邦の認知症患者の数から考えても，病院が上記の機能を適切にはたしうる場としての容量をもたないことは明白であり，それ以上に認知症ケアを患者

さんが住み慣れた生活の場で行う方がより好ましいことは論を俟たないでしょう．斎藤の提唱は，「GP-精神科医-多職種訪問チームモデル」においてこそ最大の効果を発揮すると考えられます．

> **ここがミソ！**
> 認知症の人が住み慣れた地域で暮らすことを支援するにあたり，「GP-精神科医-多職種訪問チームモデル」は有用なサービスモデルとなりえます．

❸ もっと知りたい！ 専門家のこと

Q1 「在宅医療専門医」のコンピテンシー（能力・強み）をひとことで言うと？

ひとこと：お相手の生き方・去り方の証人になれること

理由・説明：これはコンピテンシーと言うより，在宅医療の条件，あるいは目標と言った方がいいかもしれません．

Q2 あなたが認知症ケアで一番大事にしていることは？

ひとこと：多くの人々がかかわる，その中心に本人がいるよう努めること

理由・説明：家族や介護者の苦悩に共感はしても，その思惑に振り回されすぎないよう心がけています．

Q3 どのタイミングで相談・紹介してほしい？

通院困難な状況であることが基本ですが，認知症のBPSDや生活障害の状況とその対処法は，在宅に赴いてはじめて把握・提案できることがあることから，早めにご相談いただいてよいと思います．

Q4 認知症ケアをしていて難しいと感じること・とき

認知症の人に根深い人間不信や強すぎる自己愛がうかがえるとき．さらに，そのように解釈することで思考や工夫を止めようとする自分に気づいたとき．

Q5 総合診療医に求めること

ひとこと：地域で最期まで暮らすことが誰にとっても当たり前である社会をともにめざしましょう

理由・説明：「総合診療医」と「在宅医療専門医」は，理念的にも技術的にもほぼ重なり合うものと考えられますので，「求める」よりも「ともにめざす」がふさわしいと思います．

◆ 引用文献

1) Hamuro A & Saito S: Five Alzheimer's disease cases with refractory behavioural psychological symptoms of dementia treated with blonanserin. Psychogeriatrics, 10：198-200, 2010
   ▶ ブロナンセリンについては，ほかに統合失調症患者の激しい行動の問題に対し少量で著効した報告などがあります．
2) 北田志郎：認知症のステージアプローチ．「在宅医療バイブル」（川越正平/編），pp165-173，日本医事新報社，2014
   ▶ 認知症のステージごとの特徴と対応について，当院の対応を中心に記述しました．
3) 北田志郎：精神疾患の在宅医療．「在宅医療テキスト」（在宅医療テキスト編集委員会/編），pp142-145，勇美記念財団，2015
   ▶ 精神疾患の在宅ケアについては慢性期統合失調症をメインターゲットとしたACT（assertive community treatment）についての実践と報告が多いのですが，本論は対象を広げ，ささやかながら総説的なものになっています．
4) 川越正平：在宅医療の現状と課題．日本内科学会雑誌，103：3106-3117, 2014
   ▶ 本稿では「医療と介護の統合」の部分を引用しましたが，在宅医療全般についての総説となっています．
5) 斎藤正彦：認知症診療における精神科の役割．精神神経学雑誌，116：388-394, 2014
   ▶ 精神科病院における認知症ケアとして著名な「和光病院方式」を推進した精神科医からの提言です．

Profile

北田志郎 Shiro Kitada

あおぞら診療所 副院長/自治医科大学看護学部 准教授
本稿は精神科医の立場で書きましたが，職業的アイデンティティは東アジア伝統医学を主軸としたジェネラリストです．伝統医学の援用による「心身問題」の超克が見果てぬ夢です．

川越正平 Shohei Kawagoe

あおぞら診療所 理事長/院長
地域医療を担う「主治医」の養成を目指し，教育機能を有する診療所を開業してから17年が経ちました．在宅医療は地域医療の重要な要素ですが，一要素にすぎないとも言えます．外来・病院・在宅，そして介護や福祉，さらには行政，市民が，「地域」というキーワードのもとに結集して，価値観を共有しつつ相互のつながりを深めていく営みを通じて，老いても病んでも暮らし続けることのできるまちづくりに寄与するべく活動しています．

第4章 専門家のレシピを見てみよう！

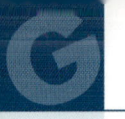

スペシャリスト 5

認知症ケアにおける医療・介護連携
～医師会のレシピ

池端幸彦

事例の概要

80歳代，女性．数年来，高血圧症と糖尿病で外来通院加療中だったが，物忘れが悪化し，専門医よりアルツハイマー型認知症と診断された．しかしご家族の希望もあり，専門外ながらかかりつけ医としてこれまで通り診療することとなった．

レシピ

① 地域　　　：郡市区等医師会の取り組みを知ろう
② サービス：地域包括支援センターや多職種と連携しよう

1 事例の詳細

ある日ご家族から「最近，物忘れがひどい」と相談され，専門医に紹介したところ，アルツハイマー型認知症と診断されました．専門医療機関には通院困難なため，かかりつけ医としてこれまで通りの診療を依頼されましたが，専門外でもあり途方に暮れています．

2 レシピ詳細

レシピ① 地域：郡市区等医師会の取り組みを知ろう

個々の医師の活動の場は地域（市区町村）レベルであり，そこを担っているのが郡市区等医師会ですから，まずは**自身の地域の郡市区等医師会の活動に着目し**，その医師会が当該市区町村とどの程度連携し，認知症施策にどの程度取り組んでいるのかを知ることは，「認知症を地域で診る」ためには避けては通れない大変重要な視点です．

なぜなら，こと「認知症」という疾患に限って言えば，決して医師または医療関係者による疾病の「診断」と内服薬を中心とした「治療」という視点だけでは到底その患者さんを「ケア」し続けられない疾患であり，一方で「生活」や「介護」の視点だけでもケアし続けることはできない医療・介護の連携が必須の疾患なのです．言い換えれば，認知症という疾患を通して医療・介護の連携は進みやすく，多職種協働で「地域で診る」流れをつくるチャンスであり，そこには医師会の役割も非常に大きなものがあると言えます．

そしてもう1つ大事な視点として，認知症ケアは決して専門医診療だけでは完遂しないということです．なぜなら，「認知症」はその患者さんが罹患している1つの疾患にすぎず，認知症の方でも，風邪もひくし便秘にもなる，お腹もこわす，つまり日常的なcommon diseaseにもかかります．またこのような症状からBPSDが発現していることもよく経験することです．そしてまた今後の超高齢社会により爆発的に増えると思われる認知症の診療をすべて専門医に託すというのはその（専門医との）数のバランスからしても非現実的であり，**ある程度までの認知症を日常診療とともに診ていくことは，もはやかかりつけ医にとって非常に重要な使命とも言えるのです．**だからこそ近年，この認知症対策には行政とともに非常に熱心に取り組んでいる医師会が非常に増えつつあるのです．もちろん，それぞれの地域で，まだまだ温度差があるのも事実ですが…．

なお自身の地域の医師会の認知症ケアにおける取り組み状況の目安として，① **かかりつけ医認知症対応力向上研修修了者数**，② **認知症サポート医数**，③ **認知症サポーター受講者数**，④ **認知症かかりつけ医登録事業の実施状況**，⑤ **地域ケア会議の参加状況**，⑥ **地域包括支援センターや医師会主催の多職種連携会議の実施状況**，⑦ **認知症初期集中支援チームの実施状況**等が1つの参考になると思われますので，一度確認してみてください．冒頭の事例の医師は，地域の医師会でさまざまな研修会や多職種連携の場があることを知り，そこに参加することで関係者と「顔の見える関係」を築くことができました．

レシピ② サービス：地域包括支援センターや多職種と連携しよう

「日本医師会」「都道府県医師会」「郡市区等医師会」の3層構造の医師会組織（後述）の中で，まさにその実働部隊である郡市区等医師会の地域で活動は，こと認知症ケアについても大きな役割を担っていることは間違いありません．郡市区等医師会と市区町村とのかかわりとしてまずあげられることは，やはり**地域ケア会議等を含む地域包括支援センターとの協力関係**です．地域包括支援センターの運営を直接委託され活動している医師会はもちろんですが，それ以外でも運営委員会や地域ケア会議のメンバーとしても，単に個別ケアだけでなく地域全体の課題に取り組む活動にかかわる意義は非常に大きいものがあります[1]．また医師会員がかかわる病院・施設が同支援センターの委託先の場合に，残念ながら周囲からかえって「囲い込み」と感じとられかねない場合もありますが，この点を上手にとりなすのも医師会の役目かもしれません．

この地域包括支援センターが中心になって行われることが多い**多職種連携会議やワークショップで認知症に関して取り上げられる機会も多く**，ここからお互いを知り，医療・介護連携の重要さを理解して，取り組みが進みはじめることになります．さらに同センターを通じて，**認知症初期集中支援チームの活動が組織化され**，そこに**医師会所属の認知症サポート医がかかわる機会も多く**，そこからさまざまな認知症関連地域支援事業が進められたりすることもあります（図1〜2）．

また，**認知症を診るかかりつけ医と専門医の連携**も非常に重要な要素であり，この**病病・病診連携の機会を構築する**ことや，さらには**認知症の初期〜中期を診る医師が組織化する**等の働

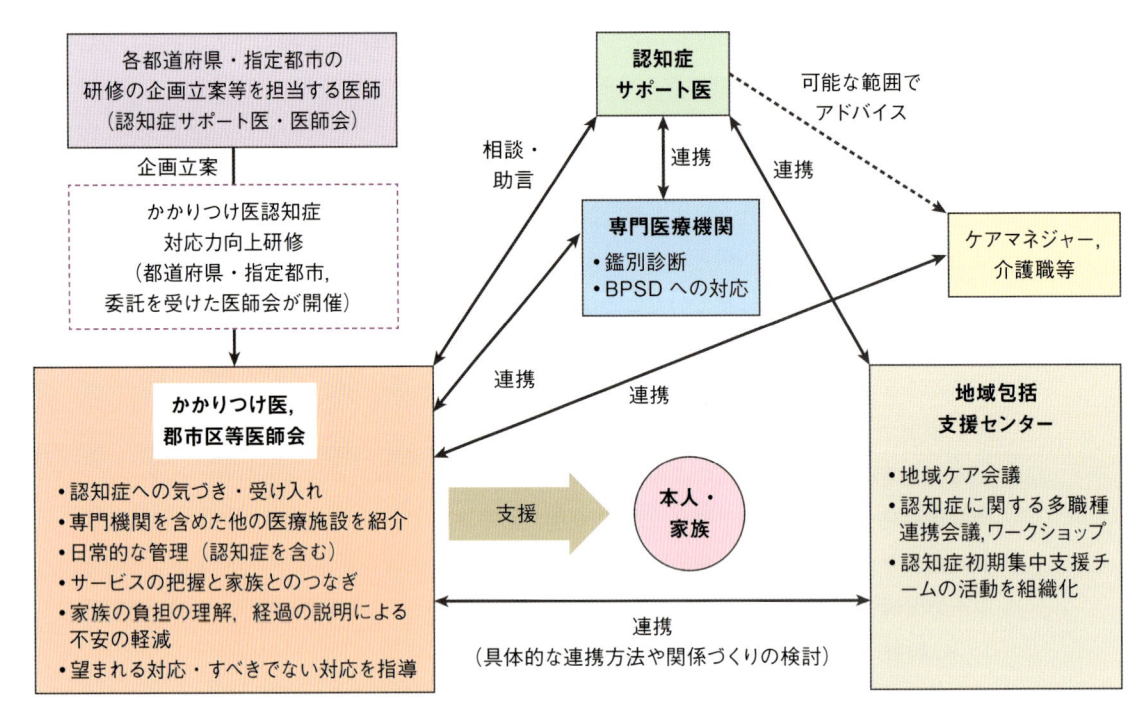

図1 ◆ 医師会が参画した早期からの認知症高齢者支援体制
（文献2を参考に作成）

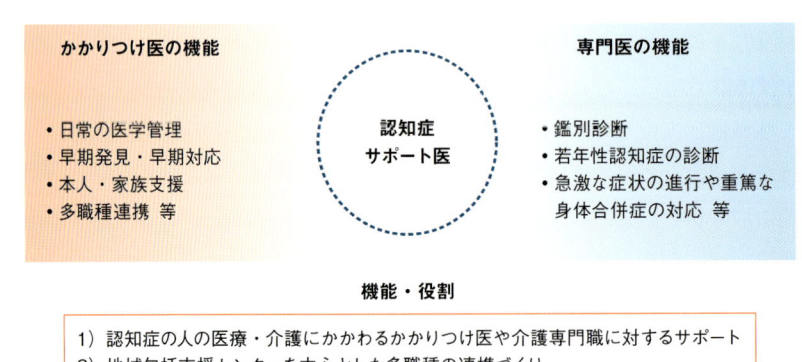

図2 ◆ 認知症サポート医の機能・役割
（文献2より引用）

きかけも郡市区等医師会の重要な役目となります．まさに郡市区等医師会は，地域の認知症ケアにおける「連携の推進役」として大きく期待されているのです．

冒頭の事例の医師は，顔の見える関係をもとにBPSDの対応や服薬等については専門医からのアドバイスを受け，またケア担当者との情報交換もしながら，患者さんの在宅療養を支援することができました．

❸ もっと知りたい！専門家のこと

Q1 「医師会」のコンピテンシー（能力・強み）をひとことで言うと？

> ひとこと：行政の認知症ケアに関する施策に対して，現場感覚と専門知識を駆使して，『命』を吹き込むこと

理由・説明：そもそも医師会とは何か，改めて少し紐解いてみます．ご承知の通り，医師会の最上部団体とも言える「日本医師会」の会員数は，2015年12月時点で167,029人[3]，日本全体の医師数が311,205人[4]ですから，組織率は約53.7％．このうち病院・診療所の開設者，管理者等が約5割ですので，残りが勤務医等となります．もちろん，開業医の入会率が約9割と高いことを考えますと，まだまだ勤務医の入会率が低いことは否めませんが，ただ決して一般に言われているように，**もはや「開業医の団体」とは言い切れません**．そして組織内に日本医学会をおき学術団体であるとしてはいますが，当然ながら日本で最も大きな医師の職能団体であることは間違いありません．前述のように，日本医師会は全国の都道府県医師会，さらに郡市区等医師会との3層構造を基本として，国・都道府県・市区町村という行政の3層構造と相まって，それぞれが役割分担をしながら，医療という公的サービスを支える組織として活動しています（図3）．ただ同じ3層構造でも，行政のそれとの決定的な違いは，「日本医師会」「都道府県医師会」「郡市区等医師会」が実はそれぞれ独立した組織であることです．

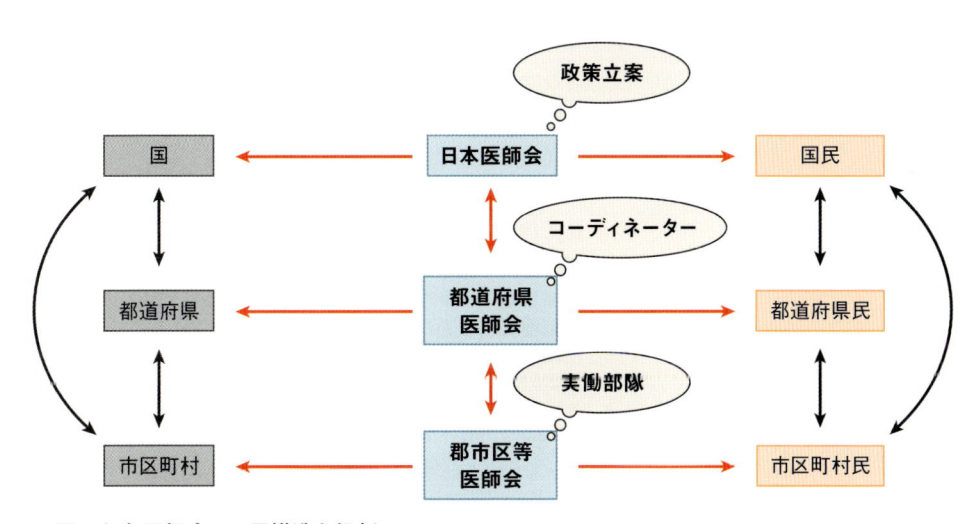

図3 ● 各医師会の3層構造と役割

医師会には，地域住民の生活エリアに沿って，その地域の医師が自発的に組織をつくり，地域の医療体制を守ろうと活動してきた歴史があります．まさに各地域で医師自らが，自身の医療活動だけではカバーしきれない組織的な地域医療提供体制を築くために，自主的に連帯する形で組織化されたものが，現在の**地域医師会**としての「**郡市区等医師会**」であり，ある意味ここが**医師会の実働部隊**であると言えるでしょう．そして市区町村民に一番近いところで医療の現場を担うこの**郡市区等医師会と各地の自治体（市区町村）**が，まさに医療を支える車の両輪として密接に連携しており，地域のそれぞれの事情を背景にさまざまな活動を行っているのです．一方，**都道府県医師会**は，各郡市区等医師会からの要望や課題を収集整理し，都道府県民の立場から各都道府県自治体との連携のなかで活動し，さらに必要に応じて日本医師会を通して国の行政に働きかけることになります．そして**日本医師会**は，それらの課題や要望を整理したうえで，国・国民の目線から国（厚生労働省）との連携（ときには対峙）により，医療行政をよりよい方向に発展させるべく活動しているのです[5]．

　そして「認知症ケア」は地域包括ケア推進の試金石であり，素晴らしいシミュレーションでもあります．まさに地域で認知症ケアを進めることそのものが「**地域づくり**」なのではないでしょうか．

Q2 あなたが認知症ケアで一番大事にしていることは？

> ひとこと：認知症になっても，できることはたくさんあります．それを忘れず尊厳ある人生に寄り添い支え続けることが，認知症ケアにとって最も大事な視点ではないでしょうか

理由・説明：表に，これからめざすべき「認知症ケアにおける医師会からのメッセージ10」をあげておきたいと思います．さらに，豊かな認知症ケアに必要な「三種の神器」として，①**信頼できるかかりつけ医**，②**信頼できるケアマネジャー**，③**頼りになる地域包括支援センター**もあげておきます．この「三種の神器」は，認知症ケアをはじめとした慢性期医療だけでなく，実は在宅を志向するすべての急性期医療にとっても重要な要素なのです．だからこそ，「三種の神器」それぞれが，認知症ケアについての深い知識と経験を身につけ，認知症患者を中心に連携を図れる環境・システムを構築するためにも，医師会の役割は非常に大きいのです．

表 ◆ 認知症ケアにおける医師会からのメッセージ10

1. **生活の質・尊厳ある人生**に視点をおく
2. **地域包括ケアシステムと地域医療構想**を理解する
3. **多職種連携・チームアプローチ**を大切に
4. **地域との連携**がとれる
5. **デマンドとニーズ**の違いを理解
6. **食と栄養，リハビリテーション**の理解
7. **ターミナルケア**の理解と実践
8. **テーラーメイド医療・介護**をめざせ
9. 常に**Win-Win**の関係を意識せよ（相手の立場を考える）
10. 「**連携**」から「**統合**」へ

Q3 どのタイミングで相談・紹介してほしい？

在宅医療にしてもこの認知症ケアにしても，全国的に見ればいくつかの先進地では，大変素晴らしい取り組みがなされています．今回は誌面の関係もありその先進例の紹介は割愛させていただきましたが，それらの地域共通の事象として，そこには強いリーダーシップを発揮しているキーパーソンがいらっしゃることがきわめて多いようです．しかしながらその先進例がその都道府県や全国に次々に波及していくかと思えば，そうとは言えないのが実情ではないでしょうか．この流れを打ち破り，**点を面にする拡がりに道筋をつけるためにこそ「医師会」があり，ぜひ医師会に相談してほしい**と思います．そしてその最も相応しい取り組みとして期待されるのが認知症ケアであり，まさに医師会の真価が問われるときだと思います．

Q4 認知症ケアをしていて難しいと感じること・とき

ここで各医師会に共通する重要な役割として，「**行政側の弱点を補完する**」点に言及してみたいと思います．つまり認知症ケアをはじめとする地域医療・介護に関する行政側の弱点とは何かを，私がかかわった経験から少し述べてみたいと思います．

やはりまず，**縦割り行政の弊害**をあげたいと思います．つまり認知症施策1つとっても，行政機関ごとにさまざまなネーミングはあるものの，いくつかの関連課がそれぞれ目的を絞った独自予算で似たような政策を横の連携なく立案・実行しようとすることは，認知症に限らずありがちな事象です．そのため**その運用の弾力性が乏しく，大変使い勝手が悪く効率性も劣る予算執行**をしてしまっていることも多いようです．また国・都道府県・市区町村の位置関係が，**あるときは上意下達，あるときは横並びの対等関係**と，どうも国民目線ではなく縄張りや遠慮といった担当者の考え方にも左右されて決まっていることも多いのではないでしょうか．さらに，**施策や予算執行がアウトカムではなくストラクチャー・プロセス重視**のことも多く，国民・県民・市民目線の弱さを痛感します．最後に，**短期的・画一的な人事異動等により社会保障関連事業には必須である政策の継続性に支障**が出てしまう可能性も指摘しておきたいと思います．

このような行政の弱点を補うための医師会に求められる共通の役割として，私はまず**一般的には急激な人事異動等がないことと職能団体でありながら学術団体でもあるという特徴を活かした施策の継続性と学術性の担保**，さらにはアウトカムの追求等をあげたいと思います．そしてまた，手前味噌にはなりますが，あえて誤解を恐れず言えば，やはり**医師会という組織は優秀な頭脳集団**の1つであることは間違いなく，個々が本気で理解し合い事に取り組めば，つまらないエゴや構造上の欠点などすぐに吹き飛ばせる「理論」を掲げながら，科学的・客観的かつ合理的に正しいと思うことを正当な理由をつけて推進する力はもち合わせていると思っています．組織力や事務能力にきわめて秀でている行政と上記の特徴をもつ医師会がタッグを組んで認知症施策にあたれば，その相乗効果は大いに期待できると信じています．

Q5 総合診療医に求めること

ひとこと：ぜひ自分の地域の医師会活動に目を向けてみてください

理由・説明：本稿をお読みの先生方が，もし医師会を理由もなく煙たがっていたとしたらそれも残念なことだと思いますが，これからの医師会には，「地域を治し支える」という観点で，多職種連携のもと新しい芽を育てる度量の深さも求められると思っています．そしてそうした医師会の活動の最大で最後の評価者は，やはり「地域住民」なのではないでしょうか．

皆さん，ぜひ一度自分の地域の医師会活動に目を向けてみませんか？　そして，もしもその地域で，認知症に限らずさまざまな活動が遅れていると感じたら，ぜひとも声を上げていただきたいと思います．「今こそ医師会も，地域のためにもっと頑張ろうよ！」と．そして，認知症ケアを契機として，官民一体となり多職種協働で，それぞれの地域の特性を活かした新しい「まちづくり」ができることを祈りたいと思います．

◆ 引用文献

1) 厚生労働省 地域包括ケアシステム 3．地域ケア会議について 地域ケア会議の概要：http://www.mhlw.go.jp/seisakunitsuite/bunya/hukushi_kaigo/kaigo_koureisha/chiiki-houkatsu/dl/link3-1.pdf
2) 平成24年度厚生労働省老人保健事業推進費等補助金（老人保健健康増進等事業分）認知症サポート医等のあり方および研修体系・教材に関する研究事業 事業報告書
http://www.nli-research.co.jp/files/topics/40679_ext_18_0.pdf?site=nli
3) 日本医師会業務及び財務に関する資料：http://www.med.or.jp/jma/about/data/
4) 厚生労働省 平成26年医師・歯科医師・薬剤師調査の概況 結果の概要
http://www.mhlw.go.jp/toukei/saikin/hw/ishi/14/dl/kekka.pdf
5) 意外と知らない医師会のリアル 医師会の三層構造．ドクタラーゼ, 6：8-9, 2013
http://dl.med.or.jp/dl-med/doctor-ase/pdf/doctor-ase_vol6.pdf

Profile

池端幸彦　Yukihiko Ikebata

医療法人池慶会 池端病院 理事長・院長／社会福祉法人 雛岳園 理事長
1955年 福井県越前市生まれ．1980年 慶應義塾大学医学部卒業後，慶應義塾大学病院一般・消化器外科勤務を経て，1986年 池端病院副院長，1989年より現職．主な役職は日本慢性期医療協会副会長，中医協 入院医療等の調査・評価分科会委員，日本病院団体協議会 診療報酬実務者会議 副委員長，日本医師会代議員，福井県医師会副会長，福井大学医学部臨床教授 他．

第4章 専門家のレシピを見てみよう！

スペシャリスト 6

生活者として寄り添い，対話する
～訪問看護師のレシピ

松山なつむ

事例の概要

76歳，女性．高橋清子さん（仮名）．68歳のときに夫が亡くなった後は1人暮らし．69歳で狭心症の手術を受け，退院後アルツハイマー型認知症と診断される．同時期に糖尿病のインスリン治療が開始となり，高血圧などの慢性疾患で内服中．ご家族が1人暮らしやインスリン自己注射が心配で介護申請され，要介護2で訪問看護が紹介となる．

レシピ

① おくすり ：最大限の効果をもたらす服薬方法は，個々の暮らしぶりから見つけ出す
② サービス ：公的サービスと隙間のサービスを臨機応変に組み合わせてつなげる
③ 接し方 ：日常の小さな幸せを見つけ，その方の居場所で対話する
④ 家族 ：対話しながら意思決定を支える

1 事例の詳細

夫との死別，入院・手術，インスリン治療が開始になった時期が重なり，精神的に大きな混乱が生じていました．仲のよさが自慢の夫の最期に立ち会えなかったことを悔やまれ，自身の入院・手術についても腑に落ちないことばかりだったと，常に不満を口にしておられました．死別による抑うつ気分は長引き，食事や生活リズムは不規則で，当然ながら血糖値も不安定でした．
家事は手を抜かず一男一女を大切に育てられた様子が，壁一面に貼られた写真からも想像できました．その思い出が詰まった自宅で，「ずっと子どもたちのために生きてきたので，これからは自分のしたいように生きていきます」と毅然とした態度は一貫していました．

2 レシピ詳細

レシピ① おくすり：最大限の効果をもたらす服薬方法は，個々の暮らしぶりから見つけ出す

記憶が徐々に失われる不安や焦りが，毎日の暮らしのなかでくり返し押し寄せ，薬が目に入ると「飲んでないかも」と過剰服用され，見当たらないと「薬が足りなくなる」とステーションに電話をかけてこられました．「お薬を飲むと調子が悪くなる」と頑なに飲まれない時期もあり

ました．1人暮らしを支えるためのシンプルで適正な処方になっているか医師と見直し，副作用の発現が最小限になるよう努めました．さらに服薬方法も暮らしぶりに合わせて，お薬をセットする日数・方法（カレンダー式，お薬箱，お薬袋），置き場所を工夫したり，声かけを統一することで，その時々の暮らしに添うように変化させました．高橋さんは「ちゃんと飲めている」と笑顔も増え，自信を取り戻されていきました．

> **ここがミソ！**
> 適正処方の見直しと，その時々の暮らしぶりに応じて服薬方法を変更し，不安を煽らず生活能力を高める．

レシピ② サービス：公的サービスと隙間のサービスを臨機応変に組み合わせてつなげる

デイサービスには馴染めず，訪問介護や看護も当初は「何もしてもらわなくて結構です」と門前払いでした．資源の限られた山間部では介護サービスの選択肢は少なく，簡単に事業所変更もできません．しかし，この環境がかえって功を奏していると感じることは少なくありません．ときには訪問看護師がおにぎりと具だくさんの味噌汁をつくり，知り合いの方が惣菜を届けてくださる．複数のケアスタッフと馴染みの関係ができれば，バトンタッチすればいい．専門領域にとらわれず，それぞれが少しずつサービスの隙間を埋めていきます．また，高橋さんが得意だった料理の腕前を発揮されるのを待つこともありました．このとき，ただ闇雲に待つのではなく，積み重ねた人生の背景を知っていれば，お腹が減れば料理をされると信じて待つことができます．実際，「食べたい」と思って握った包丁さばきは見事で，生活者としての強さを取り戻される瞬間でした．

> **ここがミソ！**
> サービスの隙間を埋めながら関係性をつなぎ，患者さんの可能性を信じて待つ．

レシピ③ 接し方：日常の小さな幸せを見つけ，その方の居場所で対話する

人との付き合いも億劫になっていた高橋さん．膝を突き合わせていても，そわそわとして心の距離も縮まりませんでした．ある晴れた日に，ご夫婦で手入れを楽しんだ庭先に出てみました．今は荒れた庭もお話をするうちにエピソード記憶が蘇り，場のもつ力が安心感を与えてくれます．ボソボソとときに興奮してお話しされていたのが，落ち着きを取り戻し，笑い声や冗談も飛び出します．その対話の時間を積み重ねると，不満だったサービスも「助かっていることもあるんです」と，折り合いをつけてくださるようになりました．場のもつ力を味方につけるには，場所に込められた背景を知ることからはじまり，その場所で短時間でもよいので心地よい時間を積み重ねることです．こうすることで心の距離が近づいていきます．

> **ここがミソ！**
> 場の力を生かすには，それぞれの居場所にある"ものがたり"を知ることから．

レシピ④ 家族：対話しながら意思決定を支える

　ご家族はご本人の意思を尊重したいという思いと，いつまでも元気で生きていてほしいと願って施設入所した方がよいのかという思いの間で，いつも葛藤されていました．その間もご家族の予測を超えた出来事が次々と起こり，高橋さんは老人保健施設に入所されたことがありました．しかし，「私の暮らす場所ではありません」と，1週間足らずでさっさと抜け出して来られました．サービス担当者会議が何度か開かれ，心身の疲れから，ご家族は高橋さんと感情的にぶつかり合う場面もありましたが，高橋さんの気持ちは揺らぐことはなく着地点が見つかりませんでした．ご本人とご家族の思いとケアスタッフの情報をすり合わせ，医師の見解も含めて可能性を探ります．このときの生ききる先の死を見据えた高橋さんの凛とした表情が忘れられません．命の軌跡が急速に下降する兆しがあるまでは，1人暮らしを支えることができると判断しました．ご家族には「もう一度高橋さんの力を信じて，1人暮らしを応援してみませんか．どれだけの期間になるかはわからないので，決断には迷われると思いますが」と伝え，高橋さんとご家族の意思決定を待ちました．「やってみるしかないか」と歩み寄った長男の一言がきっかけで，その後2年の1人暮らしを実現することができました．

> **ここがミソ！**
> くり返される対話のなかで意思決定を支え，その積み重ねでより困難な意思決定の場面にも向き合うことができる．

❸ もっと知りたい！ 専門家のこと

Q1 「訪問看護師」のコンピテンシー（能力・強み）を一言でいうと？

> ひとこと：生活者として接し，患者さんの強みを見つけることができる

理由・説明：訪問看護師は目の前の現象やその背景，そして暮らしぶりから患者さんの過去を紐解き，今後の病態の変化を予測し，予防に力点をおいたケアを組み立てます．さらに，看護師は心と体の両方に触れることができ，ご本人も気づいていない生活者としての力を見出すことがあります．この気づきがケアの軸にもなります．清水哲郎氏は「情報共有-合意モデル」（図1）のポイントである，常に双方向のやり取りを大事にすること，そしてそのプロセスが医療者に対する信頼と安心を得ることになり，ときには病気と折り合う勇気さえももたらすと述べています[1]．たとえ認知症と診断され自己決定能力が低下しても，最善と考える選択は対話と関係性のなかで見出し，願いの実現へとつないでいきます．

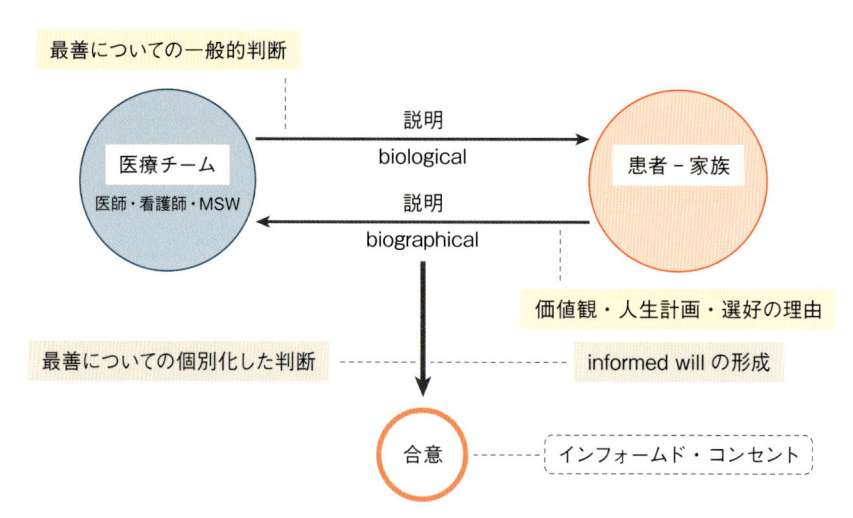

図1 ◆ 意思決定のプロセス：情報共有−合意モデル
（文献1より引用）

Q2 あなたが認知症ケアで一番大切にしていることは？

ひとこと：支援することを目的にせず，支え・支えられる関係をめざす

理由・説明：六車由実氏[2]が大切にされている，「支援を目的としない聞き書き」の姿勢は，すべてのケアに通じます．支援が目的化した専門職の姿勢は，ケアする側と受ける側の固定化につながり，いつしか生活が見えなくなります．在宅では支えているつもりが，支えられていることがよくあります．お互いさまの気持ちで互いに支え合う地域になれば，たとえ病気や障害を抱えても健康に暮らすことができます．この関係性があちこちで芽吹くように，ケアカフェやいのちの授業，講演会の開催などさまざまな活動を通して，地域の方とともに考え続けることが大切だと思っています（図2）．

Q3 どのタイミングで相談・紹介してほしい？

「食べること」の変化に気づいたとき．フレイル期に相談があると，生活のなかで改善策を講じることができます．フレイル期と障害期は可逆的であり，ある程度の予防と回復の可能性があります．そしてその回復した達成感が，その後の信頼関係と意欲につながります．生活の基本となるいくつかの生活動作のなかで，「食べること」については多職種がかかわることができ，この時期にチームで機能しはじめると，手厚い支援が必要になったときにスムーズな展開につなげることも可能になります．

Q4 認知症ケアをしていて難しいと感じること・とき

認知症というだけで，医療機関に検査や治療を拒まれることが未だにあります．また，さまざまな限界を医療者が決めてしまうことも．さらに医療偏重で家族の利益が優先されることも

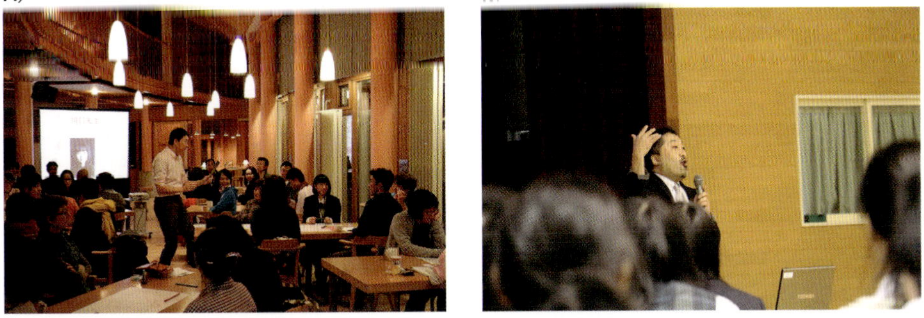

図2◆地域の皆さんと対話する
A）ケアカフェしかおいの様子．年に2回のゆっくりペースで，専門職だけで集うのではなく，地域住民が参加できる内容で開催．毎回50名弱の参加がある．
B）北海道鹿追高等学校，3年生に「いのちの授業」を開催して今年で7年目．死をテーマに据えているが，グループワークなどを通して「生きる」を考える内容．写真は2015年度の授業の様子（講師は佐久総合病院地域ケア科医師 北澤彰浩氏）．

少なくありません．医療者の求める「安全」が最善の策とは限りません．石垣靖子氏[3]が述べる，「その人の人生はその人しか生きられないことを尊重する」ことを心に留め，倫理原則に立ち返る姿勢を忘れてはならないと思うのです．

Q5 総合診療医に求めること

ひとこと：医療者が地域に出向き，「地域まるごとケア」を実現する道を

理由・説明：総合診療医は圧倒的にあきらめない姿勢で向き合ってください．日常の些細な出来事にも温かく励まし，ときには「私たちも悩んでいます」と，その誠実な態度に救われます．しかし，病院や診療所の中だけにいると，この気づきや悩みも画一的になってしまうかと思います．医師だけでなく看護師も積極的に地域に出て，病気や障害があって当たり前の地域の暮らしを肌で感じること．そこには興味深い事実や，ワクワクする出会いがあり，互いに支え合う「地域まるごとケア」が実現すると信じています．

◆ 引用文献

1）「臨床倫理エッセンシャルズ 2012年春版」（清水哲郎，臨床倫理プロジェクト/著），p.11，東京大学大学院人文社会系研究科死生学・応用倫理センター，2012
2）「介護民俗学へようこそ！―「すまいるほーむ」の物語」（六車由実/著），新潮社，2015
3）「身近な事例から倫理的問題を学ぶ 臨床倫理ベーシックレッスン」（石垣靖子，清水哲郎/編著），日本看護協会出版会，2012

◆ 参考文献

- 「ご飯が食べられなくなったらどうしますか？―永源寺の地域まるごとケア」（花戸貴司/著），農山漁村文化協会，2015
- 「コミュニティヘルスのある社会へ―「つながり」が生み出す「いのち」の輪」（秋山美紀/著），岩波書店，2013
- 「家庭医療のエッセンス」（草場鉄周/編），カイ書林，2012
- 「口から食べる幸せをサポートする包括的スキル KTバランスチャートの活用と支援」（小山珠美/編），医学書院，2015
- 「在宅医療 多職種連携ハンドブック」（医療法人社団悠翔会/編，佐々木淳/監），法研，2016

Profile

松山なつむ　Natsumu Matsuyama

訪問看護ステーションかしわのもり 所長

2002年にNPO法人を設立し，2003年に訪問看護ステーションかしわのもり所長として活動を開始．医療資源に乏しい中山間地で，病気や障害があっても笑顔で暮らすために大切なことは，人とひとのつながりでした．子育てや教育の現場とも楽しみながらつながっていきたいです．

第4章　専門家のレシピを見てみよう！

スペシャリスト7　最期まで，尊厳ある生き方を支える
～ホームホスピスのレシピ

市原美穂

事例の概要

平田芳子さん（仮名），90歳，女性．アルツハイマー型認知症で施設に入所．糖尿病，脳梗塞後遺症，嚥下障害のため胃瘻による経管栄養，上腕骨骨折．

レシピ

① おくすり　：薬剤は極力減らす
② サービス　：経口摂取をめざして多職種でカンファレンス
③ 接し方　　：患者さんに安心感を与え，ケアに同意してもらう
④ 家族　　　：何かあったらすぐ伝え，「本人にとっての最善」をともに考える

1 事例の詳細

　がんになっても，認知症になっても，その人の尊厳を守ってケアするということは同じです．病気や障害のために1人では暮らせなくなった方が少人数でともに暮らし，最期まで生活を継続する終の棲家「かあさんの家」の事例を紹介します．

　芳子さんはアルツハイマー型認知症で特別養護老人ホームに入所後，転倒による上腕骨骨折で入院治療．入院中は誤嚥性肺炎をくり返し，胃瘻による経管栄養になりました．退院後は介護療養型病院へ転院．認知症の症状が進み，おむつ交換や処置への抵抗が強くなり，両手拘束に．表情も言葉も失った母の様子を見た家族の意向で，かあさんの家へ入居となりました．

2 レシピ詳細

レシピ① おくすり：薬剤は極力減らす

　認知症の人にとっての痛みは，身体的な痛みよりも精神的・社会的痛み，生きる意味を失う痛みです．問題行動と言われるものは，本人には理由があっての行為です．興奮する，眠らない，暴力的だといった行動は，そうした痛みに起因しています．ですから，その痛みを緩和する治療は，問題行動を見えなくしてしまう鎮静ではないと思います．睡眠薬や抗不安薬などの向精神薬で認知症の人の行動を抑制することは，その人らしい生活を阻害することにつながります．

芳子さんは，昼間の覚醒を促すために睡眠薬を中止しましたが，睡眠は良好に経過しました．**認知症の人にとって，薬は極力減らすことが重要です**．もちろん，病状により必要な薬剤は残しますが，睡眠薬や抗不安薬，抗うつ薬，血液凝固阻害薬（脳梗塞後遺症などの方に，評価せず漫然と処方されていることがあります），便秘薬など，多剤投与のための副作用も心配されます．どんなに多くても6種類までで，主治医や薬剤師と相談します．睡眠は生活のリズムをつけるため昼間に日光を浴びること，夜間に起きていてもつき合って，眠くなったら休んでもらうようにすることで，少しずつ眠れるようになっていきました．便秘は水分を十分に摂り，おむつを外して便座に座ると，腹圧でお通じが解消していきます．

　芳子さんは夜間に転倒して，右大腿骨骨幹部骨折と診断されました．救急病院での病歴聴取では，血液凝固阻害薬を服用しているかどうかを問われました．幸い服用していなかったので骨折による大出血を避けることができ，2日後に手術を施行した後，訪問リハビリで訓練し歩行できるまで回復しました．

　認知症の人が，寝たきりでなく起きて動いていると，やはり転倒のリスクが伴います．骨粗鬆症も伴っている場合が多いので，転倒するとまず骨折は避けられません．この場合，転倒・骨折しないように安全をとって動きを制限すると，結果寝かせきりになり廃用が進むことになります．その人らしく生活することを優先し，日常の動きを活発にして，もし骨折してもできるだけリスクを避けるようにすること，そのなかに薬剤を精査することが含まれます．

レシピ② サービス：経口摂取をめざして多職種でカンファレンス

　医療保険・介護保険サービスを，その人の症状に合わせて利用していきますが，認知症の人には，多職種がチームでかかわることが重要です．

　芳子さんは，胃瘻による経管栄養で，経管注入中は胃瘻チューブ抜去防止のため両手抑制，全介助，寝たきりで要介護5の状態で入居しました．今後経口摂取できるようになることを前提に，どのような形でサービスを組み立てていけばいいのか，まず最初のカンファレンス（カンファ）を開きました．メンバーは医師，訪問看護師，薬剤師，歯科医師，そしてケアマネジャー（ケアマネ），理学療法士・作業療法士，福祉用具事業所の職員，それにかあさんの家のスタッフです（かあさんの家の介護にあたるスタッフは，当会の介護保険事業所「訪問介護ヘルパーステーションぱりおん」から派遣されている介護職です）．

　芳子さんは足首の拘縮もあり，リハビリの当面の目標を車いすでの座位姿勢におきました．入浴は訪問看護時にスタッフと一緒に介助して行い，経口摂取の方向を見据えて，口腔ケアと嚥下のためのトレーニングをはじめました．1週間すると，緊張が少しとれて発語がみられるようになりました．入居後17日目に胃瘻チューブを自己抜去しました．このような状態の変化に応じて，すみやかにチームカンファを開いて方向性を共有していくことが重要で，それにはケアマネと医療者の緊密な信頼関係が必要となります．本人の嫌なことはしないでおこうと相談し，再びチューブの挿入はせず，口から食べるためにどうしていけばいいのか検討をはじめました．この時点で，宮崎摂食嚥下障害臨床研究会のメンバーである管理栄養士が新たにチームに加わりました（図1）．

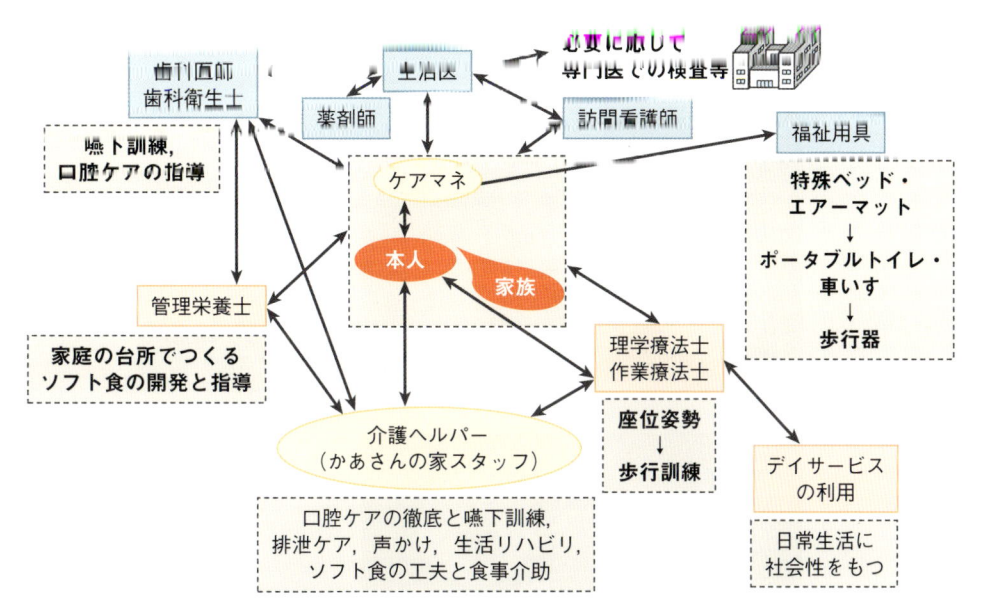

図1 ◆ 芳子さんのケアにあたるチーム
本人にとっての最善を共有して，多職種のチームで合意形成していく．

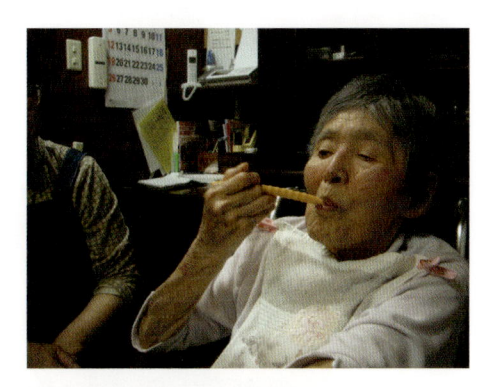

図2 ◆ 自分で食べる芳子さん

　経口摂取をより安全に進めるために，嚥下造影検査ができる病院にて嚥下機能を評価しました．スタッフは歯科医師より口腔ケアの指導を受け，入れ歯の調整をして，食べるときだけでなく普段から入れ歯を入れて唾液の分泌を促すようにしました．食事をするときの姿勢を理学療法士と検討し，スタッフは正面から向き合って座り，本人に一口入るくらいの小さな器を持たせ，自分で口に持っていくように食べさせ方の工夫をしました（図2）．自ら食べることを意識しながら飲み込みのタイミングを回復していきました．まずはカロリーをとるためにエンシュア・リキッド®をゼリー状にして食べ，3カ月目から，管理栄養士によるソフト食の調理実習など勉強会を開いて，見た目にもおいしく，食べたくなるような献立にしていきました（図3）．
　6カ月経つと手引き歩行が可能になり，デイサービスを利用しました．同じ空間でいつも同

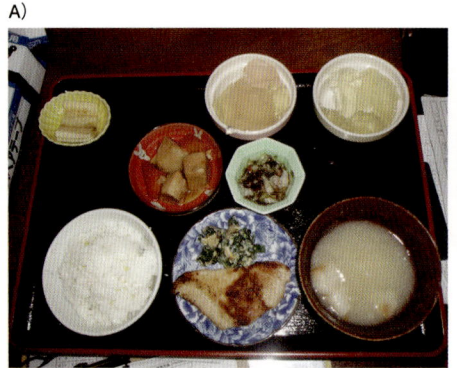

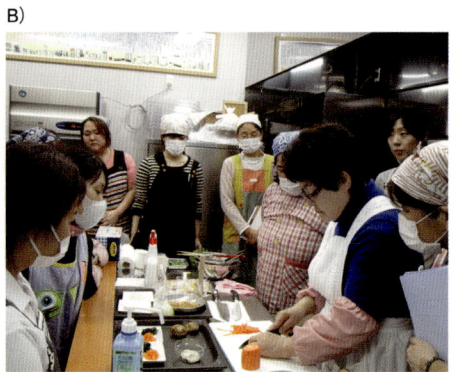

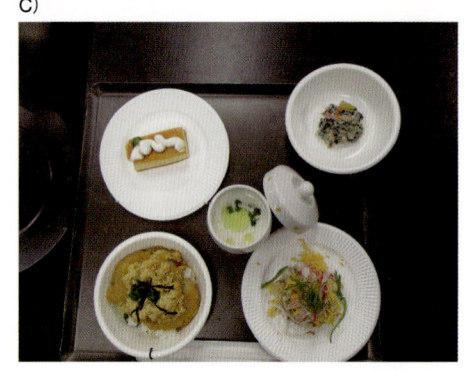

図3◆経口摂取のための食事づくり
A)「かあさんの家」でのソフト食の献立．
B) 管理栄養士によるソフト食の調理実習．
C) 実習でつくった，ちらし寿司，白和え，親子どんぶり，ケーキ，ババロアのソフト食．

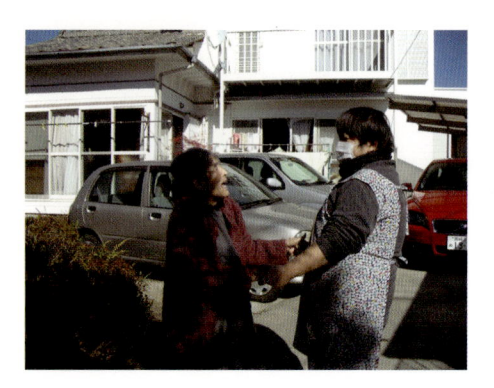

図4◆デイサービスに「お出かけ」

じ人との暮らしだけでなく，外部のデイサービスに通うことで社会性が培われます．「お出かけ」は，何を着ていくのかからはじまり，そこにはなじみの友人ができます（図4）．

レシピ③ 接し方：患者さんに安心感を与え，ケアに同意してもらう

芳子さんは，前述のように胃瘻による経管栄養で，ミトン使用で両手抑制されていました．入居後すぐに両手のミトンを外しましたが，排泄の介助をしようとするとき，血圧などのチェックをしようとするときにつかみかかる，爪を立てる，噛みつくなどの行為が続きました．病院

では抑制しなければケアできない状態で，処置をする場合は両手両足とも抑制されていたのでしょう．これまでに弱者として，強者である医療介護にあたる人から受けたことに対し「嫌なことをする人」と警戒しての抵抗だったのかもしれません．往診した医師に対しても手をぎゅっとつかみ，にらみつけて10分くらい離そうとしませんでした．そういう意味で，コミュニケーションをとるのが最初の関門でした．

芳子さんへの接し方でチームが共有したことは，まず目を見て「これから血圧を測りますけどいいでしょうか」と聞き，目でOKのサインが出るのを待って，それからケアを行うことでした．また，手をつかまれたり，噛みつかれて離さないときも，大きな声で嗜めるのでなく静かになだめるように「痛いので離してね」と言えば，ゆっくり緩めてくれるということもわかってきました．

ケアをする人は，ややもすると"してあげている"と思いがちですが，認知症の人にも説明して，相手の同意を得て行うことが大切です．特に暴力的な行為があると，医療的な処置ができずに抑えてしまいがちですが，認知症の人だからこそ，恐怖心や警戒心，猜疑心が強いのですから，まず，相手に安心感を与えるように，笑顔で，ゆっくり目を見て話すことが重要です．

レシピ④ 家族：何かあったらすぐ伝え，「本人にとっての最善」をともに考える

芳子さんは，入居後5年経ち3度目の骨折をしました．デイサービスで転倒し，すぐに整形外科に受診して骨折はないと診断され安心したのですが，2日後に肩を痛がるため再度受診したところ，肩関節の下部を骨折していました．このような場合は，家族に事実を隠さずに迅速に伝えることが肝心です．本人の病状についてすぐに連絡し，整形外科での診断を担当医師から直接説明を受けていただきました．そのうえで，家族は入院ではなくかあさんの家で療養することを望み，手術ではなくベルトで固定し骨折の箇所を固めるという保存療法になりました．

入院治療をするのか，それとも在宅医療を受けるのか，その判断も，家族の理解を確認しずれが生じないようにします．意思決定をするときに，本人の意思が確認できないような場合でも，「本人にとっての最善」とは何かについて，医療者と介護のチーム関係者が家族を含めて悩み考えるプロセスを経ることが大事です．認知症の人の場合，本人の意思を確認できない場合が多いのですが，日常の話題で死についても取り上げ，本人の意思を確認しておくことも大切です．

そして臨死期になったら，1人にせず家族とスタッフが協力しあって傍らにいるようにします．芳子さんは骨折から10日後に39℃の発熱をし肺炎を併発しました．骨折の固定のため胸を圧迫していたことによる肺機能の低下も影響していたと思われます．意識レベルも下がり，主治医は最終段階に来ていると判断し，家族に連絡しました．ご主人を10年前に亡くされており，家族は息子2人です．かあさんの家入居当初，息子さんは最期はやはり病院に入院だろうと思っていたそうです．しかし，この段階での入院治療は本人にとっては最善ではないと判断され，入院治療の選択はありませんでした．なぜなら，入院して病人になるのではなく，最期はいつもの暮らしの気配を感じながらでこそ，本人にとって最善であろうと思われたからです．芳子さんは息子さんがそばに寄り添って，穏やかな時間が流れるなかで静かに逝かれました．

最近は，看取りの経験のない家族が増えています．家族が安心して看取れるように，死が目前に迫ってきたときには，家族ができるケアを伝え，寄り添います．また，衣類など旅立ちの準備を家族が整えられるように手伝います．主治医の死亡診断の後，家族と協力してエンゼルケアを行います．この時間は，家族にとって大切な時間となります．まだ温かい身体を慈しんで清めてお化粧を施すと，とても穏やかなお顔になっていきます．死を忌むものとせず，隠さずに受け入れることができる時間です．家族は，自然にお礼の言葉や感謝の言葉を語りかけます．

病院では家族を部屋の外に退出させて，エンゼルケアを業務として行っています．死亡診断がなされた後は，病院でできることはありません．しかし，人の死は，単に身体の細胞の死滅であるだけでなく，その人の人生の物語の完結でもあります．家族にとっては，むしろその方が大きな部分ですから，病院で亡くなった後のエンゼルケアをできる部分だけでも家族に共有してもらうとよいのではないかと考えます．なぜなら，「逝く人」のケアは，「今を生きる人」のケアにつながっていると思うからです．

❸ もっと知りたい！ 専門家のこと

Q1 「ホームホスピス」のコンピテンシー（能力・強み）をひとことで言うと？

ひとこと：こちら側に合わせるケアではなく，その人に合わせるケア

理由・説明：これは，スタッフにいつも言っている言葉です．どうしても業務の忙しさや安全確保のために，こちらの都合に相手を合わせてしまいがちです．そうではなく，その人にケアする人がどう対応していくのかが一番大切です．例えば，早く寝てほしいから，食事介助が終わったらすぐに寝かせていないか，などです．

Q2 あなたが認知症ケアで一番大事にしていることは？

ひとこと：生活のリズムを整える

理由・説明：特に認知症の症状が現れ1人で自立して生活を維持できなくなると，自宅から住み替えることになります．そのとき，できるだけ環境が変わらないことが大切です．環境の変化が大きなストレスになり，認知症の症状を悪化させます．もし病状が悪化した場合でも，必要な治療は在宅医療で行い，入院治療が必要な場合にはできるだけ入院期間は短期とし，退院後は在宅医療と生活リハビリで回復を支援することが大切だと考えます．

そういう意味で認知症の人の医療は，生活の質を重視し，過少でも過剰でもない医療が提供されることが基本です．単に延命のみを目的とした本人に負担のかかる医療は避け，日常の暮らしを維持しつつ，看取りを支える医療が提供されることを望みます．

Q3 どのタイミングで相談・紹介してほしい？

事例のような患者さんに限らず，困っている患者さん・家族を見かけたら，いつでもご相談

ください．私のホームホスピスでの実践から学んだことをお伝えします．認知症の症状で困ったら，認知症の人が教師です．ぜひ，認知症の人に対して尊厳をもってケアしている現場へ，患者さんの穏やかな笑顔を見に行ってください．適切なよいケアがなされていれば，よい表情で意欲をもって穏やかに暮らしているはずです．現場で学んでいただくのが一番です．

Q4 認知症ケアをしていて難しいと感じること・とき

認知症の人の感覚はとても鋭敏です．相手が自分に対してどのような気持ちで接しているかを瞬時に判断します．ですから，問題行動というものがあったら，その人に問題があるのではなく，ケアする人に問題があることが多いのです．ケアする人材をどう育てていくのか，単に技術だけでなく，お互いに育ち合っていくプロセスを大切にして「質の高い介護」の実現に葛藤する日々です．

Q5 総合診断医に求めること

> ひとこと：認知症を病気と診ず，支えてほしい

理由・説明：認知症を病気だと診ないでほしいと思っています．なぜなら，単に認知機能が衰えた1つの障害だからです．そうすると障害もその人の個性です．その障害と付き合ってどう生活を維持していくのかが課題となります．当然同居している家族の課題でもあります．そういう意味では，本人と家族は同じくケアの対象です．それから，長いケアの期間があります．がんの方のように，ある程度残された時間が予測できるわけではないので，家族だけでのケアはお互いにボロボロに傷ついてしまうことになります．そうなる前に，初期の段階から，サポートを入れていくようにすることが大切だと思っています．

医療だけでなく，地域の見守りや気軽に相談できる場所，愚痴を言ってもよい場所など，フォーマルなサービスだけでなくインフォーマルなサポートの情報を，たくさん手元にもっていてください．地域のさまざまな人とつながって，地域づくりの1つに医療という手段で支え手になってくださることを望みます．

Profile

市原美穂　Miho Ichihara

認定特定非営利活動法人 ホームホスピス宮崎 理事長
がんになっても，認知症になっても，1人暮らしでも，安心して暮らし安らかに看取られるまちづくりをめざす活動をしています．2004年から，自宅ではないけどもう1つの家としての「ホームホスピスかあさんの家」を開設しました．現在宮崎市内に4軒運営しています

第4章　専門家のレシピを見てみよう！

スペシャリスト8　その人らしく生きることを支援する
～ケアマネジャーのレシピ

橘　友博

事例の概要

76歳，男性．アルコール依存症とアルツハイマー型認知症の診断を受け，内縁の妻の援助のもと何とか自宅で生活を送っていたが，本人の飲酒癖と物忘れに嫌気がさした内縁の妻が家を出てしまった．本人1人では食事の準備もろくにできず，運転して買い物に行って車をぶつけ警察沙汰になったことで問題が表面化，ケアマネジャーとして介入することになった．

レシピ
① 接し方およびサービス：本人の望む生き方と自己決定の尊重
② 地域：近隣住民との協力や社会資源の活用

1 事例の詳細

　関西で出生し，高校卒業後に地元の自動車メーカーに勤務．すぐに結婚し娘を1人もうけましたが，夫婦間のすれ違いにより40歳前後で離婚．離婚後は上京し，都内の製薬メーカーに勤務しました．その後，現在居住の土地へ転勤となり，内縁の妻と出会い薬局を開業，一時期は数店舗を経営するに至りましたが，60歳くらいのときに業績不振で倒産してしまいました．
　この頃よりアルコール依存症となり，さらに70歳くらいから物忘れがひどくなりアルツハイマー型認知症の診断を受けました．食事の準備や服薬・金銭管理などに援助が必要な状態でしたが，内縁の妻が出奔してしまったことで生活を維持するのが困難となりました．
　近隣住民や友人とのつながりもほとんどなく，誰も本人の様子に気づかずにいましたが，車をぶつけて警察沙汰となったときに不審に思った警察が地域包括支援センターに連絡，問題が表面化し，有料老人ホーム入所の目処が立ったところで介入の依頼があり，かかわることになりました．

2 レシピ詳細

レシピ① 接し方およびサービス：本人の望む生き方と自己決定の尊重

　有料老人ホームへ入所して間もない頃でした．本人には喫煙の習慣があり，入所した施設では喫煙は指定の場所でという決まりがありましたが，本人へ何回説明してもそのことを覚えてもらうことができず自室で喫煙をしてしまいます．貼り紙に書いてわかるようにしても効果は

ありませんでした．火事を心配した施設側が煙草を預かり，吸いたいときに1本ずつ手渡す仕組みにしましたが，手元に煙草がない本人は落ち着きがなくなり，煙草を買いに施設を出て行き，帰れなくなって警察のお世話になったり，不穏が強くなり攻撃性が増して手がつけられなくなるという悪循環を引き起こしていました．

　施設側の立場で見ると自室での喫煙は「問題」となりますが，本人の立場で見るとこれは長年の「生活習慣」であり，なぜ問題になっているのか理解できないという状況です．言い換えれば施設にいることによって生じた「つくられた問題」であると言えます．

　本人のこれまで培ってきた生活習慣を認めながら周囲へ迷惑がかかることなく暮らすためにはどうしたらよいか．今回は施設入所が決定してからの介入でしたが，そもそもこの施設入所は本人の望むものだったのか．本人が今できていること，できそうなこと，必要不可欠な支援などについて再アセスメントを行い，本人の意向を確認し自己決定を促しました．

　現状を改めて把握したうえでいくつかの生活モデルを提示，「俺はこれまでも自由に生きてきたし，これからも自由に生きたい」という本人の望む生き方を尊重し，アパートを借りて1人暮らしをすることにしました．アパートの契約や金銭管理の援助として成年後見制度を活用し，徘徊に備えて小型GPS端末（株式会社NTTドコモ　かんたん位置情報サービス「見守りシューズ」）を導入，食事や掃除などの生活援助の部分は訪問介護を1日1〜2回利用することにしました．

　1人暮らしをスタートさせてからは買い物に行っても帰ってこられなくなるということはなく（本人が1人で行って帰ってこられる範囲に買い物できる施設があるアパートを選んだ），不穏状態も落ち着き笑顔が多く見られています．

> **ここがミソ！**
>
> 　明確な根拠があるわけではありませんが，経験上，本人が自分で決めたことは主体的に取り組んでいただけることが多いと感じます．自立＝自律を尊重し，それをサポートすることこそが重要なのではないでしょうか．

レシピ②　地域：近隣住民との協力や社会資源の活用

　認知症を抱えながら1人暮らしをはじめたわけですが，徘徊や事故，金銭トラブルなど日常生活の随所にリスクは存在します．さまざまなサービスを活用することによりリスクを軽減することは可能ですが，100％安心・安全ということはありえません．そのため，トラブル予防と事後対応の双方の観点からも近隣の住民や，商店などの社会資源とつながっておくということは非常に重要だと考えました．

　今回の事例では，近所のコンビニを多く利用するということが想定されたため，まずは店長に挨拶に行き，何かあった場合は私（ケアマネジャー）に連絡をいただけるようにお願いをしました．そのほか，同じアパートの住人や近所の整骨院，商店街にも同じように挨拶に行っています．また，警察にも出向き地域にこのような方が暮らしていることを情報提供し，何かあった場合の協力を依頼しました．

数々の研修等で連携の鍵は「情報共有」にあると言いますが，重要なポイントは名前と顔を覚えていただき，「顔の見える関係」をつくることではないでしょうか．そのためには電話で連絡をしてすませるよりも，ほんの少しでもよいので直接会ってお話しておくと声がかけやすくなり，その後の連携がスムーズにいくことが多いと思います．これは専門職同士における連携においても重要なポイントの1つと言えます．

　実際，今回の事例では本人が商店街にお金を持たずに買い物に行き，気づいた店主から商店街のネットワークを通じて連絡をいただきトラブルを回避することができました．国や自治体で行う政策レベルでの認知症対策も重要ですが，こうした草の根の活動を通して地域の方たち1人1人とつながっていくことも重要なことであると感じています．

❸ もっと知りたい！専門家のこと

Q1 「ケアマネジャー」のコンピテンシー（能力・強み）をひとことで言うと？

ひとこと：さまざまな職種や人と横断的なかかわりができること

理由・説明： ケアマネジメントでは疾病により生じた障害を補うだけではなく，生きがいや楽しみといったQOLやこれまで培ってきた生き方を含めた「総合的な生活支援」が必要であると考えています．そうした観点で考えると，医療・福祉という枠にとらわれず，近所の住民や商店主などといった全く異なる業種の人たちともつながりをもってマネジメントしていくことが求められますし，認知症の方にとって必要な資源を横断的につなげることができるというのはケアマネジャーの強みであると思います．

Q2 あなたが認知症ケアで一番大事にしていることは？

ひとこと：寄り添うこと，あきらめないこと！

理由・説明： 寄り添うということは，自分のことをうまく表現できない認知症の方に対して，その人の生きてきた道はどうだったのか，これまでの生活はどうだったのかということを把握しながら，その人が求めていること＝「想い」に寄り添うことであると思います．また，そこにかかわる家族のことも大事に考えていかなくてはなりません．

　認知症を理由に本人や家族が何かをあきらめかけたときに抱えている想いを大事にし，病気があっても自己実現できる方法や好きなことを楽しむ手段を提案することは認知症ケアにおけるケアマネジャーの役割として重要な1つの仕事ではないかと考えています．

Q3 どのタイミングで相談・紹介してほしい？

　認知症の診断が出た時点で相談をいただければありがたいと思います．ケアマネジャーとしてかかわるときに，生活に支障が出るようになってからではなく，その前からかかわることにより，その人がどういう考え方をしていてどのような生活を送ってきたかを把握しておくことは非常に重要となります．例えば，入浴の介助1つをとってみても，単純に風呂に入れるとい

うことではなく，その人がどのくらいの温度のお湯が好きで週何回入浴していたのか，どのようなルーティンで入浴していたのかを知っていくことは本人の満足度を得る意味とサービスを提供するうえで大切なことです．また，早期に相談をいただくことで本人や家族，医師にとって身近な相談相手として機能することもできると思います．

Q4 認知症ケアをしていて難しいと感じること・とき

　過去の事例で，身寄りがなく，認知症により金銭管理ができず浪費をくり返し，また詐欺被害などで生活を維持できなくなり，成年後見制度を利用した方がいました．制度を利用することで金銭的な保証がされ，生活は維持されましたが，後見人が通帳などを管理していることがどうしても覚えられず，手元に現金がなくなると警察に「通帳と財布が盗まれた」と電話をしたり，友人に借金の申し入れをしてしまいます．対策として後見人とケアマネジャーが訪問回数を増やして金銭の所在をくり返し説明し，ヘルパーにも本人が不安を訴えるようであれば説明してもらうようお願いしました．また，誰が通帳を管理しているのか紙に書いて貼り，警察と友人にも事情を説明することで徐々に訴えは落ちついてきました．

　もともとは本人のお金であるためどのように使うかは本人の権利です．しかし，そのまま委ねてしまうと生活は崩壊してしまいます．どのような意思であれ本人が望むのであればそれを尊重することがよいのか，それとも身の保証を第一に考えるべきなのか，どちらの判断が必要なのか毎回考えさせられます．判断能力の低下した人たちの「権利」の問題についてほかの専門家（弁護士や司法書士，社会福祉士など）ともっと連携をとっていく必要があると感じています．

Q5 総合診療医に求めること

ひとこと：よき相談者であってほしい

理由・説明：私たちが接する利用者のなかには認知症のほかにもさまざまな疾病を抱えた方が多くいます．不定愁訴で体調不良や痛みの訴えが聞かれ，対応や助言に苦慮することも少なくありません．気軽に医師へ連絡がとれて相談できればよいのですが，そこにはまだまだ敷居の高さを感じている福祉系の援助者は多いのではないのでしょうか．

　総合診療医の先生には患者さんの病気だけではなく，生活の視点ももった身近な相談者として医療の窓口になってもらえれば，これ以上心強いことはありません．

◆ 参考文献

- 『支援困難事例と向き合う―18事例から学ぶ援助の視点と方法』（岩間伸之／著），中央法規出版，2014

橘　友博　Tomohiro Tachibana　**Profile**

合同会社くらしラボ 代表／ライフリンクとわだ 事務局長
長年地域の施設で勤務し，現在は独立型の居宅介護支援事業所を運営しています．現役のケアマネジャーとして働く一方で多職種の仲間と地域包括ケアの推進をめざす任意団体「ライフリンクとわだ」を結成し，さまざま人や団体をつなぐ活動を行っています．今後も地域のために人とのつながりを重視し，住みやすい地域づくりをめざしていきます．

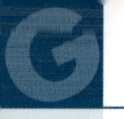

第4章 専門家のレシピを見てみよう！

スペシャリスト 9

「やるしかない」の覚悟で挑む，暮らしを取り戻すための支援
～介護福祉士のレシピ

和田行男

事例の概要

坂戸よねさん（仮名．70歳代，女性）は，4年前より介護保険事業の認知症対応型共同生活介護（以下，グループホーム）に入居され，現在に至っている．

入居前の家族からの聞き取りは詳細不十分なものの，約18年前に脳幹の障害により手術を受け，6年前頃より認知症の状態になられたとのことで，その頃より外出されて戻れなくなる・おかしなことを言うなどの状態が頻繁に起こり，同居している夫が介護保険制度の通所介護（デイサービス）を利用しつつも，よねさんの自宅生活を支えることが難しくなり，グループホームに入居させることになった．

レシピ

① 接し方　：尊厳を損なわない支援
② サービス：暮らしの再構築に向けて「できることはないかを探す」
③ 地域　　：地域社会との接点を失わせない

1 事例の詳細

自宅生活を送っているときにかかっていたクリニックではベタヒスチン（メリスロン®），アデノシン三リン酸（アデホスコーワ），L-カルボシステイン（ムコダイン®），メコバラミン（メチコバール®）を毎食後，アトルバスタチン（リピトール®），メマンチン（メマリー®）を夕食後に処方されていましたが，グループホームという新しい環境のもとで新たな主治医に変わり，私たちとの協議で「最低限の薬物で対応する」という方針のもと，医師の判断により入居後はメマンチン（メマリー®）のみに変更となりました．

私たちが掲げた目標は，転居してきたグループホームでよねさんの「暮らしを再構築する」ことです．

入居されて見えてきたよねさんの状態は，自力歩行可能だが自分をコントロールできないようでヘトヘトになるまで歩き続ける，食事は自力摂取，意思疎通はこちらの言っていることはわかっていたとしても本人の言葉自体はほぼ不明瞭なので不完全，睡眠は良好，排泄もトイレに入ることができれば後始末は不完全でも自力で可能というものでした．感情の起伏が激しく，笑顔が見られたとしても長くは続かず一瞬にして怒り顔や怒りの態度に変わるほか，四六時中

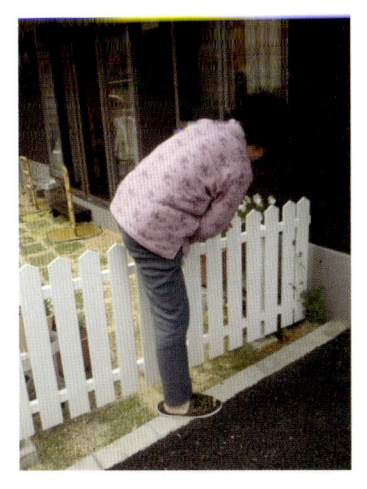

図1 ◆ 窓も柵も乗り越える・乗り越えようとする

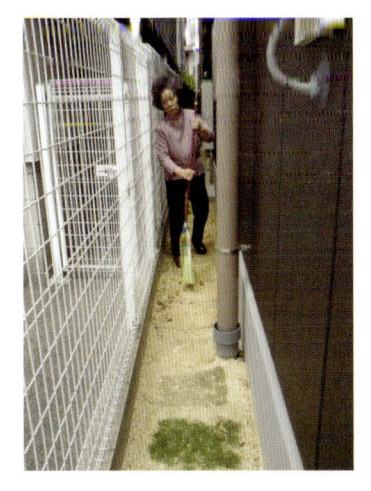

図2 ◆ どんなところも先へ向かっていく

　動き回り窓でも柵でも乗り越え，貯水槽の下を腹這いになって掻い潜り，他人を押しのけてでも先へ行こうとして外に出てしまうことを昼間の時間帯（玄関の施錠を解く9時頃から夕食の18時過ぎ）だけですが毎日5分に一度くり返していました（図1，2）．また付き添った職員を振り切るようにいきなり走り出すこともあり，他人と交わろうとしない・他の入居者が嫌がることも平気でするなど，起きている間は目が離せない状態でした．

　訪問医による受診も，医師の前にいったん座ることはできてもすぐに立ち上がってその場を立ち去ってしまうなど診療が難しい状態でした．あわせて，炎天下に上着を何枚も重ね着して歩き回り，水分を勧めてもひとくちふたくち口にするだけで飲もうとされないなど，その状況下で水分を摂ってもらうことすら容易ではありませんでした．

❷ レシピ詳細

レシピ① 接し方：尊厳を損なわない支援

　そんな状態のよねさんに対して，私たちは2つの点で挑みました．
　1つは「尊厳を損なわない支援」でした．
　外に出て行けないように建物に鍵をかけて閉じ込めることは簡単な安全策ですが，人が人を閉じ込めることに疑問を抱いて施設運営にあたっている私たちに，その選択肢はありません．でもそのままにしていては，玄関はもとより窓枠を乗り越えるなどどこからでも外に出ようとするよねさんがケガを負うリスクは高くなるため，あの手この手で経路を遮断する手を打ちました．しかし，それをものともせずはね除けて先に進もうとするよねさんの姿を見て，自分たちが遵守すべき介護保険法の目的「尊厳の保持」と，自分たちのやっていること，つまり生活を支える専門職としてのその具体的追求に矛盾をきたしていることに嫌気がさし，私たちは家

族のもとへ出向き「覚悟を決めていただく話」をさせていただきました．

家族は，施設側から「話がしたい」と言われたのでてっきり「"面倒を見切れない"と施設を出されるのではないか」と思っていたようですが，私たちから「およねさんのフリーな行動を応援したい．でもリスクが伴う．そのリスクを私たちと一緒に背負っていただけないのなら，私たちにはそのリスクを回避するために建物内に閉じ込めるという選択肢はない以上，他の事業者に替えていただくしかない」と話すと，「このままおいていただけるんですか．入居させるときにすでに覚悟は決まっていますから，本人のいいようにしてやってください」と言ってもらえました．家族のこの言葉は，その後よねさんに嫌な思いをさせずにすんだだけでなく，よねさんの残された人生をどう支えるかについて改めて合意でき，可能な限り尊厳を損なわない支援を堂々と展開できる節目となりました．

レシピ② サービス：暮らしの再構築に向けて「できることはないかを探す」

もう1つの挑みは，暮らしの再構築に向けて「できることはないかを探す」ことにありました．

認知症が疾患等によって生活に障害をきたした状態である以上，認知症ケアとは「生活支援」であり「能力に応じた生活の取り戻し（リハビリテーション）」ですから，まずすべきことはこの状態になる前までできていた，買い物・調理・掃除・洗濯など家事一般を「自分でする姿」「他の入居者と一緒にする姿」を取り戻すために「何ができるか・何ができないか」を知ることでした．

この姿を取り戻していくには，本人の状態を知ればすむ話ではなく，それを支援する職員の「本人の能力に応じる力量」が必要です．しかし，よねさんが入居したグループホームは開設したばかりで，一般的な介護職としての経験はあったとしても，こういう姿を取り戻していくための実践経験がほぼない職員たちに「よねさんのできる姿」を見せなければどう支援すべきか思い描くことはできず，思い描けなければ挑めるはずもありません．

そこで，まずは筆者がさまざまに機会をつくって試みていきました．まず試みたことは床の拭き掃除です．掃除が好きだったと家族から聞いていたので，まずは筆者がやる，それをよねさんに見てもらって一緒にしようと勧めると何回かに1回はつながることがわかりました．

同様に，市場で買い物をする，喫茶店に入ってお茶を飲む，洗濯物を干す，料理を一緒につくるなどさまざまな日常生活の場面で「できる姿」の取り戻しを試みたところ，入居してひと月もしないうちに，そうした姿を取り戻すことができつつあり（図3），「これはいける」と確信をもちました．

そんな矢先，よねさんは外出先のアクシデント（大きな犬2匹に吠えられた）で転倒し，左手橈骨骨折となってしまいました．他の入居者とも会話をする，一緒に調理をする，掃除をするといった姿（図4）をも取り戻しかけていただけに，この骨折でそれまでの試みと成果は振り出しに戻るという残念な結果を生みました．

レシピ③ 地域：地域社会との接点を失わせない

振り出しに戻って再び挑んだ1年後，職員たちの力量も上がってきて根気よくかかわりさえ

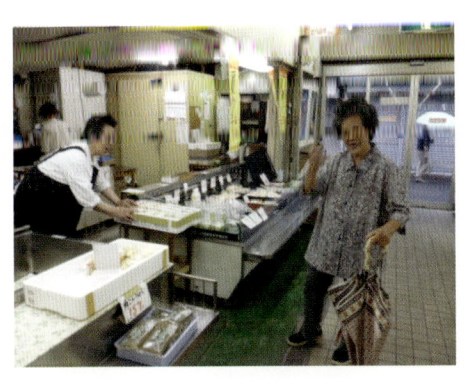

図3 ◆ 職員と一緒に市場に買い物に行けて話そうとするようになる

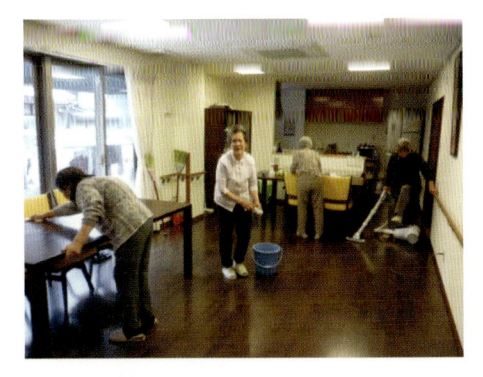

図4 ◆ 他者と交われるようになりともに行動できるようになる

すれば，よねさんは調理や買い物などをする姿を維持できていましたが，食事をしている時間以外ほぼ外に出ていくようになり，さらには食事をしながら外に出ていく，出ていくだけでなく施設の物を近隣宅に投げ込む，近隣宅の物を（黙って）持ち帰る・草花を引きちぎる・敷地内に入り込む，突然通りがかりの人をスリッパで叩く，路上で排泄をするなど，いわば社会的に反する行動が出現しました．その原因について主治医と話し合うも，医療的にも明確にできない・明確にしても打つ手がないため「しょうがない」ということで，私たちが近隣宅に謝りに行くなどで対処しました．

　そのときに見えたことは，グループホームを開設して1年間，毎日地域社会に出かけ，認知症という状態にあっても普通に暮らせるように支援してきたことで，近隣住民から苦情がくることはあっても「鍵をかけてあの人を外に出すな」とか「迷惑施設だからどこかに行け」と言われたことはなく，近隣住民に認知されるようになったばかりか，「いずれわが身だから」と応援してくれる人たちまで現れてきたことでした．

　よねさんが入居されてから4年2カ月経ち，歩いている最中にいきなり倒れるなど原因が突き止められないことが起こり，その状態のよねさんに職員が付き添ったとしてもフォローできないため，外に出たがっても外に出せないことが増えてきました．それでもよねさんの心中を察して外に出ていけるようにすることもあり，今でも職員に後方から見守られて地域社会を歩く姿（図5, 6）や職員と一緒に喫茶店でお茶を飲む姿を見ることができます．

　よねさんの脳の状態を探ることも考え認知症診療で著名な医師たちとも相談しましたが，橈骨の骨折程度で全身麻酔をした状態の人であり，画像診断の部屋に入っただけで飛び出してくるよねさんを見ているだけに，脳の状態がどうあれ「最期まで支援し続ける」「地域社会生活を諦めさせる閉鎖施設にだけは送りたくない」という決意のもと，主治医も私たちも家族も「何があってもやるしかない」という覚悟を決めて支援しています．

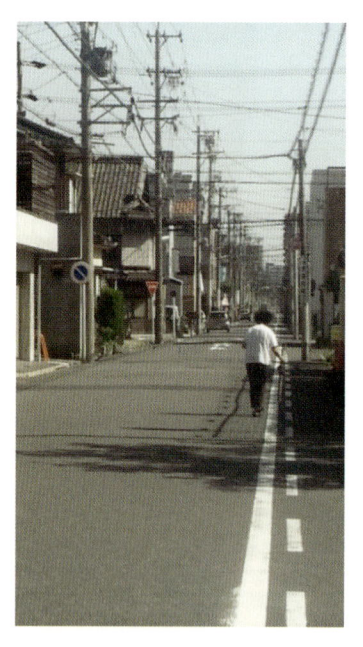

図5◆ひたすら歩く

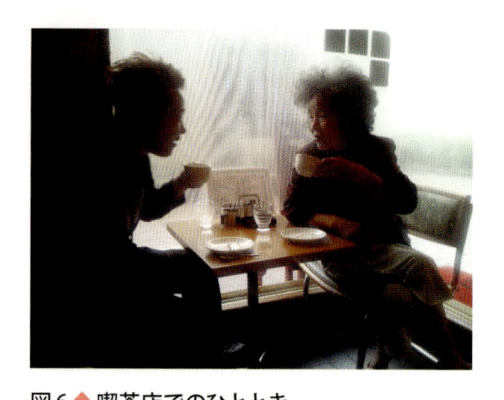

図6◆喫茶店でのひととき
いつものようにフラッと外に出た（世間で言う徘徊）よねさんの後方から付き添った職員がうまく声をかけ、さらに喫茶店に引き入れたときの光景ですが、私たちがめざしてきた、よねさんが地域社会生活を取り戻した光景でもあります．

❸ もっと知りたい！ 専門家のこと

Q1 「介護福祉士」のコンピテンシー（能力・強み）をひとことで言うと？

ひとこと：何事も「考え試みる」こと

理由・説明：「介護福祉士」というより，筆者自身のこととしてお答えします．自分には積み上げた学問があるわけではないですが，何事に対しても「なぜ」と疑問をもち，自分のなかでの回答（着地点）を見出せるまで一生懸命考え試み，それをほかの人（職員・家族・地域住民・行政関係者・医療関係者など）と共有するためにどうすればいいかを考え試みることに対して「踏み出そうとする欲」があることが強みかなと思っています．

Q2 あなたが認知症ケアで一番大事にしていることは？

ひとこと：認知症の状態にあっても「ひと＝日本では日本人であること」に変わりはないということ

理由・説明：日本の憲法下において，どの条文にも「認知症になった者は除く」とは書かれておらず，認知症があろうがなかろうが「人としての価値は同じ」だと言えます．まずは「人としての視点」で支援に挑むことは当然のことです．

Q3 どのタイミングで相談・紹介してほしい？

どのタイミングでも「それがタイミング」だから構わないのですが,「もう少し早く出会えていたら」と思うことは多々あります.

Q4 認知症ケアをしていて難しいと感じること・とき

難しいと感じたことはありませんが,職員の配置数や制度の不備など,いかんともしがたい現実に直面することは多々あります.それでも「やるしかない」と腹をくくり・くくってもらい,世に矛盾を投げかけています.

Q5 総合診療医に求めること

ひとこと：人として当たり前のことまで「症状扱い」しない医療が必要ではないでしょうか

理由・説明：ご本人にしてみれば,嫌なことをされたから怒りをぶつけると「暴言・暴力・介護拒否」と言われ,家に帰りたいと言えば「帰宅欲求」など,人として当たり前の言動までもBPSDとしてとらえると,「策」を間違えて「人に非ず状態」にしかねないからです.

◆ 参考文献

- DVD「プロフェッショナル ～仕事の流儀～ 介護福祉士和田行男の仕事 闘う介護,覚悟の現場」(企画・製作：NHK出版,発行・販売元：NHKエンタープライズ)

Profile

和田行男　Yukio Wada
株式会社 大起エンゼルヘルプ 取締役 / 株式会社 波の女 専務取締役
介護福祉士ですが,今は要介護状態にある方々の直接的な支援をしておらず,支援する介護の専門職をサポートするのが主な仕事です.

第4章 専門家のレシピを見てみよう！

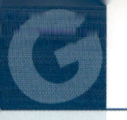

スペシャリスト 10

サービス付き高齢者向け住宅「銀木犀」の認知症ケア
～高齢者住宅運営者のレシピ

麓 玲子，下河原忠道

> **事例の概要**
>
> 86歳，男性．診断はアルツハイマー型認知症（入居後のモニタリングでピック病の疑い）．暴言行為，暴力行為，無断外出，介護拒否のほか，排泄で失敗した際にパットを細かく切り，部屋中ポリマーだらけにしてしまうなどの問題行動あり．

レシピ

① おくすり ：抗認知症薬の中止
② サービス ：なじみのデイケアの継続利用
③ 接し方 ：駄菓子屋のお店番を頼む
④ 家族 ：家族への報・連・相～周辺症状の理由の検討
⑤ 地域 ：地域の子どもたちと気軽に交流できる場所

1 事例の詳細

　X年5月に転倒による右大腿部頸部骨折で治療後，リハビリを終え，歩行器歩行可能なまでに改善され，同年7月に銀木犀に入居となりました．入居当初の認知症自立度はⅡb（服薬管理ができない，ナースコールを扱えない，妄想の発言がある）でしたが，初対面の方に関しては暴言等もなく，一見しっかりされているように見えました．しかし，生活や職員に慣れはじめた頃から，職員に対しての暴言，暴力，介護拒否，また質問に対して話が毎回飛躍し，返答が得られない等の症状が目立ちはじめました．もともと学校の教材関係の仕事をしていて学校関係の方とのお付き合いがあり，頑固でプライドも高いが，本当は寂しがりやと，長女さんよりお話は伺っていました．認知症の症状が顕著となり，頑固さとプライドの部分が認知症の周辺症状と重なり，意に沿わない職員に対する暴力，暴言，介護拒否のほか，排泄の失敗を自分で処理しようとされ，汚染パットを切っては部屋中ポリマーだらけとなり，トイレにパットを流しては何度も詰まらせるなどの行動となり，表情も険しい状態が続いていました．

❷ レシピ詳細

レシピ① おくすり：抗認知症薬の中止

（X＋1）年1月，銀木犀職員が本人に認知症のモニタリングを実施し，アルツハイマー型認知症ではなく，ピック病に近いのではとの結果が出ました．今までドネペジルOD錠1回5 mg，1日1回（朝食後）で服薬されていましたが，その副作用で興奮や暴力・暴言行為につながっている可能性も考慮し，主治医に相談させていただきました．その結果，主治医より，明日からドネペジルを中止し経過観察してみましょうとの指示をいただきました．薬を抜いて2カ月ほど経過した頃から，暴言や暴力行為が激減し，険しい表情も穏やかな表情に変化してきました．

> **ここがミソ！**
> 薬には副作用もあるため，症状をしっかりと観察し，主治医に相談していくことが重要です．

レシピ② サービス：なじみのデイケアの継続利用

銀木犀に入居前からデイケアを利用されており，本人，家族より，入居後も同じデイケアを利用したいと希望があり，現在も週2回利用されています．1人で過ごされることに寂しさを感じているため，デイケアの日は朝から玄関で待機しており，拒否もなく喜んで利用されています．リハビリも兼ねており，身体機能も向上して現在は杖歩行も可能となっています．入居前のなじみの環境を取り上げることなく対応することで，他の方との交流も含め，社会機能回復の手助けになっているのではと感じています．

> **ここがミソ！**
> サービス付き高齢者向け住宅での生活と併用しながら，外部サービスも自由に選んでいただくことで，その方にとっての楽しみを増やすことが，少しでも平穏な日々を過ごしていただけることにつながります．

レシピ③ 接し方：駄菓子屋の店番を頼む

この方が入居された銀木犀の1階には駄菓子屋が併設されています．本人は入居前に見学に来られたときから「私はここの駄菓子屋の店長になる」と張り切っていました．入居後も駄菓子屋を開ける時間になると自ら準備していましたが，認知症の症状進行とともに，店番を休むことが多くなりました．ドネペジルを中止し，暴力・暴言行為が軽減された頃に，職員が再度，「店長，お店お手伝いしてください」と声をかけると，嬉しそうに駄菓子屋に向かい，穏やかな表情で，一生懸命に駄菓子屋の袋を広げるお手伝いをしてくださいました．

> **ここがミソ！**
> 以前の役割を思い出していただきながら，再度その役割に導き，本人を頼っていくこともその方の喜びにつながっていきます．

レシピ④ 家族：家族への報・連・相 〜周辺症状の理由の検討

　本人の周辺症状に関して，家族の方に適宜報告させていただき，本人が私たち職員に訴えていることと，家族に訴えていることに相違がある場合は，家族からも情報を得ながら，周辺症状に至った理由を検討し，少しずつでも，症状緩和につながるよう努めています．本人が何を訴えたくてその行動に至ったのかを，家族と一緒に検討していくことも重要だと感じています．例えば本事例では，最近，下の義歯を何度もいろいろな場所に捨ててしまい，つど職員の方で探し見つけていましたが，とうとう失くしてしまいました．本人は家族に，「歯医者に行くときは家族で出かけながら外食もできるから，歯を捨てれば，また歯医者に行って外食できると思った」と話されたそうです．家族が「歯が失くなったら食事できないから，歯を失くさなかったら，食事に行きましょうね」とお伝えしたら，素直に頷かれていました．

> **ここがミソ！**
> 認知症の周辺症状につながる理由を探り，検討することが重要なカギとなります．

レシピ⑤ 地域：地域の子どもたちと気軽に交流できる場所

　子どもたちとの自然な交流がもてる場所として駄菓子屋を設置しています．何気ない会話や交流で自然な形での地域交流を促すことが，高齢者の活力を地域のなかで活かすことにつながっていくのではと感じています．

> **ここがミソ！**
> 地域のなかでの役割を感じていただくことが大切です．

❸ もっと知りたい！ 専門家のこと

Q1 「高齢者住宅運営者」のコンピテンシー（能力・強み）をひとことで言うと？

> ひとこと：その方を身近で知ることができることです．

理由・説明：サービス付き高齢者向け住宅のため，入居者さんに近い距離で勤務しています．一般の居宅介護支援事業所のケアマネジャー（ケアマネ）は，担当を35件ほどもってしまうと，月に一度居宅を訪問してのモニタリング実施が精一杯とは思いますが，銀木犀では事業所

が併設しているため，居宅ケアマネや職員は入居者さんとのコミュニケーションや意向の確認等の対応も適宜行うことができます．その方の行動や身体状況も身近で把握することが可能です．

Q2 あなたが認知症ケアで一番大事にしていることは？

> ひとこと：その方を，幸せと充実感を感じる生活に導くことです

理由・説明：その方が何を訴えたいのか，何を望んでいるのか，なぜそのような行動に至ったのかを十分に探り検討していくことが重要だと感じています．私は，**認知症の進行を遅らせることよりも，認知症が進行しても，その方が笑顔で穏やかに生活していける手段を考慮すべき**ではないかと思っています．希望をもって，明るく幸せを感じながら過ごしていただけるように，本人，家族とのコミュニケーションを大切にしながら，適切な支援ができるように努めていきたいと思っています．

Q3 どのタイミングで相談・紹介してほしい？

入院期間が短縮し，不安を抱える患者さんや患者さんを支える家族が増えている現状のなかで，その不安を少しでも解決するお手伝いができればと感じています．例えば退院後の受け入れ先にサービス付き高齢者向け住宅を選択肢の1つとして検討していただいた場合，患者さんの病状や意向によっては受け入れさせていただくことも十分可能です．現病歴や今後の対応に関する患者さん・家族の意向等の情報を明確にしていただき，適切な対応でご相談に応じさせていただければと思っています．

Q4 認知症ケアをしていて難しいと感じること・とき

周辺症状には，本事例であげたようなものの他にもたくさんの症状があります．本事例の暴力や暴言に関しては，便秘になるとイライラされることも多く，水分を多めに摂っていただき便秘解消に努めました．同時に，抗認知症薬ドネペジルの副作用に関しても，モニタリング等で十分検討したうえで，主治医に相談し，いったん中止しました．その他の症状はエスカレートしていくばかりでしたが，前述の通り義歯を捨てたことに関しては，本人なりの理由がありました．パットを破ったことも排泄の失敗をしてしまったことに罪を感じ，職員に迷惑をかけないように，自分で処理をするために至ったと思われます．このように，**認知症の方の行動には何かしらの理由がある**ことを，私たちは理解しようとする努力が必要と思われます．パットを破りポリマーを散らかしてしまうと滑って転んでしまうので，もし失敗したときには，私たちに相談してくださいねとお伝えすると「もう部屋は散らかさないよ」と返答くださり，その後も何度も同じことはありましたが，つど同じ説明をくり返していくうちに，最近は切り裂くことがなくなりました．便器にパットを流した際に，必死に便器に手を突っ込んで詰まったパットを除去する職員の姿を見て申し訳ないことをしたと感じてくださったのか，その後パットを詰まらせることもなくなりました．まだまだ他にも周辺症状はありますが，本人なりの思いや考えがあり，必ず理由があっての行動であることを常に意識しながら，対応しています．1つ

1つの行動のなかに潜んでいる，認知症の方が何を訴えたいのか，認知症の症状の原因そのものに目を向けることが最も大切なことではないでしょうか．

この方は現在，銀木犀の環境にも慣れ，穏やかな表情で生活される時間が増えています．

Q5 総合診療医に求めること

ひとこと：個人に合わせた診断と診療，処方

理由・説明：認知症と精神疾患は紙一重と感じています．精神的な疾患が認知症と診断されることも多いのではないでしょうか？　認知症だから抗認知症薬ではなく，認知症の方としっかりと向き合い，その方自身を理解し，本当に抗認知症薬が必要なのかをしっかりと判断して対応していただければと思います．1度や2度の診察で，その方の症状を本当に理解するのは難しいのではないかと感じることもあります．画像診断の結果は似ていても，認知症の症状は人によってさまざまだと思います．個人に合わせた診断と診療，処方を望みます．

Profile

麓　玲子　Reiko Fumoto
株式会社シルバーウッド 銀木犀〈西新井大師〉所長
認知症の方も，そうでない方も，穏やかな表情で幸せを感じながら，生活していただけるような高齢者住宅を常にめざしております．最期まで幸せを感じながら過ごしていただきたいと思っております．

下河原忠道　Tadamichi Shimogawara
株式会社シルバーウッド 代表取締役
認知症になると思いを表出しづらくなり，代わりに起こす行動が周囲には理解できないものと映ってしまうことが多くあります．表面的な行動は，徘徊をはじめとするさまざまな専門用語でくくられ，認知症だから起こすものと思われがちです．しかし認知症だからではなく，混乱する環境においては誰もが通常と違う行動を起こすものと理解することが，認知症ケアでは最も大切なことではないでしょうか．

第4章　専門家のレシピを見てみよう！

スペシャリスト 11

認知症による行方不明を地域で見守る
～地域包括支援センターのレシピ

梅本政隆

事例の概要

アルツハイマー型認知症の70歳代の女性．夫の死後は，家族（遠方在住）の同居の誘いを断り住み慣れた地域で1人暮らしをしていた．毎日の散歩が日課だが，1日のうちに何度も散歩に出かけ，道に迷い自宅に帰れなくなることが増えてきた．

レシピ

① サービス ：地域の介護サービス事業所と連携した支援体制づくり
② 接し方　　：行方不明の予防・対応マネジメント
③ 家族　　　：不安解消とケアの助言
④ 地域　　　：地域住民や近隣事業者への見守り依頼
⑤ 地域　　　：情報伝達のしくみの構築と模擬訓練による地域全体の意識向上

1 事例の詳細

現病歴：アルツハイマー型認知症（中等度），高血圧，糖尿病（数値的に落ち着いているため，特に治療なし），狭心症，慢性C型肝炎

生活歴：3人きょうだいの第一子として出生．15歳で工場に勤め，20歳の頃に夫と知り合い，結婚．40歳で車の免許を取得．車の運転が好きで，70歳で免許を返納するまで友人や職場の同僚をいろいろなところに連れて行っていました．夫が早くに亡くなったため，飲食店や営業の仕事を続けていました．趣味は踊り．

支援経過：

X年　　　9月　地域包括支援センターが地域住民からの相談により支援開始
　　　　10月　精神科病院を受診し，認知症の診断を受ける．要介護認定申請
　　　　12月　介護保険サービス利用開始（訪問看護，訪問介護，通所リハビリテーション）
X＋2年　4月　消費者被害に遭っていることをヘルパーが発見する
　　　　12月　近所の商店でお菓子の代金を払わなかったことで，警察に通報される
X＋3年　4月　朝から自宅内で姿が見えず，町内で事業所職員が発見する
　　　　7月　朝から姿が見えず，夕方になっても帰ってこないため，警察に捜索願を提出

し，高齢者等SOSネットワークに情報を流す．21時に自宅から15 km離れたところで保護

その後も，何度も行方不明になり，そのつど捜索することが続いていました．

❷ レシピ詳細

レシピ① サービス：地域の介護サービス事業所と連携した支援体制づくり

地域包括支援センターと担当ケアマネジャー（ケアマネ），介護サービス事業所（利用している事業所と地域にある事業所），民生委員，認知症コーディネーター（認知症地域支援推進員）が集まり，地域ケア個別会議を開催しました．

本人の行動パターンを分析した結果，本人としては馴染みの散歩コースを散歩すること，好きなお菓子を買いに商店に行くことが外出の目的だとわかりました．そこで，① 本人の外出の自由は妨げないこと，② 本人の安全のために行方不明にならないように手立てすることを確認し，支援内容について検討しました．

> **ここがミソ！**
> 地域包括支援センターは，地域のよろず相談窓口として，地域のさまざまな関係機関とのネットワークを強みにしています．支援対象者の状況に応じ関係機関等をコーディネートし，地域ケア会議等をふまえ地域生活を継続できるように個別の支援体制を構築します．

レシピ② 接し方：行方不明の予防・対応マネジメント

行方不明のリスクが高いことから，予防や行方不明時の対応のために，以下の①〜④の支援について確認しました．

① 本人の情報を関係機関で共有し，行方不明時はいつでも捜索できるよう連絡網を構築する
② 本人が夕方に自宅と反対方面に歩いている場合のみ声をかける
③ 近隣住民や商店に本人の情報を伝え，理解を求める（家族の同意を得たうえで）
④ GPSを所持してもらう

上記の対応の他には，以下の対応が考えられます．

- 当事者の生活支援や家族の介護負担の軽減等のために介護サービス等を調整する
- 家族に日常的な対応方法について検討し，家族に助言する
- 当事者に住所や氏名がわかる物（カード等）を所持してもらう，洋服等の裏側に縫い付ける等の工夫について検討し，家族に助言する
- 自治体等で運営する情報登録システム等があれば事前に登録するよう助言する

> **ここがミソ！**
> ICT（情報通信技術）の発達により，さまざまな捜索ツールが開発されていますが，本

人が発信機を所持しなければ意味がないため，地域住民や関係機関とのつながりによる支援体制構築が欠かせません．

行方不明の予防・対応マネジメントについては，常に人権侵害と背中合わせなので，地域包括支援センター等の公的な機関にかかわってもらうとよいでしょう．

レシピ③ 家族：不安解消とケアの助言

家族は遠方に住んでおり，常に不安を抱えていたため施設入所を検討していましたが，本人が夫との思い出が残る自宅での生活を強く望んでいることや本人の性格から集団生活に馴染まないことは理解していました．そこで，担当ケアマネから，地域住民や関係機関による見守りネットワークの存在を伝え，家族に安心してもらえるように心がけました．同時に，歩行状態が悪くなり転倒のリスクが高まったり，認知機能の低下により交通事故のリスクが高まったりするような状態になった場合は，自宅での生活が難しいという判断ラインを具体的に示しました．また，行方不明の際は，すぐにケアマネか地域包括支援センターが警察に捜索願を提出し，高齢者等SOSネットワークに情報を流すことも確認しました．

認知症の人は，昼夜問わず外出しようとすることがあり，同居する家族は大きなストレスを抱え込むことになります．行方不明になることを予防しようとするあまり当事者の行動を制限することにつながりやすくなります．本人の行動を制限すると，他のBPSDを誘発するおそれがあるため，家族の不安解消に努めながら，本人が外出したいという気持ちをできる限り尊重することを理解してもらうよう働きかけました．

ここがミソ！

- 行方不明が発生したときは，家族だけで探すのではなく，すぐに担当のケアマネ等に連絡すること等を伝えることが重要です．家族だけで探すのは困難ですし，時間の経過とともに遠方に行ってしまうおそれがあり，ますます捜索を難しくするからです
- 高齢になると写真を撮られる機会が減るため，何年も前の姿の写真しかなく，捜索活動に支障をきたすことがあります．最近の姿（よく着る洋服の姿で）の写真を撮っておくとよいでしょう

レシピ④ 地域：地域住民や近隣事業者への見守り依頼

担当の民生委員が，本人がよく行く商店や近隣住民に日常的な見守りをお願いし，何かあったら連絡をするように伝えてくれました．そのことで，地域の人たちも何気ない見守りを実施してくれるようになりました．また，近隣の介護サービス事業所は，デイサービスの送迎等で地域を回る機会が多いことから，家族の同意を得たうえで本人の情報を伝え，本人を見かけたときは，声をかけてもらうようにお願いしました．その後も行方不明になることはありました

が，地域の人や介護サービス事業所の見守りや声かけにより，地域での生活を続けることができました．

レシピ⑤ 地域：情報伝達のしくみの構築と模擬訓練による地域全体の意識向上

地域で見守り支えるためには，地域住民が認知症に対する理解を深め，「いつか自分や家族がなるかもしれない」と"他人事"から"自分事"に意識が変わる必要があります．また，いざというときに情報伝達のしくみがあることが重要です．大牟田市では，警察を起点とし生活関連企業と連携した「大牟田地区高齢者等SOSネットワーク」（図1）と地域住民や介護サービス事業所，医療機関等で構成し，日常的な見守り機能を期待している「ほっと・安心ネットワーク」（図2）を構築しています．そのネットワークを活用し，2004年度から年1回，認知症の人が行方不明になったことを想定した捜索・声かけの模擬訓練を実施しています．模擬訓練では，地域に住んでいる認知症の人が行方不明になったことを電話やメール，FAX等の連絡網で伝達し，情報を受け取った住民が捜索し，発見した場合は声をかけてみるという一連の流れを体験できます．2007年度からは対象地域を市内全域に広げ，今では約3,000人の市民が参加する行事になっています．この訓練を毎年くり返し実施することで，所在不明発覚から時間を要さずに情報を伝達できた事例については比較的短時間で発見されるようになっています．また，家族が警察に捜索願を届け出る前に，市民が道に迷っている高齢者を発見・保護している件数も増加しています．地域ごとの「ほっと・安心ネットワーク」については，地域にある社会福祉法人や医療法人等が事務局機能を担っています．そのことで，地域住民にとって地域の介護

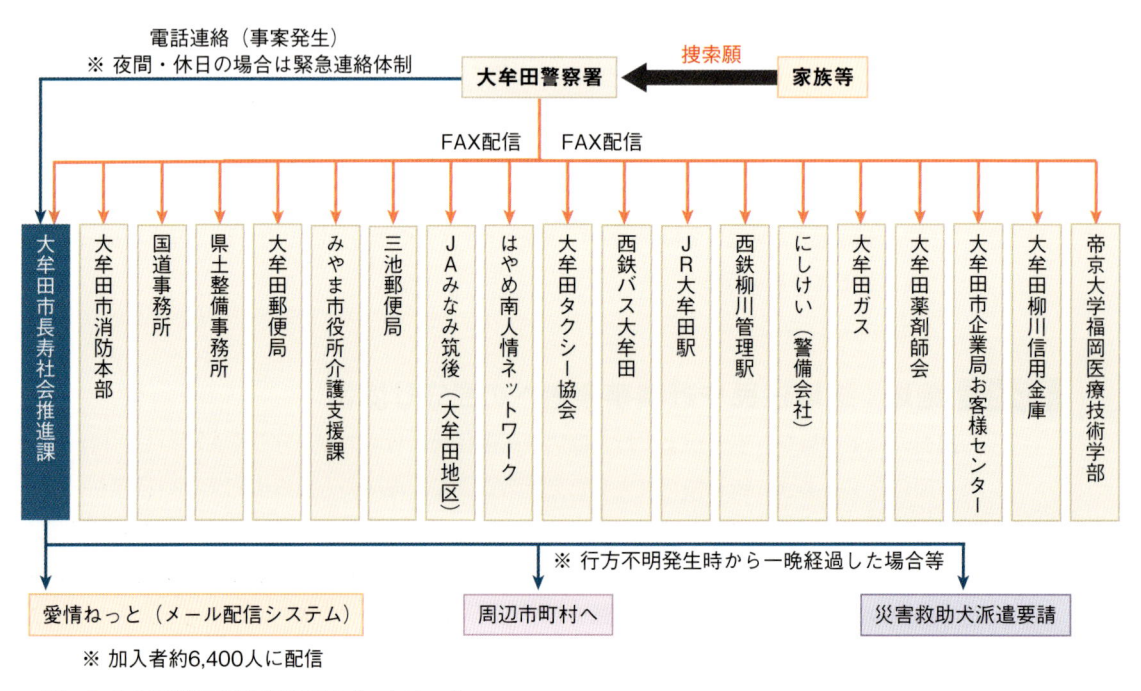

図1 ◆ 大牟田地区高齢者等SOSネットワーク

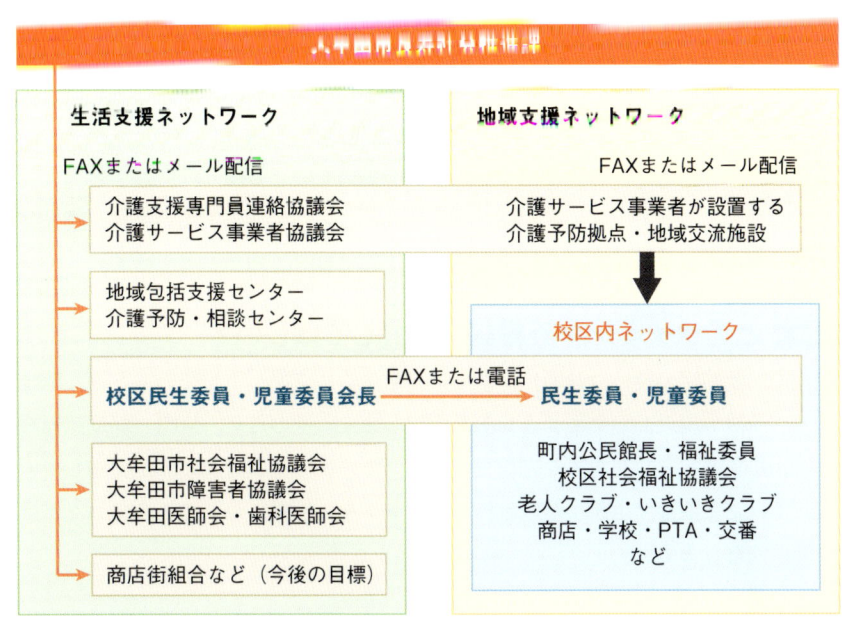

図2 ◆ ほっと・安心ネットワーク

　サービス事業所，医療機関等が身近になるというメリットのほかに，認知症による行方不明以外の地域課題に対して，地域住民と一緒に活動する社会福祉法人，医療法人等の職員の姿がみられる地域も出てきています．模擬訓練を1つの手段として，地域づくりに取り組むという視点が重要です．

❸ もっと知りたい！ 専門家のこと

Q1 「地域包括支援センター」のコンピテンシー（能力・強み）をひとことで言うと？

> ひとこと：アウトリーチ機能とコーディネート機能

理由・説明：認知症の症状から，行方不明のリスクがある事例では，できるだけ早い段階で予防の取り組みをする必要があります．そのときに中心的な役割を担うことが期待されているのが「ケアマネジャー」と「地域包括支援センター」です．患者さんが要支援・要介護認定を受け，介護サービス等を利用している場合は，ケアマネや地域包括支援センター職員がケアマネジメントを担当します．担当のケアマネが不在の場合は，地域包括支援センターがアウトリーチを行い，相談支援を実施します．さらに，地域包括支援センターは，地域を基盤にした支援体制構築を担う機関です．日常的に地域のさまざまな組織との関係を構築しているため，認知症の当事者を中心としたネットワークのコーディネート役を担うことができます．

Q2 あなたが認知症ケアで一番大事にしていることは？

ひとこと：認知症の当事者の思いや願いを汲み取り，できる限り尊重する

理由・説明：認知症の当事者の思いや願いをできる限り叶えたいと考えています．そこから出発することで，関係者が同じ方向を向くことができると思います．認知症になってしまったことを不便ではあっても，不幸なことにしてはならないと考えます．

Q3 どのタイミングで相談・紹介してほしい？

認知症の疑い（診断）があり，日常生活に支障が生じているとき．地域包括支援センターは予防の視点からマネジメントを実施します．そのため，MCI（軽度認知障害）相当の初期段階から情報を共有することができると，その後のマネジメントが実施しやすくなります．紹介いただく際は，事前に地域包括支援センターの役割について伝えていただけると当事者や家族は安心します．

Q4 認知症ケアをしていて難しいと感じること・とき

地域で支える環境を整えること．地域住民に認知症についての理解を得ることができず，地域から当事者を排除したいという思いで相談を受けるときに対応に苦慮しています．認知症の理解を得るように努力しつつ，できるだけ当事者の思いを代弁していますが，もともと地域住民との関係が悪い方の場合は地域で支えるというのが難しい現状があります．

Q5 総合診療医に求めること

ひとこと：地域包括支援センターとの日常的な連携

理由・説明：地域で認知症の人を支える役割があるという同じ立場として，日常的に連携することで，認知症の当事者の身に起こっている変化について，早期に支援することが可能になります．当事者や家族の願いを叶えるために，気軽に地域包括支援センターに連絡をしてみてください．

Profile

梅本政隆　Masataka Umemoto
大牟田市保健福祉部 長寿社会推進課 地域包括支援センター担当
認知症の当事者の思いを大切にしながら，認知症の人と家族が安心して暮らせるよう多くの皆さまの協力を得ながら取り組んでいます．まだまだ課題は多いですが，少しでも参考になれば幸いです．

第4章 専門家のレシピを見てみよう！

スペシャリスト 12

高齢者関連の民間事業経営でふれた「生老病死」の教えとともに
～益田市長　山本浩章のレシピ

山本浩章

事例の概要

加藤さん（仮名），80歳，女性．アルツハイマー型認知症．短期記憶の低下が顕著であり，最近では外出先から帰宅することが困難．外出先で警察に保護されることがあり，近隣住民はご本人の独居生活に対する不安を抱いている．子どもがいるが県外在住であり，遠距離介護となっている．

レシピ

① 地域　　：困ったときには「医師を含めて」地域で話し合い，助け合う！
② サービス：認知症施策の推進には医療・介護体制とその連携基盤が必要不可欠！
③ おくすり：一番の「特効薬」は官民のコラボレーション！

1 事例の詳細

加藤さんは大学を卒業後，小学校教員となり，25歳で結婚し長男を出産．その後も家事・育児を担いながら定年まで働き，定年後は75歳まで民生委員を務めるなど社会福祉の分野でも地域に貢献してきました．

78歳のときに夫が病死し，独居生活となりました．夫の死後まもなく，懇意にしている隣人宅に度々「おすそわけ」と言って料理を差し入れるようになりました．まもなく息子が帰省すると自宅の中は物で溢れかえっており，加藤さんに尋ねても明確な回答がないため，心配した息子がかかりつけ医に相談．専門医を紹介され，受診の結果，アルツハイマー型認知症と診断されました．

専門医やソーシャルワーカーの助言もあり，息子は地域包括支援センターに加藤さんの今後の生活について相談．介護保険申請の結果，要介護1の認定を受け，在宅サービスの利用を開始しましたが，最近になって外出先から帰宅できず座り込んでいるところを警察に保護されました．

❷ レシピ詳細

レシピ① 地域：困ったときには「医師を含めて」地域で話し合い，助け合う！

　益田市（島根県）では，地域全体で認知症高齢者とその家族を支えるしくみづくりに取り組んでいます．社会福祉協議会主導による，地域課題の発見・共有・対応の可視化を目的とした「ささえあいマップづくり」の推進や，益田警察署主導による，高齢者を関係機関のネットワークで見守ることを目的とした「益田地区高齢者安心・安全見守りネットワーク」の稼働などが代表的な取り組みです．

　本事例のように生命や身体，生活への影響が懸念される事案については，早急に地域で話し合い，解決に向けた糸口を見つけていくことが必要となります．話し合いの方法はいくつかありますが，代表的なものとしては「加藤さんと加藤さんの支援にかかわる関係者（家族・地域住民・専門機関等）によるカンファレンス」があげられます．このカンファレンスにおいては，主治医・専門医などの参加により，認知症の初期症状やBPSDなどに対する適切な支援の介入およびケアマネジャーやソーシャルワーカーなどの相談援助職に対する医師の立場からの助言といった効果的な支援につながりました．

> **👍 ここがミソ！**
> 地域全体で支援する体制に医師の参画を!!

レシピ② サービス：認知症施策の推進には医療・介護体制とその連携基盤が必要不可欠！

　本市には図1の通り，地域医療の中核を担う3つの医療機関があり，相互の連携および行政との連携体制が整っています．なかでも精神科医療を担う松ヶ丘病院では，2015年10月に認知症疾患医療センター，2016年4月に認知症初期集中支援チームが設置され，高齢者とそのご家族の支援体制の充実が図られています．今後の課題としては医療・介護の連携体制の強化があげられます．現在作成している益田市認知症ケアパスの充実など，さらなる推進に尽力していきます．

> **👍 ここがミソ！**
> 医療機関・行政がもつストレングス（力）を見極め，結集するしくみづくり!!

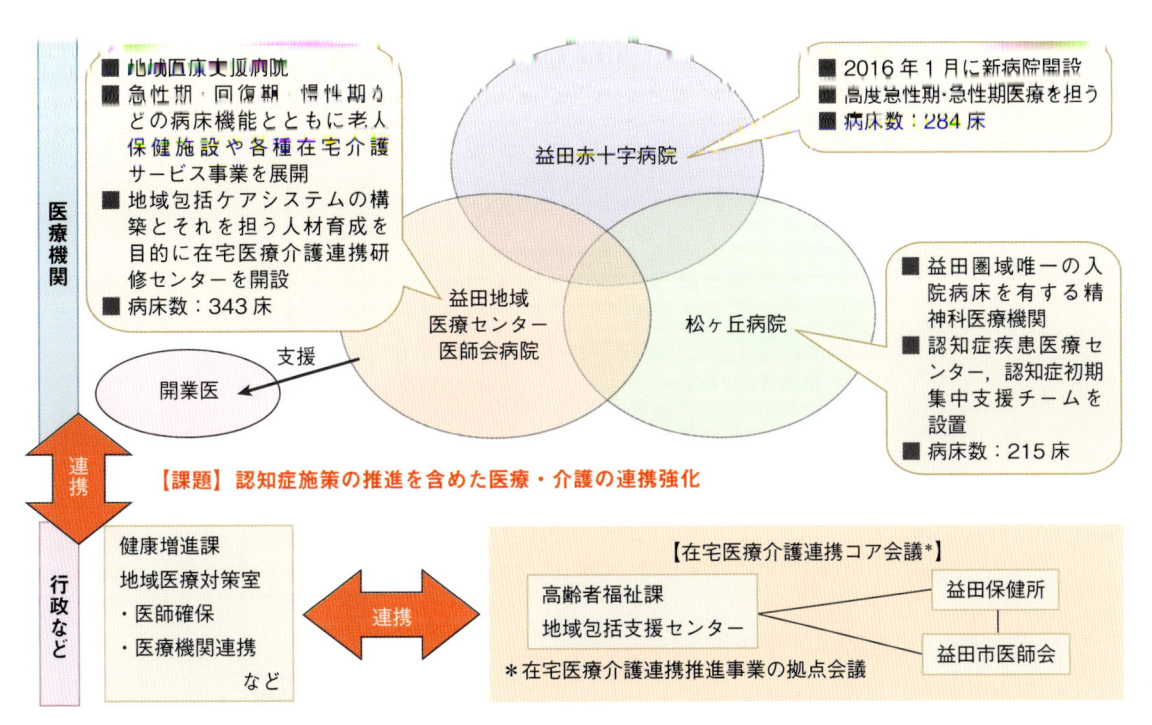

図1 ◆ 益田市の医療・介護連携体制

レシピ③ おくすり：一番の「特効薬」は官民のコラボレーション！

　益田市では，「みんなで参加し，みんなで支え，みんなで育む地域づくり」をテーマに公民館単位で地域自治組織の設立に取り組んでいます（図2）．

　今後，認知症施策においても，認知症高齢者個人を支えるミクロ領域の取り組み，地域における認知症予防や見守り・声かけ体制などのメゾ領域の取り組み，そして政策形成につなげていくマクロ領域の取り組みまでが，連結・連動することに期待が寄せられています．

　地域自治組織が「地域住民が地域住民を支える『互助力』の推進基盤」として発展していくため，行政が人的・財政的に支援するとともに，地区担当職員が話し合いに参加することで，設立と運営を後押ししています．

　この「官民のコラボレーション」が認知症施策の一番の特効薬だと考えます．そのためにも必要なのが，地域づくり担当課と医療・福祉・介護担当課の間で日頃から意思疎通を図り，情報や方向性を共有していくことです．

> **ここがミソ！**
> 地域づくり担当課と医療・福祉・介護担当課の庁内連携!!

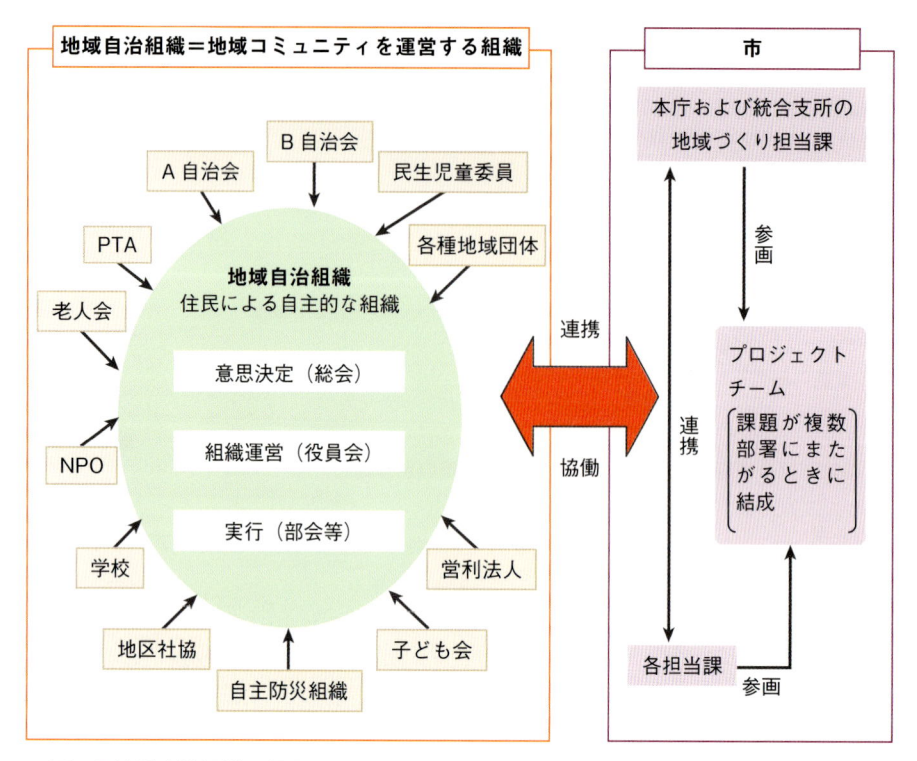

図2 ◆ 地域自治組織の概要図
（文献1を参考に作成）

3 もっと知りたい！専門家のこと

Q1 「益田市長 山本浩章」のコンピテンシー（能力・強み）をひとことで言うと？

> **ひとこと：グループホームを運営し，自ら認知症高齢者のケアに携わった経験がある**

理由・説明：2011年に市議会議員として政治の世界に足を踏み入れる前は，仏壇の製造や販売とあわせて益田市内外でグループホームを経営する民間企業の代表を務めていました．仏壇や墓石の営業をしていたとき，介助の必要な高齢者のお宅を訪問することが多々ありました．玄関から上がらせていただくと，外からはうかがい知ることのできない家庭の内情を垣間見ることになります．介護や看護に手間と時間をかけざるをえないご家族の負担を目の当たりにし，高齢者福祉・介護事業の必要性を改めて実感させられました．また介護現場では，高齢者やその家族が求めていること，不満に思っていること，不安に感じていることなどを肌で知る機会を得ました．

これらのことは，市長として高齢者福祉施策を含めた行政施策を推進するにあたって，行政の立場とは別の視座を与えてくれており，貴重な経験となっています．

Q2 あなたが認知症ケアで一番大事にしていることは？

ひとこと：仏教にある「生老病死」という言葉に込められた意味を忘れない

理由・説明：「四苦八苦」の起源となった「生老病死」という言葉は，人は誰もが老いたり，病気になったりする存在であり，最後には必ず死に至る存在であることを示しています．認知症の方と向き合うとき，たいていの場合は認知症の方を自分とは別の立場の存在として認識します．これは客観的に仕事を進めるうえでは必要なことですが，自分もいつかは必ず老いる存在であるという事実を忘れてしまうと，本当に血の通った政策の形成・推進にはつながらないのではないかと感じています．

Q3 どのタイミングで相談・紹介してほしい？

高齢者やそのご家族にはそれぞれこれまで歩んできた人生があり，その過程で多くの体験をしてこられています．そこには固有性があり，問題解決の方法も異なります．早期の対応により軽度化・予防が図られることもありますので，相談したいと思われたときに，ぜひ各市町村が設置するお近くの地域包括支援センターにご相談いただきたいと思います．

Q4 認知症ケアをしていて難しいと感じること・とき

行政は介護保険事業計画を策定しますが，認知症施策についても新オレンジプランを基盤としつつ地域性を活かした政策形成を行う必要があります．計画を実行していくうえでは，多くの場合，民間事業者の力を借りなくてはなりませんが，民間事業者との距離をどうとるかが重要です．行政からの配慮が不足すると適切な事業運営が阻害されかねず，結果として介護サービスの質の低下を招くことになります．その影響は当然，高齢者やそのご家族に及びます．一方で，民間事業者の事業運営状況に対しては，公平中立の姿勢で臨まなくてはなりません．

この距離感を適度に保つためには，やはり日頃の意思疎通が重要だと感じています．

Q5 総合診療医に求めること

ひとこと：医学モデルだけでなく生活モデルの視点からも高齢者とその家族をみてほしい

理由・説明：近年の認知症医療の進歩は著しく，高度な診断方法や新薬の開発とそれに伴う治療法の開発は，高齢者やその家族にさらなる恩恵をもたらすものと認識しています．また，地域の実情に見合った地域包括ケアシステムを構築していくうえで欠かせないのは医療と介護の連携であり，今後医師にはこれまで以上に在宅で生活する高齢者とその家族，ともにチームとして支援する多職種との協働が求められます．このことから，総合診療医の皆さんには医学モデルの視点だけでなく，歩んできた人生やその背景にある具体的な事象について理解していく生活モデルの視点からも高齢者とその家族を受け止めてほしいと思います．総合診療医の皆さんをはじめとしたすべての医師に想いを受け止めてもらえたら，それだけで高齢者とその家族への情緒的な支援につながるはずです．

◆ 引用文献

1）益田市ホームページ：https://www.city.masuda.lg.jp/soshiki/21/1011.html

◆ 参考文献

・益田赤十字病院ホームページ：http://masuda.jrc.or.jp/
・益田地域医療センター医師会病院ホームページ：http://hp.masuda-med.or.jp/
・松ヶ丘病院ホームページ：http://www.matugaoka-iatria.jp/
・「認知症になった私が伝えたいこと」（佐藤雅彦/著），大月書店，2014
・「認知症の人の見守り・SOSネットワーク実例集—安心・安全に暮らせるまちを目指して」（永田久美子，他/著），中央法規出版，2011

Profile

山本浩章　Hiroaki Yamamoto

益田市長（島根県）

滋賀県出身．1992年 東京大学法学部卒業．自営業，民間企業を経て，2011年 益田市議会議員，2012年 市議会議員辞職，市長（現在2期目）．保健・福祉だけでなく，あらゆる分野に関して，市民の幸福の実現のために邁進できる現在の職に対し，重責と強いやりがいを感じています．2女2男の父として子育てにも奮闘中．

第4章 専門家のレシピを見てみよう！

スペシャリスト 13 地域包括ケア時代の認知症ケアを考える
～社会学者のレシピ

渡邉大輔

事例の概要

　一定の研修等を受けた有償ボランティアが認知症の人の生活支援を行う意義について，ドイツの「敷居の低い世話サービス」を事例として分析する．結論として，有償ボランティアは，認知症当事者の時間感覚に寄り添ったサービスを提供することが可能であること，この事例は地域包括ケアシステムの構築の1つの手法となりうることを示す．

レシピ

① システム：有償ボランティアの育成・活用
② 接し方　：地域の有償ボランティアによる柔軟なケア
③ 接し方　：当事者の時間感覚に寄り添ったケア

1 事例の詳細

1. 認知症の医療化，再医療化から地域包括ケアへ

　日本における認知症ケアの変遷を分析すると，表に示したように医療化，福祉化，再医療化，そして現在の地域化というように展開してきました[1]．現在，世界に類を見ない規模で展開している認知症キャラバンにみられるように，地域の人も認知症サポーターになってもらおうという政策が展開しています．

表 ◆ 日本における認知症ケアの展開

① 自然としてのボケ （1960年代以前）	伝統的な家族や地域共同体による在宅介護．医療面でのケアの質は低い
② 認知症ケアの医療化 （1970～90年代）	痴呆症（後の認知症）という言葉の一般化と，その医療化．その中心としての精神科病院
③ 認知症ケアの福祉化 （介護保険導入以降）	認知症ケアの医療から福祉への転換．認知症ケアのノウハウの蓄積は不十分であり，在宅介護の難しさ[2]や家族の抱える諸問題[3]を再認識
④ 認知症ケアの再医療化 （2000年代後半以降）	在宅介護移行が進まず，精神科病床を福祉施設に転換しつつ，そこに認知症の人を受け入れるという形で再医療化[4]
⑤ 認知症ケアの地域化 （2010年代以降）	オレンジプラン・新オレンジプランの策定，地域包括ケアシステムの構築　家族や専門職だけでなく，地域の人も支え手へ

それでは，地域の人が認知症ケアに具体的にかかわる意義はどこにあるでしょうか．本誌では福岡県大牟田市（第4章-11参照）など多くの先進事例が掲載されています．これらは，地域のさまざまな資源を有機的に連携させながら，認知症の人を中心としたケア体制を構築していくという点に特徴があります．そこで，本稿では少し異なった観点として，専門職でも家族でもない**ボランティアによる支援**の事例を紹介したいと思います．

2. ドイツにおける認知症の人への敷居の低い世話サービス

本稿で取り上げる事例は，ドイツにおける認知症の人へのボランティアによる在宅生活支援の事例です．この事例は，筆者が調査メンバーとして現地において調査したものであり[5]，2016年度版の『高齢社会白書』においてもコラムで紹介されています[6]．

ドイツ西部のノルトライン＝ヴェストファーレン州アルンスベルクにあるカトリック系の福祉団体であるカリタス・アルンスベルクでは，障害者と日常的な生活能力に制限がある認知症の高齢者を対象とした在宅支援サービスを提供しています．このサービスは**敷居の低い世話サービス**と呼ばれ，日常生活支援のみを対象とし，身体介助は行わず，在宅訪問や施設でのデイサービスを提供しています．カリタスでは2人の正規職員（代表と，教育・相談担当である作業療法士）がこのサービスを担当し，教育と利用者とボランティアとのマッチングを主に行っています．

❷ レシピ詳細

レシピ① システム：有償ボランティアの育成・活用

サービス提供はボランティアが中心となって行っています．ボランティアと呼ばれていますが，1時間あたり7.98ユーロの報酬が支払われる**有償ボランティア**であり，この金額は最低賃金（8.50ユーロ）よりも若干低い金額です．労働とはみなされないことから労災保険に入ることができないため，カリタスが保険料を負担する形でボランティア保険に加入しています．利用者の負担は，医療や介護資格を有した専門職が同様のケアを提供した場合には1時間あたり33ユーロであるのに対して，ボランティアによるサービスを受ける場合には1時間あたり15ユーロと半額以下になります（いずれも介護保険サービスを利用する場合）．

ボランティアが活動をはじめるためには，はじめに30時間の研修と15時間の実習を受け，基礎的な知識（認知症とは何かなど）やサービスとして行ってよいこといけないことの境界（投薬や具体的な身体介助は不可など），守秘義務などの法律的な義務などを学ぶ必要があります．この研修と実習を受けた人が，ボランティアとして登録し，実際の実務を行います．

レシピ② 接し方：地域の有償ボランティアによる柔軟なケア

ボランティアが行っている活動は，個別ケースごとに大きく異なっており，多様です．利用者の要望や状態に合わせて，ただお話をしたり，ゲームをしたり，料理をしたり，散歩をしたりします．あるボランティアの1人が「1日の特定の時間に特定の人が来てくれるという，1日のリズムをつくっていくことが非常に大事だ」と語るように，当事者の生活に合わせて，その

生活のリズムを把握し，それぞれの人に合ったコミュニケーションをとることで認知症の人の住宅での生活継続を可能にし，家族が休む時間をつくり出しています．また，互いに同じ地域に長年住んできたことから，地域の歴史や情報を共有しており，その観点から同じ話ができるという点も強みです．

レシピ③ 接し方：当事者の時間感覚に寄り添ったケア

このボランティアたちによる認知症の人や障害者の方へのケアの最も重要な点の1つが，**利用者本人の時間感覚に寄り添ったケアができるという点**です．

すでに述べたように，専門職も公的保険下において同様のサービスを提供しています．当然ながら専門職の方々は知識も経験も豊富であり，例えば朝食のサービスを提供する際にも，朝の着替えを見守りつつ朝食の準備をしながら，同時に，利用者の身体や精神状態，服薬状況，あるいは台所やトイレなどの利用のあり方を手早く確認することでその人の生活に変化がないかをチェックするといった形で，多岐にわたる状況確認や必要に応じての対応を行っています．そして高度なサービスを提供する専門職は，多くの利用者を抱えているため時間に追われており，1軒あたりの訪問時間は数十分単位の所定の時間内で確実に収まるように「手際よく」効率的にサービスを提供します．

これに対して，ボランティアはあまり規定の時間を重視していません．厳密には規則違反となるかもしれませんが，1人のボランティアが担当する利用者は1人か2人程度と少数であり，ほとんどが1日に1人の利用者の家を訪問しているため，利用者の日常のペースに合わせて終了時間をそこまで重視せずにサービスを提供しています．そのため食事に時間をかけたり，庭仕事をともにゆっくり行ったりすることが可能になっています．端的に言えば，ボランティアは時間の効率化を志向する必要がないことで，当事者の時間感覚に合わせて自分のサービスを提供できていると言えます．

ここがミソ！

専門職によるサービスは医療や介護という側面において高い質を誇るのに対して，ボランティアによるサービスは，利用者の時間感覚にマッチし，利用者と歴史や経験を共有することが可能．選択肢が複数あることで，多様なニーズに対応できる．

❸ もっと知りたい！ 専門家のこと

Q1 「社会学者」のコンピテンシー（能力・強み）をひとことで言うと？

ひとこと：社会を相対化する視点をもつこと

理由・説明：社会学は，社会のなかにおいて「社会とは何か」を考える再帰的な学問であり，自明性を相対化して分析するという点に優れます．認知症ケアにおいても，認知症は社会のリ

スクである，などといった考え方を相対化し，なぜ認知症を個人や社会のリスクとみなすのか，その視点から漏れ落ちる新しい社会を構想する可能性が何かを考えることができます．

Q2 あなたが認知症ケアで一番大事にしていることは？

> ひとこと：認知症と戦うのではなく，認知症とつき合うという視点をもつこと

理由・説明：認知症を病気とみなしてしまうと，その病気への対処という観点しか浮かび上がりません．しかし，認知症の人にもその家族にも生活があり，日常すべてが医療の論理に根ざすわけではありません．それぞれの認知症とつき合う技術（art）への注目が，新しい認知症ケアをつくると考えています．

ドイツの有償ボランティアの事例は，私たちにどのような示唆を与えるのでしょうか．それは，認知症の人に寄り添うための時間という資源は効率化になじまないかもしれないという点，そして一定の質を担保しつつこの時間という資源をもった地域の人材に，認知症の人へのケアに参加してもらう制度的な対応が可能かもしれないという点です．

ここで改めて地域包括ケアという論点が浮かび上がってきます．認知症の人への質の高いケアには，専門性の高い職種による連携や家族による努力だけでは不十分な側面があります．地域において認知症の人を支えるためには，重層的な連携が必要であり，また地域の人の役割も，認知症への理解，見守りから，具体的なボランティアの実践までさまざまなレベルがあることがわかります．

Q3 どのタイミングで相談・紹介してほしい？

社会学を専門としているため，認知症ケア自体についての相談には適さないと思います．その分，まだ元気だが今後どうなるかわからないので今のうちに広く家族関係や地域でのかかわり方を含めて認知症について相談したい，あるいは事後に，この体験が何であったのかを再考してみたいという際にはお役に立てると思います．

Q4 認知症ケアをしていて難しいと感じること・とき

認知症ケアの調査の困難についての質問としてお答えします．本人の意思把握の難しさはもちろんですが，家族間やかかわる専門家間でも異なる意見を多くもっているときです．これは，本人の意思の代理・代弁と，家族内や専門家間で誰の声が大きいかという権力の問題でもあります．大きな声に消されそうな声をいかに拾い上げていくかが問われていると，常に感じています．

Q5 総合診療医に求めること

> ひとこと：地域包括ケアにおけるボランティアの活用は，当事者の生活の質の向上につなげるための手段であり，コストカットのためではないということを理解してください

理由・説明：大事な点は，地域包括ケアでは，認知症という病気を「治す」という医学モデ

的な発想ではなく，地域において「そのひとの「生活の質」を維持，向上させる」という生活モデルへと発想が転換している点です[7]．専門的な意味で質が高いだけでなく，その人その人の生活のリズムやパターン，問題関心に合わせて，生活の質を高めていく，そのようなケアの資源が地域に眠っています．地域包括ケアは，コストを下げるものではなく，生活の質の向上にこそその要諦があるのです．

そのための地域資源をいかに掘り起こし，必要があれば研修等の学習機会を提供し，そして認知症当事者やその家族にマッチングさせていくか，ドイツの事例はその1つのソリューションを提示していると言えるでしょう．

◆ 引用文献

1) 阿保順子：認知症を巡る問題群．現代思想，43：96-106，2016
2) 「老い衰えゆくことの発見」（天田城介/著），角川学芸出版，2011
   ▶ 老い衰えゆくことが，単なる加齢や疾病による状態変化ではなく，〈社会的な出来事〉であることを丹念に，かつリアリティをもって記述しています．例えば，多くのヘルパーが1人暮らしの高齢者よりも仲睦まじい高齢者夫婦の方がしんどいと言う一見逆説的な事例の背景に，夫婦の親密性が他者を寄せつけない近代社会における家族のあり方があることを描き出します．認知症を生きることにつらさや可能性を明確に見せる良書です．
3) 「認知症家族介護を生きる―新しい認知症ケア時代の臨床社会学」（井口高志/著），東信堂，2007
   ▶ 認知症の家族介護を，その構造的な困難について社会学的に分析した学術書です．大著であり，認知症の人とその家族という，介護者/被介護者間での相互作用を多角的に分析しています．その主張は一貫しており，認知症によって「呆けゆく人」の人間性を家族介護のなかで家族はいかに見出そうとしているか，そして，その人間性の発見がゆえに，介護をより強く志向し，無限定的な介護へと至る逆説的な現象が起きるメカニズムについて分析しています．また，家族介護者同士での話し合いやピアカウンセリングの重要性を示すなど，認知症の家族介護をめぐる論点を考えるうえで，重要な1冊となっています．
4) 「精神病院体制の終わり―認知症の時代に」（立岩真也/著），青土社，2015
5) 「平成27年度 地域のインフォーマル・セクターによる高齢者の生活支援，認知症高齢者支援に関する国際比較研究 報告書」（長寿社会開発センター 国際長寿センター/編），2016
   http://www.nenrin.or.jp/center/pdf/27_study_01.pdf
6) コラム2 ドイツにおける認知症の人への有償ボランティアのサービス．「平成28年版高齢社会白書」（内閣府/編）：
   http://www8.cao.go.jp/kourei/whitepaper/w-2016/zenbun/pdf/1s2s_8.pdf
7) 「病院の世紀の理論」（猪飼周平/著），有斐閣，2010
   ▶ 20世紀という時代が，医療供給システムが効果的な治療システムとなることを要請されるようになった時代であることを，歴史社会学的に分析した本です．タイトルにある病院の世紀とは，まさに20世紀のことです．そして，この病院の世紀が，疾病の有無から生活や人生の質のための資源としての健康観の転換によって終焉を迎え，保健・医療・介護が統合された地域包括ケアが必然的に要請されることを理論的に示しています．認知症に特化した本ではありませんが，現代の医療・介護・福祉を巡る広範の論点の基本を理解するうえで非常に役に立つ本です．

渡邉大輔 Daisuke Watanabe **Profile**

成蹊大学文学部 現代社会学科 准教授
社会学，社会老年学を専門としています．高齢者が多様な世代を支える社会の構築という観点から，高齢者の社会参加（特にボランティア活動）とその健康への影響，その政策的対応の評価などを分析しています．

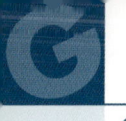

第4章 専門家のレシピを見てみよっ！

スペシャリスト 14 自ら学び，地域の医療を守り育てる
～住民組織・団体のレシピ

川村啓子

事例の概要

85歳，女性．娘（筆者）と2人暮らし．10年ほど前に軽度脳梗塞を発症．後遺症はなかったものの，糖尿病，腎臓病などの生活習慣病も出て，おかしな言動が目立ちはじめた．その後，食べられなくなり寝たきりとなったため在宅医療に変更．

レシピ

① おくすり：お薬をやめたら回復していった
② 接し方 ：ヘルパーさんから介護の技術を学ぶ
③ 接し方 ：困ったときの対応をプロのアイデアから学ぶ
④ 地域　 ：身近な人とのつながり，絆をつくる
⑤ 地域　 ：認知症の勉強会などへ参加しよう

1 事例の詳細

母と私の2人暮らし．当時，85歳の母は10年ほど前に軽度脳梗塞を発症．後遺症はなかったものの，糖尿病，腎臓病などの生活習慣病も出て，おかしな言動が目立ちはじめました．その後食べられなくなり，病院では「2～3週間の命」と言われ，寝たきりとなったため在宅医療に変更しました．認知症的な症状が出てきた母は要介護5．在宅介護初体験の私と母の22カ月，そして看取り．そのなかで**母の幸せな生き方を模索**しました．

また，筆者は「彦根市の地域医療を守る会」の代表もしており，地域医療を皆で守り支えていく勉強会をしています．

2 レシピ詳細

レシピ① おくすり：お薬をやめたら回復していった

母は，病院に通院して脳梗塞，生活習慣病のお薬を約10年間服用していました．少しずつ言動がおかしくなっていき，飲む力も弱まって，飲めなくなり，通院もできなくなったため在宅医療に引き継いでもらいました．今までのお薬も飲めなくなったので，在宅医の指導で全部やめにしました．在宅医療開始からは1カ月以上，毎日点滴．感染症による抗菌薬の点滴が続き

よしたず早いうちに，普通食の柔らかめのものが食べられるようになりました．お薬をやめた方がかえって元気に回復していった感じです．人間の自然治癒力を薬が邪魔をしていたのでしょうか．再び字も文章も書けるようになり，県の医療介護のエッセイコンクールで，見事に知事表彰をいただきました．また，ベッドでたまたま「レ・ド・レ・ミ・ソ・ミ・レ〜」と口ずさんで歌ったのをきっかけに，勧めるとはじめてピアノレッスンをして，簡単な曲が弾けるようになりました．米寿のお祝いのときにはミニコンサートもでき，まさに**奇跡的なことが起こりました**．人間の脳はすごいなぁと思います．

レシピ② 接し方：ヘルパーさんから介護の技術を学ぶ

要介護5からはじまった在宅生活．おむつ交換も一切が初体験でした．おむつ交換だけでなく，車いす移乗も家族が覚えてどんなときでもしなくてはなりません．真夜中でも必要に迫られます．お風呂（シャワー浴）はヘルパーさんの力を借りましたが，それ以外の介護はヘルパーさんに習いながら徐々に回数を減らし，いつの間にかヘルパーさんを断ってもできるようになりました．**母が私を介護ができる人間に育ててくれたと思っています**．

今後の超高齢社会に向けて，**必要最低限の介護は，自分たちで学んでいくことが大切**です．「彦根市の地域医療を守る会」では，"家庭でできる介護のコツ"の勉強会を開催しました．

レシピ③ 接し方：困ったときの対応をプロのアイディアから学ぶ

昼夜逆転で，真夜中の覚醒．手当たり次第に物を投げることや，大声でわめき続けることへの苦悩は体験した者でなければわかりません．

母の場合，家に来ていただいていたリハビリの先生から，昼間寝ていても脳を起こしておくために部屋の明かりをつけておくようにと言われ，即実行．これが大正解で，昼夜逆転がなくなりました．

また，スイッチが入ったように母が同じ言葉をくり返しわめき続け，私も精神的に倒れそうになったとき，訪問看護師さんにSOSを出したら，すぐに駆けつけてくださいました．部屋の明かりを落として，ベッドでわめいている母の肩を軽くトントンとリズムをとるようにして叩き，「ふるさと」の歌をハミングで歌って落ち着かせてくださいました．

ちょっとしたプロのコツを教えてもらうことが大切だと思います．初体験の介護の日々は，家族にとってはとまどうことばかり．ちょっとした対応のアイディアを教えてもらえれば，介護者が少しでも助かります．

レシピ④ 地域：身近な人とのつながり，絆をつくる

遠くの親戚より，日頃からお付き合いしているご近所さんやお友達にカミングアウトしておくことで，少しでも協力して助けていただけるようにしておくことが大切です．そのためには，日頃の心がけで温かな人間関係を築いておく必要があります．"GIVE AND GIVE"の生き方こそが，人としての営みのように感じます．絆をつくっておくことですね．

レシピ⑤ 地域：認知症の勉強会などへ参加しよう

　医療のことを病院まかせ，お医者さんまかせにしているのではなく，住民自らが学んで，自分の体は自分で守ることが，**国民皆保険の共助の精神**だと思います．

　「彦根市の地域医療を守る会」では，例会で"明日からできる認知症対策"の勉強会を，そして，"認知症のこれからを考える"というフォーラムを開催しました．認知症介護指導者のお話を伺い，町のお医者さん，行政，認知症サポートセンターの方々から，住民へのアドバイスをいただいたり質問を受けていただいたりして認知症に対する学びを深めていきました．

❸ もっと知りたい！ 専門家のこと

Q1 「彦根市の地域医療を守る会」のコンピテンシー（能力・強み）をひとことで言うと？

> **ひとこと**：知らないことは勉強する

理由・説明：「彦根市の地域医療を守る会」は，医療を病院や医師まかせではなく，患者も家族も，そして病院や医師，行政も一緒になって考えていくことをモットーにしています．医療には，知らないことがいっぱいです．住み慣れたこの町に愛着をもって，皆が安心して元気に暮らしていくため，住民自ら学ぶことの大切さを啓発しています．

Q2 あなたが認知症ケアで一番大事にしていることは？

> **ひとこと**：勉強会を開催して，住民に認知症の予防や対策を広めること

理由・説明：医療のことは，住民にとって知らないことが多すぎます．認知症介護の道は，先の見えない世界であり，自分たちも行く道です．認知症の知識や，周囲の人とのかかわり合い，地域で支えていくためのあり方を学んでいくために，会への参加や啓発をしています．

Q3 どのようなタイミングで相談，紹介してほしい？

　異変を感じたとき，まず身近な人へ．ですが，どこへ相談するかわからないというより，認知症みたいだから病院へと言っても，本人が認めたくない場合や，行きたがらない場合もあります．母の場合は，病院から，すぐ町の在宅のお医者さんへ連携ができました．

　「彦根市の地域医療を守る会」では，どのようにつなげていくか，ネットワークや人脈があります．ご相談を受けたらすぐ，次のステップへご紹介させていただくことができます．

Q4 認知症ケアをして難しいと感じていること・とき

　母の介護をして，すべて初体験の事例にとまどう毎日．壊れていく人格が少しでも，もとに戻ってほしいと思う一心でした．認知症から起こる不可解な言動には，深い意味があり，どう理解して対応していくか，暗中模索の日々でした．

介護家族の疲弊に，温かな応援の手を差し伸べる必要性を感じます．介護殺人，介護自殺を生まないように．認知症の介護には体験した者でなければわからない苦悩があります．

認知症が軽度から重度へ移りゆくなかで，1人の人間として，いかにその人の人格を大切にしていくかということです．心に寄り添うケアの大切さを痛感しています．

Q5 総合診療医に求めること

ひとこと：認知症という病気は，ひとくくりにできないことを知らせること

理由・説明：住民のなかには，ただ物忘れをする，おかしな言動がはじまっていくことが認知症だと思っている方がいます．認知症はひとくくりにできない病気であることを広く知らせていただきたいと思います．

お薬もさることながら，日々のケアの細やかな方法や知識を知り，学ぶ場をたくさんつくることが必要ですが，当事者である家族になるとなかなか時間がとれません．即の対応がいるからです．

認知症は，ほかの病気と比べ，人とのかかわり合いの優しい関係づくりこそが，病気の進行を穏やかにしていくと考えています．認知症の方のケアのネットワーク化（仕組みづくり）の必要性を広めていただきたいと思います．

◆ 参考文献

- 「母の恋人松木先生 私の恋人村上先生（電子書籍版）」（川村啓子/著），ものがたり出版，2015
  ▶ 冊子は2015年にポンコツカフェより発行されています．

Profile

川村啓子　Keiko Kawamura

彦根市の地域医療を守る会 代表
彦根市立病院懇談会 委員，滋賀医科大学プチ里親，近江地域学会 会員，彦根市日中友好協会 理事，書道笹波会 理事，川村啓子ピアノ・エレクトーン・書道教室，ヤマハピアノ講師，彦根絵手紙研究会 主宰，彦根市美術展覧会 書 無鑑査．知事表彰5回，郵政記念日個人表彰，その他，コンクールなど多数受賞．
仕事でピアノ・エレクトーン・書道などを教えています．日々生徒さんとの交流があり，楽しく暮らしています．
「彦根市の地域医療を守る会」のお仲間も，素晴らしいつながりがたくさんあります．会のキャラクター「かいちゃん・たいちゃん」のグッズ販売が貴重な資金源です．

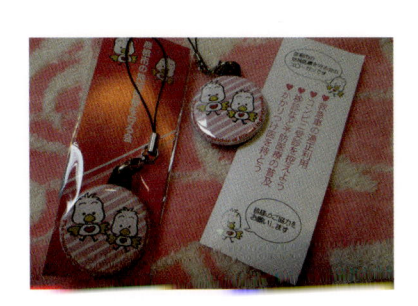

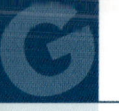

第4章 専門家のレシピを見てみよう！

スペシャリスト

15 ひとりでは抱えきれない，社会で看る認知症
〜認知症患者・家族団体のレシピ

原　等子

事例の概要

40歳代主婦からの相談事例．同居中の70歳代義母が認知症と診断されたが，同居当初から折り合いが悪いことに加え，エスカレートしてくるおかしな行動が子どもにも悪影響を与えると思い，離婚も考えている，こちらがおかしくなってきそうだという訴えがあった．

レシピ

① おくすり　：薬は重要，しかしよいケアがないと抗認知症薬は無力
② サービス　：認知症の人にとって環境の変わるサービスは賭け，しかし家族にとっては認知症の人への対応をリセットする重要な機会
③ 接し方　　：まず本人や家族の話をよく聞くこと，経験者の話は何よりの薬
④ 家族　　　：家族の疲弊感・困惑・哀しみを理解し，ケアによるやりがいや充実感がもてるよう導きを
⑤ 地域　　　：認知症の人と家族にとって地域や社会は脅威になりやすいが，"今までの仲間・友人"の存在・理解が助けに

1 事例の詳細

　公益社団法人認知症の人と家族の会（以下，家族の会）のレシピは，基本として当事者同士のセルフヘルプにあります．専門的な知識の有無にかかわらず，経験を交流し，知恵をしぼることから見出されたレシピになります．家族の会は結成37年目を迎える当事者団体で，認知症のご本人とご家族，それを支える誰でもが参加できます．全都道府県で「つどい」（認知症介護家族の交流会）を開催，電話相談にも対応しています．認知症ケアは百人百様，レシピは1人1人異なります．つどいも電話も「どうしたらいいのか」という切羽つまった相談から経過に応じた相談まで経験者を含め皆で考えていきます．

　相談者，40歳代前半の主婦がある日のつどいにやってきました．同年代の夫とその母（70歳代），小学生の子どもの4人暮らしです．結婚したときから義母と同居をはじめました．最初は優しい義母だという印象だったのですが，1年もしないうちに暴言を吐いたり，おかしな行動が目立つようになってきました．特に結婚前は身なりの正しいおしゃれな印象だったのですが，最近は身なりをかまわず同じ色・同じタイプの服しか身につけなくなり，入浴も嫌がるよ

うになり，ときどき排泄に失敗したのか廊下に尿をたらして拭くこともありました．少し前に義母は認知症と診断され，薬物療法がはじまりましたが，話が通じない義母に嫌気がさし，夫とは毎日喧嘩．義母の行動は自分への嫌がらせに思え，夫との離婚を決意しつつ，つどいに来ました．要介護認定は要支援1でした．

❷ レシピ詳細

レシピ① おくすり：薬は重要，しかしよいケアがないと抗認知症薬は無力

認知症の人の行動は対応する人の鏡だと言われています．介護者がイライラしていれば，その感情を受けて認知症の人もイライラして行動心理症状（BPSD）を起こします．BPSDには必ず要因があり，多くは介護者の態度がトリガーになることが多いです．認知症の薬は認知機能のメカニズムに働きかけるものであり，BPSDに直接作用はしませんが，**介護者は薬を飲めばそれらの症状の軽減も期待してしまいます**．まずは「薬を飲みながら，相談者の義母への対応を変えてみること，相乗効果で認知機能が維持されること」を説明しました．

> **ここがミソ！**
> 認知症のBPSDの緩和は，抗精神病薬，処方の前に介護者の対応のしかたから．

レシピ② サービス：認知症の人にとって環境の変わるサービスは賭け，しかし家族にとっては認知症の人への対応をリセットする重要な機会

はじめてのつどいでは，話を聞いた介護経験者から口々に「要支援じゃないよね…」という言葉がもれました．明らかに「目が離せない」状況であり，介護者は常時心穏やかでない状態でした．相談者は「でも認定してもらったばかりだし…」と言うので，要介護認定の制度として不服申し立てや再申請の制度があることを説明しました．また，おむつの使用も検討しようと話し，メーカーのおむつ試用サービスなどを紹介しました．後日つどいに参加したとき，要介護2になってデイサービスを利用するようになったこと，おむつを義母に着用してもらえるようになったことで掃除の手間もかなり軽減したことなどを報告してくれました．

> **ここがミソ！**
> 介護者のレスパイトケアで認知症の人への思いをリセット．

レシピ③ 接し方：まず本人や家族の話をよく聞くこと，経験者の話は何よりの薬

相談者はその後も毎月のつどいに来るようになりました．最近は，「だいたい変わらずで，まあいろいろありますが何とかやってます」と言われます．「義母の症状が自分への嫌がらせではなく，認知症の病気のせいだとようやくわかるようになった」「ここに来ると自分だけではないと思えるし，もっと大変な人がいることがわかり，いっぱいいっぱいだった気持ちに余裕がで

きた」「いろいろな段階の介護者の話を聞くことで今後のことも考えつつ勉強になる」と言っていました．相談者が話を聞き，参加者同士で経験談を話したり聞いたりしただけですが，相談者自身がそこからヒントを得て，具体的に行動し，問題解決に向かうことができるようになりました．

> **ここがミソ！**
> 相談者は話を聞いてもらうなかで振り返りつつ前向きに考えられるようになる．

レシピ④ 家族：家族の疲弊感・困惑・哀しみを理解し，ケアによるやりがいや充実感がもてるよう導きを

義母の実子である夫は「母はもともときつい性格だった．認知症だからというよりも母を受け入れてほしい」と言います．義母は子ども（孫）に優しくすることもありますが，おやつを取り上げるなど過激な言動もあり，子どもは怖がって義母に近づかなくなりました．

認知症の介護は病人を2人つくると言われます．1人は認知症の人，もう1人は主介護者である家族です．日々のちょっとしたズレがだんだんストレスとして蓄積します．大切な家族がある日認知症と診断され，家族との大切な思い出も名前さえも忘れてしまう．**認知症とは本人自身もつらい病気ですが，家族にとっても幾度もの喪失を体験する病気です**．症状に嫌悪し，回復への期待を抱き，あきらめ，受け入れるまでの過程は簡単にいきません．相談者には，夫の喪失の思いも考慮に入れること，子どもは母親が介護する様子をよく見ているものだから，不安がらずにやっていこうという助言が寄せられました．

> **ここがミソ！**
> 認知症の人の「その人らしさ」を家族と一緒に探す．

レシピ⑤ 地域：認知症の人と家族にとって地域や社会は脅威になりやすいが，"今までの仲間・友人"の存在・理解が助けに

家族が認知症になったとき，躊躇なく隣近所に伝え，見守り体制づくりに働きかけられる人は多くありません．認知症の初期は，皆「そんなはずはない」と否定したくなり，本人の自尊心のためにも病気を隠したいと思います．ある若年認知症の男性は，職場の上司に指摘され受診を勧められ，仕事を休むようになって家に閉じこもり，半年以上外出を避け生活していました．そんな彼が外に出たきっかけは，同窓会で毎年熱心に幹事をしていた男性が欠席するという連絡後，悪友（本人談）に飲みに連れ出され，「お前が忘れても俺たちが覚えているから」と笑い飛ばされたことが，何よりの心の支えになったそうです．こんな事例などを紹介しながら，相談者は義母のことを近所に遠慮なく伝え，その分は肩の荷が下りたと言っていました．隣近所や友人が認知症の人をやさしくあるがままに受け入れられる，バリアフリーな人間関係が，認知症の人もその家族も穏やかにその町で暮らし続ける秘訣です．

> **ここがミソ！**
> 地域包括ケアは心のバリアフリーから．

❸ もっと知りたい！ 専門家のこと

Q1 「認知症患者・家族団体」のコンピテンシー（能力・強み）をひとことで言うと？

ひとこと：豊富な経験の蓄積と全国津々浦々にあるネットワーク

理由・説明：家族の会の第一の強みは，介護経験を語り合う場からはじまった豊富な経験が蓄積されている組織であることです．そして認知症の本人のつどいも開催し，本人の思いを発信するように努めています．第二には，全国47都道府県に支部があり，活動を支援する世話人996人，つどい3,986回，電話相談22,139件（2015年度現在）に対応する全国組織であることです．電話相談員研修を毎年行い，行政等からの委託を受けている支部もありますし，独自で対応している支部もあります．全国で草の根的に活躍している会員や世話人でこのような全国ネットワークが形成され，医師をはじめ多くの専門家に各地で支えられています．

Q2 あなたが認知症ケアで一番大事にしていることは？

ひとこと：当事者の視点を忘れないようにしようと心がけています

理由・説明：いつもつどいなどに参加するときに心がけていることは，相談者がどのような思いでいるのか，相談に来られた認知症のご本人はどのような思いで日々を過ごしているのだろうか，と想像しながら話を伺うようにすることです．

Q3 どのタイミングで相談・紹介してほしい？

いつでも家族の会をご紹介ください．この会は活動の3本柱として全国各地で「つどい」と「電話相談」「月刊会報による情報提供」をしています．会報以外は会員でなくても参加・利用いただけます．介護相談に来た人が会員となり，活動を支えています．会報は5,000円の年会費で，各地のつどいでの相談内容や認知症研究の第一線の研究報告，認知症当事者のコラムなど盛りだくさんです．各県支部ごとに内容はさまざまで地域密着の情報がふんだんな会報もあります．専門家でも誰でも会員になれますので，ぜひ総合診療医の先生方も会員となり，診療室の一角に会報を置いて，悩んでおられる方に近所のつどいや会報などをご紹介ください．

「つどい」も各地でさまざまな取り組みがあります．スタンダードは認知症介護家族のつどいですが，認知症本人のつどい，若年認知症のつどい，男性介護者のつどい，男の料理教室などがあり，毎回涙あり笑いあり，経験豊富な世話人が運営しています．

Q4 認知症ケアをしていて難しいと感じること・とき

　私たちの活動の中心であるつどいも電話相談も，こうした活動があることを知らないと参加することはできませんし，存在を知っていても悩んでいる方ご自身が実際につどいに来たり，電話をかけるなど，行動を起こさないと何にもなりません．実際に来た方は「もっと早く知りたかった」「なかなか足が向かなかったけれど来てよかった」と言います．ぜひ，早いうちからつどいや電話相談を知って，介護仲間や患者仲間との情報交換や，話を聞いてもらうだけでも気持ちが楽になるということを体感いただきたいです．

　また，活動は主に介護経験者が中心です．そのことはとても重要なのですが，ときに難しい事例に直面したときに，つどいに参加する専門家は大いに頼りになる存在です．つどいは誰もが参加できるので医師である皆さんが参加すれば鬼に金棒．ただ，そのときは，どの専門家にもお願いしていることですが，できれば求められるまでじっくりと会での参加者の語らいを聴いてください．ケアマネジャーや薬剤師などの専門家はもちろん，おむつや食事の相談も多いので，ぜひ企業の方もご参加ください．

Q5 総合診療医に求めること

ひとこと：認知症の診断前後は特に手厚く，本人と家族の話を聴いてください

理由・説明： 認知症の早期診断が可能になり，早期に薬物療法を開始すれば疾病進行も抑制されるというエビデンスがあります．しかし，認知症のイメージはまだ「罹患すればどうしようもない」「自分が自分でなくなる怖い病気」「何もわからなくなる」などの悲観的なものが主です．認知症の診断は，受診に付き添う家族や知人にしても本人の自尊心を著しく傷つけることだと思い躊躇しますし，自覚はあっても否定したい本人にとっては許し難い屈辱ととらえてもしかたありません．また，診断後は本人も家族も深い哀しみと絶望に襲われ，診断直後にその後のこと，相談場所をいろいろ説明されても多くの人は「何も聞いていない」と言います．そして家族は，日々直面する認知症の人のさまざまな変化への対応に悩みます．「もしかしたら診断は間違いで，明日になったら昔の愛しい人に戻っているのでは」という淡い期待を抱きます．しかし戻らずエスカレートする症状に苛まれます．認知症の家族の心理変化は障害受容と同じで，「これが病気ゆえなのだ」と哀しい気持ちも含めて受容できたとき，家族の気持ちは少し楽になりますが，そこまでには相当な時間が必要です．

　総合診療医の先生方の診察室にぜひ，患者さんやご家族の話を聴く専門家をおいてほしいです．専門家にはできれば認知症看護認定看護師や認知症ケア専門士，老人看護専門看護師，精神保健福祉士など認知症をよく知る多職種がお勧めです．そういう人材確保が難しい場合には，ぜひ，家族の会の各支部や地域の家族会などのつどい，電話相談などをご紹介ください．介護経験や相談経験豊富な会員は，認知症の人や家族の目線で話を聴くことができます．**一番の薬は話を聴くことです**．つどいに来られる多くの相談者は話を聴いてもらうだけで「またひと月頑張れる」と言って帰っていきます．認知症介護は，はまると浮き上がれない泥沼にはまり込

んだ感覚になります．そのつらさに共感し，気持ちを受け止めることからはじめることが，本人・家族の一番の薬であることをご理解ください．

◆ 参考文献

- 「バリデーション・ブレイクスルー 認知症ケアの画期的メソッド」（ナオミ・ファイル，ビッキー・デクラーク・ルビン/著，髙橋誠一，篠崎人理/監訳），全国コミュニティライフサポートセンター，2014
  ▶ 2001年に翻訳初版された「認知症の人との超コミュニケーション法 バリデーション」（筒井書房）の修正新版．バリデーションは「確認療法」．認知症の段階に応じた対応，テクニックなどが紹介されています．第一のテクニックである「センタリング」は介護者にも専門家にも常に心がけてほしいことです．
- 「認知症介護のために知っておきたい大切なこと—パーソンセンタードケア入門」（トム・キッドウッド，キャスリーン・ブレディン/著，髙橋誠一/監訳），全国コミュニティライフサポートセンター，2005
  ▶ パーソンフッド（その人らしさ）を中心におき，認知症の人の心理的ニーズを満たしていくことの必要性とその具体的な方法についてわかりやすく提案しています．
- 「ユマニチュード入門」（本田美和子，他/著），医学書院，2014
  ▶ フランスの介護現場を中心に世界に広がる介護テクニックであるユマニチュード（human attitude → Humanitude）は，見る，話す，触れる，立つという4つの柱に基づくケア技術です．この本はわかりやすい解説図と端的な解説文で介護に携わる誰もが必ずかかわりのヒントをもらえる入門書です．
- 「認知症の9大法則 50症状と対応策」（杉山孝博/著），法研，2013
  ▶ 家族の会の副代表でもあり，在宅介護や認知症介護に造詣の深い医師による認知症介護の指南書．介護者が陥りやすい心理状態は認知症の人の気持ちや状態を理解すると緩和します．対応のヒントも得られる9つの法則は必見です．
- 公益社団法人認知症の人と家族の会ホームページ：http://www.alzheimer.or.jp/
  ▶ ぜひ，私たちの活動のホームページものぞいてみてください．今回紹介しきれなかった活動の様子も満載です．

Profile

原 等子　Naoko Hara

新潟県立看護大学看護学部 老年看護学 准教授
公益社団法人認知症の人と家族の会 前理事，現国際交流委員．一般社団法人日本認知症ケア学会 代議員，一般社団法人日本口腔ケア学会 評議員．高齢者の口腔ケア，摂食嚥下障害，排便ケア，認知症ケア，家族ケアが関心領域．2017年4月のアルツハイマー病協会国際会議（京都）の事務局員として，準備が大変になってきている本部を後押しすべく，できる範囲ですが奮闘しています．

索 引

欧文

A〜D

- ABC分析 ……………………………… 45
- ACP ………………………………… 33, 186
- ADAS-cog ……………………………… 107
- advance care planning ………… 33, 186
- ANCA関連血管炎 …………………… 234
- BPSD …………………………………… 18, 37, 47, 75, 84, 90, 95, 100, 111, 116, 147, 217, 218, 229, 297
- DASC-21 ……………………… 195, 196

F〜H

- FAST分類 ……………………… 51, 55
- functional assessment staging 分類 ……………………… 51, 55
- GDS-S-J ……………………………… 106
- geriatric depression scale ……… 13
- geriatric syndrome ……………… 30, 32
- GP-精神科医-多職種訪問チームモデル ………………… 234, 237
- HDS-R ………………………………… 44, 80

I〜S

- ICT ……………………………………… 276
- MCI ……………………………… 111, 133
- MIBG心筋シンチグラフィー ……… 46
- mild cognitive impairment …… 133
- OT ………………………………………… 57
- SNRI …………………………………… 68
- SSRI …………………………………… 108

和文

あ〜お

- アウトリーチ ………… 178, 195, 197, 279
- アドバンス・ケア・プランニング … 33
- アドヒアランス ……………………… 36
- アパシー ……………………………… 109
- アルコール依存症 …………………… 260
- アルツハイマー型認知症 …………… 224
- 医学モデル …………………………… 290
- 医師会 ………………………………… 240
- 意思決定能力 ………………………… 185
- 医療・介護連携体制 ………………… 283
- 医療資源 ……………………………… 193
- うつ状態 ……………………………… 14
- うつ病 ………………………………… 138
- 運転 …………………………………… 63
- 運動 …………………………………… 226
- エンゼルケア ………………………… 258
- エンディングノート ………………… 208
- 大牟田地区高齢者等SOSネットワーク ………………………………… 278
- おむつ交換 …………………………… 293
- オランザピン ………………………… 97

か

- 介護サービス ………………… 79, 142, 144
- 介護疲れ ……………………………… 76
- 介護破綻 ……………………………… 237
- 介護負担 ………………… 86, 158, 164, 216
- 介護や提案 …………………………… 73
- 介護力 ………………………………… 163
- 外傷性脳出血 ………………………… 138
- 回想法 ………………………………… 113
- 外的要因 ……………………………… 230
- かかりつけ医認知症対応力向上研修 ………………………………… 241
- 家族 …………………………………… 132
- 家族カンファレンス ………………… 25
- 家族機能 ………………………… 78, 177
- 家族志向型のアプローチ …………… 178
- 家族図 ………………………………… 170
- 家族の会 ………………………… 142, 144
- 家族面談 ……………………………… 171
- 価値観 ………………………………… 74
- カフェ型コミュニケーション … 211, 212
- 環境設定 ……………………………… 119
- 環境調整 …………………… 91, 107, 155
- 環境要因 ……………………………… 85
- 患者-家族-医師の三者の関係 …… 134
- 患者中心の医療の方法 ……………… 23
- カンファレンス ………………… 90, 91

き〜く

- 危険な運転 …………………………… 63
- 偽性認知症 …………………………… 14
- 帰宅願望 ……………………………… 90
- 行政 …………………………………… 195
- 拒否 ……………………………… 73, 79, 153
- クエチアピン ………… 51, 92, 100, 101
- 薬の影響 ……………………………… 218
- 暮らしの再構築 ………………… 264, 266
- グループホーム ………………… 90, 264
- 車いす移乗 …………………………… 293
- 郡市区等医師会 ……………………… 240

け〜こ

- ケアカンファレンス ………………… 123
- ケア担当者 …………………………… 236
- ケアマネジャー ……………………… 260
- 経口摂取 ……………………………… 254
- 傾聴 ……………………… 70, 74, 112, 114
- 軽度認知機能障害 ………………… 111, 133
- ゲートキーパー ………………… 211, 213
- 血管リスクの管理 …………………… 226
- 倦怠感 ………………………………… 40
- 高血圧 ………………………………… 226
- 甲状腺機能低下症 …………………… 138
- 抗精神病薬 …………………………… 35, 36
- 向精神薬 …………………… 39, 92, 153

索引

行動心理症状 ……… 297	**す・せ**	中核症状 ……… 63, 190
(不明) … 22, 25, 30, 230, 271	睡眠障害 ……… 96	昼夜逆転 ……… 91, 95, 293
交流 ……… 272	生活支援 ……… 266	つどい ……… 299
高齢者用うつ尺度短縮版-日本版 106	生活習慣病 ……… 44	電話相談 ……… 299
小型GPS端末 ……… 261	生活の質 ……… 291	糖尿病 ……… 223, 225
国際生活機能分類 ……… 55, 56, 57	生活のリズム ……… 254	投薬 ……… 153
	生活面のサポート ……… 134	独居 ……… 122
さ~し	生活モデル ……… 291	ドネペジル ……… 230
サービス・職種不足 ……… 194	精神保健福祉士 ……… 300	取り繕い ……… 80
サービス担当者会議 ……… 180	成年後見制度 ……… 261	
サービス調整 ……… 164	生理的物忘れ ……… 224	**に~の**
サービス付き高齢者向け住宅 ……… 270	セレネース® ……… 51	認知機能低下 ……… 17, 18
在宅医療専門医 ……… 234	セロクエル® ……… 51	認知症かかりつけ医 ……… 241
在宅医療と介護の統合 ……… 237	せん妄 ……… 18, 187	認知症看護認定看護師 ……… 300
在宅介護 ……… 292	早期診断 ……… 300	認知症患者・家族団体 ……… 296
作業療法士 ……… 57	喪失 ……… 232	認知症グループホーム ……… 234
残薬 ……… 166	喪失感 ……… 65	認知症ケア専門士 ……… 300
支援 ……… 264, 265	喪失体験 ……… 66	認知症ケアチーム ……… 186
支援体制 ……… 275, 276	躁症状 ……… 105	認知症高齢者支援体制 ……… 242
嗜銀顆粒性認知症 ……… 224	その人らしさ ……… 232, 298	認知症サポーター ……… 205, 241
事後の振り返り ……… 176	尊厳 ……… 264, 265	認知症サポータースキルアップ研修会
脂質異常症 ……… 226		……… 207
自尊心 ……… 118	**た~と**	認知症サポート医 ……… 195, 241, 242
死に至る病 ……… 235	退院前カンファレンス ……… 180	認知症施策 ……… 282
ジプレキサ® ……… 97	多職種勉強会 ……… 181	認知症施策推進総合戦略 ……… 206
社会的要因 ……… 85	多職種連携 ……… 179	認知症初期集中支援チーム
周辺症状 ……… 270	食べない ……… 49	……… 195, 196, 241
終末期 ……… 49, 50	地域ケア会議 ……… 25, 182, 200, 241	認知症専門医 ……… 216
住民参加型在宅福祉サービス ……… 55, 58	地域自治組織 ……… 284	認知症対応型共同生活介護 ……… 264
住民組織・団体 ……… 292	地域社会 ……… 264, 267	認知症の症状 ……… 149
紹介状 ……… 186	地域社会生活 ……… 268	認知症のステージ ……… 50
小規模多機能型居宅介護 ……… 123	地域住民の意識啓発 ……… 211	認知症の予防法 ……… 14
情報通信技術 ……… 276	地域包括ケア ……… 290, 299	認知症をよく理解するための9大法則
生老病死 ……… 281	地域包括ケアシステム ……… 210	……… 149
食事 ……… 49, 226	地域包括ケアシステムにおける認知症	認知トレーニング ……… 226
新オレンジプラン ……… 206	総合アセスメント ……… 195, 196	認認世帯 ……… 127
神経原線維変化型認知症 ……… 224	地域包括支援センター ………	ネガティブな感情 ……… 174, 175
身体的要因 ……… 85	25, 179, 182, 195, 206, 240, 241, 275, 279	脳血管性認知症 ……… 63
信頼関係 ……… 75, 218	チームアプローチ ……… 88	能力に応じた生活の取り戻し ……… 266
心理的要因 ……… 85	チームモデル ……… 234	
	中核症状 ……… 142	

は〜ひ

- パーソンセンタードケア 86
- パーソンフッド 231
- 徘徊 90, 268
- 排泄ケア 118
- 排泄行為自立 118
- 長谷川式簡易知能評価スケール改訂版 44, 80
- 発達課題 165
- バリアフリーな人間関係 298
- バリデーション療法 112
- ハロペリドール 51
- 被害妄想 216
- 彦根市の地域医療を守る会 292
- ピック病 270
- 非定型抗精神病薬 95, 9/
- 非薬物療法（非薬物的対応） 97, 112, 218
- 病診連携 185

ふ〜ほ

- ファシリテーション 213
- 不安 111
- 副作用 29, 30, 36, 39
- 服薬管理 128
- 不潔行為 116
- 不適切な処方 106
- ふらつき 40
- ブロナンセリン 235
- ベンゾジアゼピン系薬剤 39
- 包括的なアセスメント 233
- 暴言 100
- 訪問看護 69
- 訪問看護師 229
- 訪問診療 234
- 訪問薬剤管理指導 36
- 訪問薬剤師 236
- 暴力 100
- ホスピス 253
- ほっと・安心ネットワーク 279
- ポリファーマシー 85

み〜も

- 看取り 258
- 見守り 213, 275, 277
- みんくるカフェ 212
- 無為 109
- 無関心 175
- メマリー® 95
- メマンチン 29, 95, 230
- 面談 123
- 妄想 51
- モチベーション 200
- 物盗られ妄想 84, 137
- 物忘れ 12
- 物忘れ外来 135
- 物忘れ相談外来 140

や〜よ

- 夜間せん妄 91
- 薬剤性認知症 224
- 薬物療法 75
- 役割 272
- 有償ボランティア 288
- 行方不明 275, 276
- 予期不安 68, 70
- 抑肝散 92, 100, 101

ら〜ろ

- ライフサイクル 165
- ライフストーリー 74
- ラメルテオン 41, 95
- リハビリテーション 266
- 臨死期 257
- レスパイトケア 297
- レビー小体型認知症 46, 73, 169, 224, 232
- 老人看護専門看護師 300
- 老年内科専門医 223
- ロゼレム® 95

わ

- ワールドカフェ 212

編者プロフィール

井階友貴 Tomoki Ikai

福井大学医学部 地域プライマリケア講座（高浜町国民健康保険 和田診療所）講師
高浜町 健康のまちづくりプロデューサー

2005年 滋賀医科大学医学部卒業．済生会滋賀県病院，兵庫県立柏原病院を経て，2008年より高浜町国民健康保険 和田診療所に勤務，2009年からは福井大学医学部における高浜町の寄附講座「地域プライマリケア講座」助教 兼 同診療所長，2012年より同講師．2014年よりハーバード公衆衛生大学院社会行動科学部 客員研究員，2015年より高浜町 健康のまちづくりプロデューサーを兼務．

住民と医療の在り方や地域の絆と健康を醸成する活動を研究，住民にできることを模索して実行する有志団体「たかはま地域医療サポーターの会」の立ち上げにかかわり，高浜の健康やまちづくりを考えるあらゆる立場の者が集まって議論し実行実現する会合「けっこう健康！ 高浜☆わいわいカフェ」を主宰しています．めざすは，住民・行政・専門職の三位一体となった地域医療システムと，"健康寿命を10年，地域寿命を100年延ばす"，「地域包括ケア×地域力創造×地方創生」による健康まちづくりモデル！

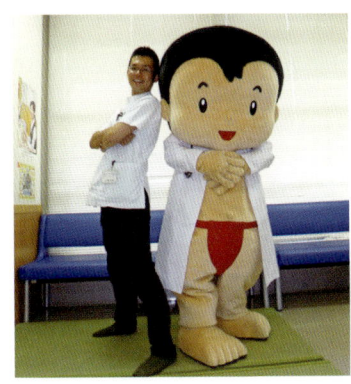

編者（左）と高浜町のマスコットキャラクター
"赤ふん坊や"．

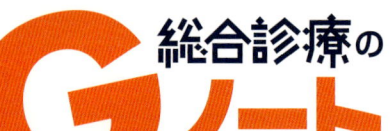

総合診療の Gノート Back Number 好評発売中

患者を診る 地域を診る まるごと診る

特集

2016年

8月号 Vol.3-No.5
「先生、この関節の痛み何とかしてください！！」
外来で出会う骨関節の痛み・しびれに対応せよ
編集／桜井 隆
ISBN 978-4-7581-2315-0

6月号 Vol.3-No.4
非専門医にも、もっとできる
がん診療
日常診療と緩和ケアとの狭間を埋めよう
編集／宇井睦人
ISBN 978-4-7581-2314-3

4月号 Vol.3-No.3
再考！ 脂質異常症の診療
患者さんのアウトカムを重視して全方位から見直す
編集／南郷栄秀
ISBN 978-4-7581-2313-6

2月号 Vol.3-No.1
これだけあれば大丈夫！
Common diseaseのエッセンシャルドラッグ
編集／前野哲博
ISBN 978-4-7581-2311-2

2015年

12月号 Vol.2-No.6
スマート＆スムーズにつなぐ
救急紹介
編集／佐々木隆徳, 千葉 大
ISBN 978-4-7581-2310-5

6月号 Vol.2-No.3
こどもの診かた Next Step!
編集／茂木恒俊, 児玉和彦, 杉山由加里
ISBN 978-4-7581-2307-5

10月号 Vol.2-No.5
できていますか？
非がん疾患の緩和ケア
編集／浜野 淳
ISBN 978-4-7581-2309-9

4月号 Vol.2-No.2
患者さんに合わせて、いつもの
糖尿病診療をまるごと見直そう！
編集／南郷栄秀
ISBN 978-4-7581-2306-8

8月号 Vol.2-No.4
プライマリ・ケアで一歩踏み出す
うつ病診療
編集／大橋博樹
ISBN 978-4-7581-2308-2

2月号 Vol.2-No.1
これからの時代の
在宅医療をはじめよう
編集／草場鉄周
ISBN 978-4-7581-2305-1

2014年

12月号 Vol.1-No.5
総合診療で支える！
高齢者の在宅復帰
編集／木村琢磨
ISBN 978-4-7581-2304-4

6月号 Vol.1-No.2
総合診療の現場で
認知症をどう診る？
編集／前野哲博
ISBN 978-4-7581-2301-3

10月号 Vol.1-No.4
総合診療の腕の見せどころ！
「普通のかぜ」をきちんと診る
編集／森 敬良
ISBN 978-4-7581-2303-7

4月号 Vol.1-No.1 創刊号
いま知りたい！ 総合診療の視点で診る
高血圧診療
編集／南郷栄秀
ISBN 978-4-7581-2300-6

8月号 Vol.1-No.3
看取り、できますか？
編集／大橋博樹
ISBN 978-4-7581-2302-0

2016年度の特集はp.308をご覧ください

毎号，総合診療で必要な
あらゆるテーマをとりあげています

■ 隔月刊（偶数月1日発行）
■ B5判　■ 定価（本体2,500円+税）

連載も大好評！

- Common disease診療のための
  ガイドライン早わかり
- 聞きたい！知りたい！**薬の使い分け**
- 今こそ臨床研究をはじめよう！
  **忙しい臨床医のための
  研究実践のコツ**
- **誌上EBM抄読会**
  診療に活かせる論文の読み方が身につきます！
- **小児科医 宮本先生，
  ちょっと教えてください！**
- なるほど！使える！
  在宅医療のお役立ちワザ
- **思い出のポートフォリオを
  紹介します**

- **どうなる日本!? こうなる医療!!**
- **インタビュー：総合診療　十人十色**

大好評を博した連載，「研修では教えてくれない！ノンテクニカルスキル」と「医師として知っておくべき 介護・福祉のイロハ」がパワーアップして単行本になりました！
詳しくは本誌最終ページをご覧ください！

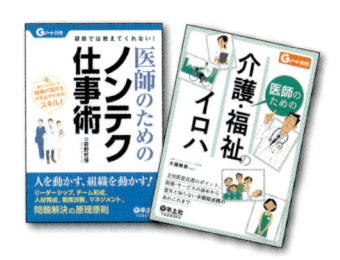

読者の声

現実的かつ
EBMに基づいていて
診療に直結します
（総合診療科 勤務医）

専門外の開業医にとって，
日常戸惑う視点に立って
書かれている
（開業医 小児科）

ボリューム的にも質的にも満足な内容．この質をぜひ維持していってほしいと思います
（診療所 医師）

バックナンバーは下記でご購入いただけます

お近くの書店で　　羊土社書籍取扱書店（小社ホームページをご覧ください）

小社へ直接お申し込み（ホームページ，電話，FAX）
www.yodosha.co.jp/
電話 03-5282-1211（営業）　FAX 03-5282-1212

定期購読も
承っています！
詳細は次ページを
ご覧ください

各号の詳細や最新情報はGノートホームページでご覧いただけます
www.yodosha.co.jp/gnote/　　Gノート　羊土社　で検索

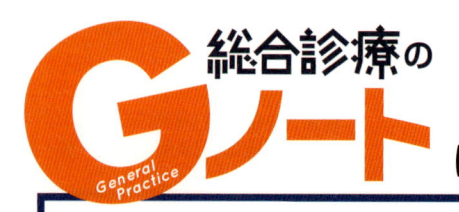

総合診療のGノートは年間定期購読がオススメです

年間定期購読料

☐ **通常号**（隔月刊6冊）
定価（本体15,000円＋税）

☐ **通常号＋増刊号**（隔月刊6冊＋増刊号2冊）
定価（本体24,600円＋税）

WEB版購読プラン

☐ **通常号＋WEB版** [※2, 3]
定価（本体18,000円＋税）

☐ **通常号＋WEB版＋増刊号** [※2, 3]
定価（本体27,600円＋税）

- **買い忘れの心配なし！**
  発行後すぐにお手元にお届け

- **送料サービス！** [※1]
  全国どこでも送料無料

- **WEB版のお申し込みで いつでもお手元に！**
  WEB版は定期購読限定

[WEB版]をご体験いただけるキャンペーン実施中

※1 海外からのご購読は送料実費となります
※2 WEB版は通常号のみのサービスとなります．
開始は2016年2月号からです．閲覧期間は，冊子発行から2年間となります
※3 「Gノート定期購読WEB版」は個人向けのサービスです．
図書館からの申込みは対象外となります

2016年度の発行予定

通常号

10月号 Vol.3-No.7（9月30日発行予定）
多職種で挑む！ポリファーマシー対策
今日からできる薬の引き算のしかた（仮題）
編集／大橋博樹，八田重雄
ISBN 978-4-7581-2317-4

12月号 Vol.3-No.8（12月1日発行予定）
患者さんに補完医療について聞かれたら
統合医療を正しく知って，主治医力を上げよう！（仮題）
編集／織田 聡
ISBN 978-4-7581-2318-1

2月号 Vol.4-No.1（2月1日発行予定）
特集テーマ 骨粗鬆症
編集／南郷栄秀，岡田 悟

増刊号

Vol.3 No.6（9月発行）
もっと踏み込む認知症ケア
患者だけじゃない！家族や地域の問題まで診る，現場で活かせるレシピ集
編集／井階友貴

Vol.4 No.2（3月発行予定）
総合診療医だからできる，患者中心のリハビリテーション（仮題）
編集／佐藤健太

…以降も総合診療の現場で求められるあらゆるテーマを取り上げます！

お申し込み方法

- **お近くの書店で**：羊土社書籍取扱書店（小社ホームページをご覧ください）
- **巻末の定期購読専用申込書にて**
- **「Gノート」ホームページ**から，または小社営業部へ**お電話**にて
  www.yodosha.co.jp/gnote
  TEL：03-5282-1211（営業部）　FAX：03-5282-1212

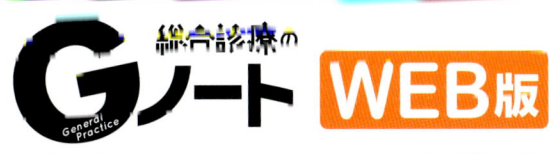

Gノート WEB版 体験キャンペーン実施中！

Gノート創刊号が無料で読める！

ただいま，Gノート創刊号の記事がすべてご覧いただける，**Gノート創刊号WEB版無料閲覧キャンペーン**を実施しております．

※本キャンペーンは予告なく終了する場合がございます．
またサービス内容が変更になる場合がございます．ご了承ください．

全文検索に対応！使い勝手アップ！

ぜひ，この機会にお試しください！

www.yodosha.co.jp/gnote/

Gノート創刊号のWEB閲覧は，下記のご利用の流れにしたがってお手続きしてください．
右記のQRコードからアクセスいただいた場合は，下記の❷からお進みください．

❶
羊土社Gノートホームページの左メニューにあるバナーをクリックし，Gノート創刊号（2014年4月号）のページにアクセスしてください．

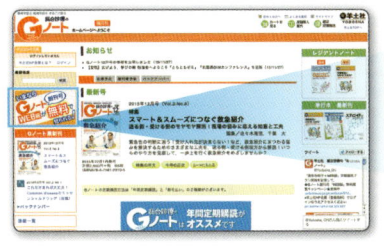

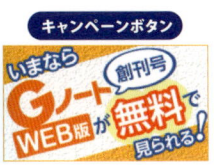

キャンペーンボタン
いまならGノート創刊号WEB版が無料で見られる！

羊土社HP会員でログイン or 新規登録

❷
バナーをクリックし，**羊土社HP会員でログイン**してください．HP会員登録がまだの方は案内にしたがって新規登録してください．
（すでにログインされている場合は，❸にお進みください）

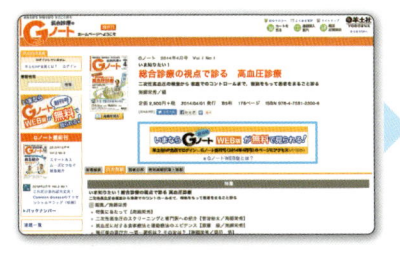

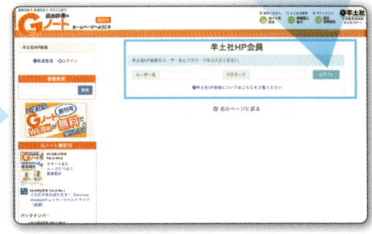

❸
ログイン状態でGノート2014年4月号（創刊号）のページにアクセスいただくと，目次詳細が下記のように表示されます．**読みたい記事**をクリックし，PCやタブレットなどでご覧ください．

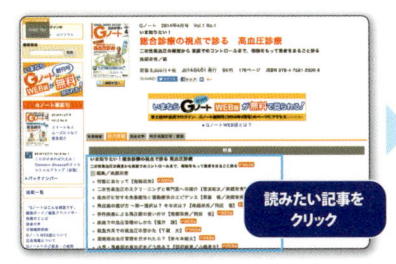

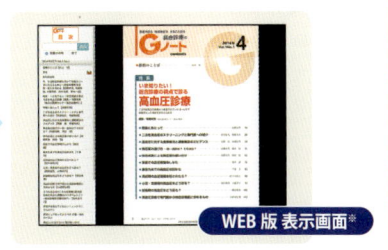

読みたい記事をクリック

WEB版 表示画面

操作方法については，「Gノート WEB版について」ページ内の WEB版の対応環境と操作方法をご覧ください
※表示画面は一部変更になる場合がございます

Gノート WEB版体験キャンペーンのお問い合わせ先：webedition@yodosha.co.jp

謹告

本書に記載されている診断法・治療法に関しては，発行時点における最新の情報に基づき，正確を期すよう，著者ならびに出版社はそれぞれ最善の努力を払っております．しかし，医学，医療の進歩により，記載された内容が正確かつ完全ではなくなる場合もございます．

したがって，実際の診断法・治療法で，熟知していない，あるいは汎用されていない新薬をはじめとする医薬品の使用，検査の実施および判読にあたっては，まず医薬品添付文書や機器および試薬の説明書で確認され，また診療技術に関しては十分考慮されたうえで，常に細心の注意を払われるようお願いいたします．

本書記載の診断法・治療法・医薬品・検査法・疾患への適応などが，その後の医学研究ならびに医療の進歩により本書発行後に変更された場合，その診断法・治療法・医薬品・検査法・疾患への適応などによる不測の事故に対して，著者ならびに出版社はその責を負いかねますのでご了承ください．

Gノート Vol.3 No.6（増刊）

もっと踏み込む 認知症ケア
患者だけじゃない！家族や地域の問題まで診る，現場で活かせるレシピ集

編集／井階友貴

Gノート 増刊

Vol. 3 No. 6 2016〔通巻17号〕
2016年9月1日発行 第3巻 第6号
ISBN978-4-7581-2316-7
定価 本体4,800円＋税（送料実費別途）

年間購読料
　15,000円＋税（通常号6冊，送料弊社負担）
　24,600円＋税（通常号6冊，増刊2冊，送料弊社負担）
郵便振替 00130-3-38674

© YODOSHA CO., LTD. 2016
Printed in Japan

発行人　一戸裕子
発行所　株式会社 羊土社
　　　　〒101-0052
　　　　東京都千代田区神田小川町2-5-1
　　　　TEL　03（5282）1211
　　　　FAX　03（5282）1212
　　　　E-mail　eigyo@yodosha.co.jp
　　　　URL　www.yodosha.co.jp/
装　幀　LIKE A DESIGN（渡邉雄哉）
表紙イラスト　岡田　丈
印刷所　日経印刷株式会社
広告申込　羊土社営業部までお問い合わせ下さい．

本誌に掲載する著作物の複製権・上映権・譲渡権・公衆送信権（送信可能化権を含む）は（株）羊土社が保有します．
本誌を無断で複製する行為（コピー，スキャン，デジタルデータ化など）は，著作権法上での限られた例外（「私的使用のための複製」など）を除き禁じられています．研究活動，診療を含み業務上使用する目的で上記の行為を行うことは大学，病院，企業などにおける内部的な利用であっても，私的使用には該当せず，違法です．また私的使用のためであっても，代行業者等の第三者に依頼して上記の行為を行うことは違法となります．

JCOPY ＜（社）出版者著作権管理機構 委託出版物＞
本誌の無断複写は著作権法上での例外を除き禁じられています．複写される場合は，そのつど事前に，（社）出版者著作権管理機構（TEL 03-3513-6969，FAX 03-3513-6979，e-mail：info@jcopy.or.jp）の許諾を得てください．

認知症を診るなら、こちらもオススメ

内科医のための
認知症診療はじめの一歩

知っておきたい誤診を防ぐ診断の決め手から
症状に応じた治療、ケアまで

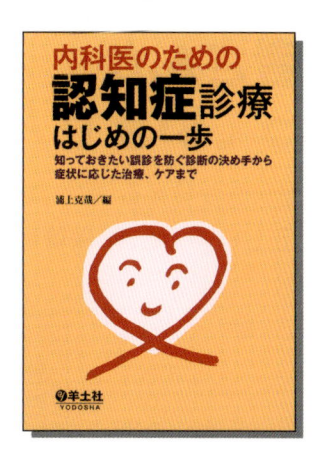

浦上克哉／編

早期発見から誤診を防ぐ診断のコツ、症状に応じた治療、ケアまで、認知症診療の必須知識をわかりやすく解説．ケーススタディもついて明日からすぐに役立つ！全ての医師必携！

☐ 定価（本体 3,800円＋税）　☐ A5判　☐ 252頁　☐ ISBN978-4-7581-1752-4

Gノート Vol.1 No.2（2014年6月号）
総合診療の現場で認知症をどう診る？

もしかして認知症？　本人・家族への説明はどうする？
薬の処方は？　患者に寄り添う診療のためにできること

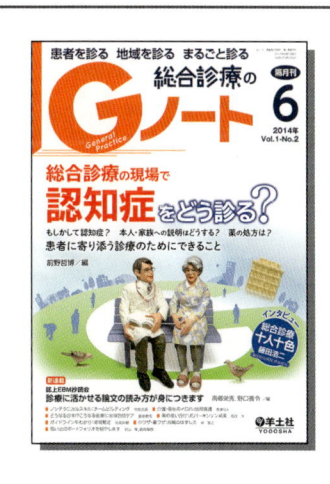

前野哲博／編

総合診療の現場で遭遇することの多い悩み事に焦点をあて、「いつ認知症を疑うか？」「本人・家族への説明は？」など実例を交えて解説．明日から役立つアドバイスが満載！

☐ 定価（本体 2,500円＋税）　☐ B5判　☐ 150頁　☐ ISBN978-4-7581-2301-3

発行　羊土社 YODOSHA　〒101-0052　東京都千代田区神田小川町2-5-1　TEL 03(5282)1211　FAX 03(5282)1212
E-mail：eigyo@yodosha.co.jp
URL：www.yodosha.co.jp　　ご注文は最寄りの書店、または小社営業部まで

羊土社のオススメ書籍

排尿障害で患者さんが困っていませんか？

泌尿器科医が教える「尿が頻回・尿が出ない」の正しい診方と、排尿管理のコツ

影山慎二／著

「じつはおしっこが…」，不意に出会う「尿の悩み」．患者に相談されたら，どこまで診ていますか？基本的な診察法，注意すべき鑑別診断や薬の使い分けなど，実践的に解説したプライマリ・ケア医のための入門書！

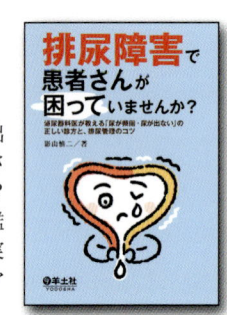

- 定価（本体3,700円＋税）　■ A5判
- 183頁　■ ISBN 978-4-7581-1794-4

プライマリ・ケアでうつを診たら

見立てから治療まで、やさしくわかるうつ病診療

河西千秋／編著
加藤大慈／共著

抑うつ状態の患者さんに出会ったとき，どう対応すればよいか，治療の基盤であるコミュニケーションのとり方，信頼関係をどう構築するか，自殺のリスク・アセスメントなど，わかりやすく解説！ケーススタディやコラムも充実！

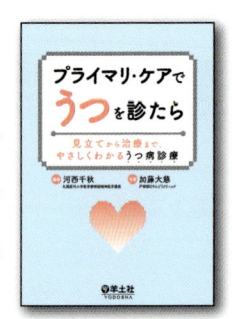

- 定価（本体3,000円＋税）　■ A5判
- 206頁　■ ISBN 978-4-7581-1787-6

Gノート別冊　研修では教えてくれない！
医師のためのノンテク仕事術

人を動かす、組織を動かす！
リーダーシップ、チーム形成、人材育成、業務改善、マネジメント、問題解決の原理原則

前野哲博／編

「Gノート」誌の人気連載を単行本化！人材育成，業務改善，マネジメント，問題解決の原理原則など高いパフォーマンスを発揮する組織をつくるためのスキルを実践例を交えて解説！さまざまな悩みが劇的に解消される！

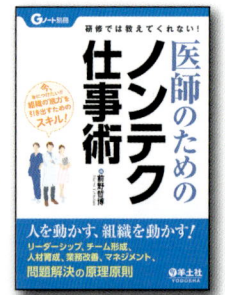

- 定価（本体3,500円＋税）　■ A5判
- 182頁　■ ISBN 978-4-7581-1792-0

Gノート別冊
医師のための介護・福祉のイロハ

主治医意見書のポイント、制度・サービスの基本から意外と知らない多職種連携のあれこれまで

大橋博樹／編

医師が今さら聞けない＆意外と知らない介護・福祉の超基本から，日常診療ですぐに役立つ具体的なコツまで解説した，ありそうでなかった内容！「Gノート」誌の大人気連載に新規項目を多数加えて単行本化した必読書！

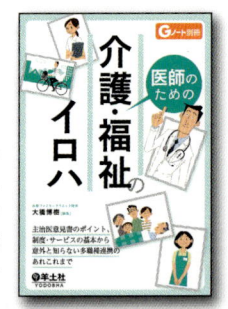

- 定価（本体3,600円＋税）　■ A5判
- 263頁　■ ISBN 978-4-7581-1790-6

発行　羊土社 YODOSHA
〒101-0052　東京都千代田区神田小川町2-5-1　TEL 03(5282)1211　FAX 03(5282)1212
E-mail：eigyo@yodosha.co.jp
URL：www.yodosha.co.jp/
ご注文は最寄りの書店、または小社営業部まで